传世名方
——医治小儿病的大医之法

主　编　魏睦新　余中方

副主编　王敏华　苏维维　曹建梅

编　委　包佳翔　刘　文　刘　坤
吕雪峰　李　霞　周定华
范建伟　姜黎雷　徐　艳
袁增辉

科学技术文献出版社
SCIENTIFIC AND TECHNICAL DOCUMENTATION PRESS
·北京·

图书在版编目（CIP）数据

医治小儿病的大医之法/魏睦新，余中方主编 . —北京：科学技术文献出版社，2015.6（2025.5 重印）
（传世名方）
ISBN 978-7-5023-8733-4

Ⅰ.①医… Ⅱ.①魏… ②余… Ⅲ.①小儿疾病—验方—汇编 Ⅳ.①R289.5

中国版本图书馆 CIP 数据核字（2014）第 047112 号

传世名方——医治小儿病的大医之法

策划编辑：薛士滨　责任编辑：薛士滨　责任校对：赵文珍　责任出版：张志平

出 版 者　科学技术文献出版社
地　　址　北京市复兴路 15 号　邮编　100038
编 务 部　（010）58882938，58882087（传真）
发 行 部　（010）58882868，58882874（传真）
邮 购 部　（010）58882873
官方网址　www. stdp. com. cn
发 行 者　科学技术文献出版社发行　全国各地新华书店经销
印 刷 者　北京虎彩文化传播有限公司
版　　次　2015 年 6 月第 1 版　2025 年 5 月第 4 次印刷
开　　本　710×1000　1/16
字　　数　271 千
印　　张　18.25
书　　号　ISBN 978-7-5023-8733-4
定　　价　39.80 元

丛书编委会

前 言

进入 21 世纪，现代科学的发展日新月异。与此形成鲜明对照的是有 2000 多年悠久历史的传统中医学，不仅没有被遗忘，反而越来越引起人们关注。不仅国内，美国等发达国家都相继承认了传统医学的合法地位，美其名曰“补充和替代医学”。根本原因在于其临床的有效性。尤其是慢性病的调理，疾病的康复保健方面，中医中药有不可替代的地位。名老中医是中医学特有的智力资源，其在长期的临床实践中提出的学术观点、创建的辨证方法、凝练的高效新方剂和传承的家传绝技更是医学宝库中的璀璨明珠。当代名医名方，作为这种经验传承的载体，为我们继承中医、弘扬中医提供了宝贵的财富。更为中医爱好者和患者朋友研习中医提供了丰富的内容。

作为名医名方整理，目前市场上已经有许多版本问世，有的以医家为纲，汇总单科疾病各家经验；有的以病名为纲，记载各家对某病的论述。毫无疑问，这些对于读者都很有帮助。但是我们觉得：中医的精华在辨证论治，而理、法、方、药是中医的完整体系。法从证出，方从法立，以法统方。在浩如烟海的名医案例面前，如果能够经过作者的努力，以方为纲，把相同相近类方的名家验案汇集在一起，肯定会对读者的临证研习有更大的裨益。在这种思想指导下，本书的名医名方，不拘于一家，博取众家之长，广撷著名医家治疗疾病的绝技妙方，以临床各科疾病西医病名为纲，详细介绍名医诊治经验，名医效验方。编写次序，先述其常，与读者共同温习；再论其变，以方剂为纲，汇集各家经验，并加按语评述，力图揭示其中医治法理论的科学内涵，方剂配伍的客观规律，处方用药的独到精妙，与读者共同赏析名家思想，有助于读者启迪思路、触类旁通，丰富辨证思路，提高临床疗效。本书以浅显易懂的科普式编排，更方便非专业读者的学习、阅读和获取知识信息。

将名老中医的学术经验和传世名方挖掘整理、升华提高，其意义重大，刻不容缓。对于中医药工作者来说，振兴中医中药事业，造福全人类，更是一项义不容辞的历史使命。对于热爱中医学的读者来说，本系列丛书从西医学浅显易懂的疾病名入手，具体地分析每个疾病的概要、病因病机、名验方进行叙述。名验方均包含多位名医的验方，使读者阅此一本书，即览众家之长。

对于博大精深的中医文化，变化无穷的传世名方，编著者的理解可能还很肤浅。如果本书对于中医爱好者和患者朋友的疾病康复养生保健能有一点帮助，将是我们最大的荣幸。也恳切地希望读者朋友能给我们提出宝贵意见，以便有机会再版时加以完善。（电子邮箱 weimuxin@njmu. edu. cn）

魏睦新

于石城南京

目录

第1章 当心宝宝患上上呼吸道感染

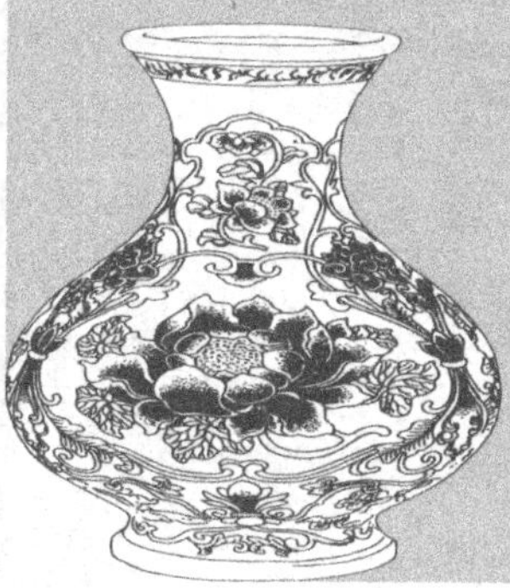

急性上呼吸道感染(简称上感)是儿科最常见的急性呼吸道感染，包括鼻、咽部以及扁桃体的炎症等。引起上感的病原体很多，以病毒最常见，常见的病毒为鼻病毒、流感病毒、副流感病毒等。细菌引起的上感多为继发的，以溶血性链球菌、肺炎球菌等为常见。肺炎支原体也可引起感染。病情的缓急、轻重程度随年龄大小、体质强弱及病变部位的不同而不同，年长儿症状较轻，婴幼儿则较重，主要以发热、鼻塞流涕、喷嚏、咳嗽为临床特征，一般分为一般类型及疱疹性咽峡炎、咽结合膜热两种特殊类型上感。

早在《黄帝内经》已认识到感冒主要是外感风邪所致，感冒一词最早出现于宋代杨士瀛所著的《仁斋直指方》一书中，原文有：“感冒风湿之气，头目不清，鼻塞声重，涕唾稠黏。”归属于感冒范畴，俗称伤风。

解说病因1、2、3

1. 感受风寒

风寒之邪，由口鼻或皮毛而入，束于肌表，郁于腠理，寒主收引，致使肌肤闭郁，卫阳不得宣发，导致发热、恶寒、无汗；寒邪束肺，肺气失宣，气道不利，则致鼻塞、流涕、咳嗽；寒邪郁于太阳经脉，经脉拘急收引，气血凝滞不通，则致头痛、身痛、肢节酸痛等症。

2. 感受风热

风热之邪，侵犯肺咽。邪在卫表，卫气不畅，则致发热较重、恶风、微有汗出；风热之邪上扰，则头痛；热邪客于肺卫，肺气失宣，则致鼻塞、流涕、喷嚏、咳嗽；咽喉为肺胃之门户，风热上乘咽喉，则致咽喉肿痛等证候。小儿发病之后易于传变，即使是外感风寒者，正邪相争，寒易化热，或表寒未解，已入内化热，形成寒热夹杂之证。

3. 感受暑湿

夏令冒暑，长夏多湿，暑为阳邪，暑多夹湿，暑湿之邪束表困脾，而致暑邪感冒。暑邪外袭，卫表失宣，则致发热，无汗；暑邪郁遏清阳不升，则致头晕或头痛；湿邪遏于肌表，则身重困倦；湿邪困于中焦，阻碍气机，脾胃升降失司，则致胸闷、泛恶、食欲不振，甚至呕吐、泄泻。

4. 感受时邪

外感时疫之邪，犯于肺胃二经。疫邪性烈，易于传变，故起病急骤；邪犯肺卫，郁于肌表，则初起发热、恶寒、肌肉酸痛；疫火上熏，则目赤咽红；邪毒犯胃，胃气上逆，则见恶心、呕吐等症。

总之，小儿感冒发生的原因，以感受风邪为主，常兼杂寒、热、暑、湿、燥邪等，亦有感受时邪疫毒所致者。由于小儿肺脏娇嫩，脾常不足，神气怯弱，肝气未盛，感邪之后易出现感冒夹痰、夹滞、夹惊等兼证。气候变化，冷热失常，沐浴着凉，调护不当，小儿正气不足、机体抵抗力低下，外邪易于乘虚侵入而发病。感冒的病变部位主要在肺，可累及肝脾。病机关键为卫阳受遏，肺气失宣。

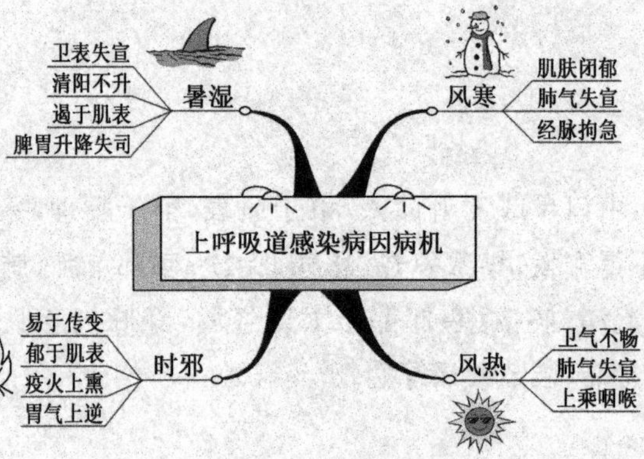

图 1-1　上呼吸道感染的病因病机

中医治病，先要辨证

（一）主证

1. 风寒感冒

发热，恶寒，无汗，头痛，鼻流清涕，喷嚏，咳嗽，咽不红，舌淡红，苔薄白，脉浮紧或指纹浮红。治以辛温解表。方以荆防败毒散加减。

2. 风热感冒

发热重，恶风，有汗或少汗，头痛，鼻塞，鼻流浊涕，喷嚏，咳嗽，痰稠色白或黄，咽红肿痛，口干渴，舌质红，苔薄黄，脉浮数或指纹浮紫。治以辛凉解表。方以银翘散加减。

3. 暑邪感冒

发热，无汗或汗出热不解，头晕、头痛，鼻塞，身重困倦，胸闷，泛恶，口渴心烦，食欲不振，或有呕吐、泄泻，小便短黄，舌质红，苔黄腻，脉数或指纹紫滞。治以清暑解表。方以新加香薷饮加减。

4. 时邪感冒

起病急骤，全身症状重，高热，恶寒，无汗或汗出热不解，头痛，心烦，目赤咽红，肌肉酸痛，腹痛，或有恶心、呕吐，舌质红，舌苔黄，脉数。治以清热解毒。方以银翘散合普济消毒饮加减。

（二）兼证

1. 夹痰

感冒兼见咳嗽较剧，痰多，喉间痰鸣。治以辛温解表，宣肺化痰；辛凉解表，清肺化痰。方以疏风解表的基础上加减，风寒夹痰证加用三拗汤、二陈汤；风热夹痰证加用桑菊饮加减。

2. 夹滞

感冒兼见脘腹胀满，不思饮食，呕吐酸腐，口气秽浊，大便酸臭，或腹痛泄泻，或大便秘结，小便短黄，舌苔厚腻，脉滑。治以解表兼以消食导滞。方以疏风解表的基础上，加用保和丸加减。

3. 夹惊

感冒兼见惊惕哭闹，睡卧不宁，甚至骤然抽搐神昏，舌质红，脉浮弦。治以解表兼以清热镇惊。方以疏风解表的基础上，加用镇惊丸加减。

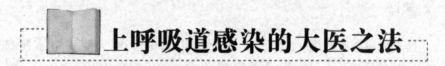

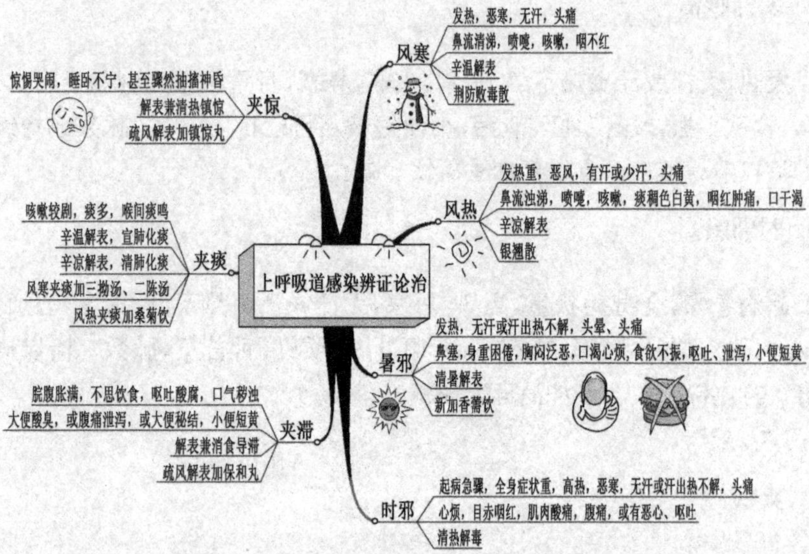

图 1-2　上呼吸道感染的辨证论治

上呼吸道感染的大医之法

大医之法一：疏风清热方

搜索

(1)王烈验方

药物组成：紫草 3g，重楼 10g，射干 10g，青蒿 10g，石膏 15g，菊花 10g，黄芩 10g，柴胡 10g。

功效：解毒利咽，疏风清热。

主治：感冒(风热型)。

[孙丽平．王烈教授病案选读．中医儿科杂志，2010，6(2)：50～51]

(2)张士卿验方

药物组成:黄芩10g,云茯苓10g,半夏10g,陈皮6g,竹茹6g,川楝子10g,延胡索10g,枳壳6g,甘草3g,焦三仙各10g。

功效:疏风清热,化滞和中。

主治:感冒(风热夹滞型)。

[吴丽萍．张士卿教授治疗小儿感冒的经验．中医儿科杂志,2006,2(3):2～4]

大医有话说

以上两方均以疏风清热为主,但两家各有特点:王烈教授认为感冒系小儿时期常见多发病,多以风寒、风热辨证。习用疏风散寒、疏风清热论治,银翘散、桑菊饮为常用方剂。金银花、连翘为方中主剂,此二药虽言辛凉解表,但在中药中位居解毒药之首,可见银翘散治感冒风热之理不在辛凉解表,而是辛凉解毒。古有“无毒不起热”及“热因毒而起”之说,故王烈教授治感冒发热以风毒立论,用解毒利咽、疏风清热法治疗,退热效果可靠。方中紫草、重楼解毒;射干利咽;菊花疏风;黄芩、青蒿清热偏里;石膏、柴胡清热偏表。佐用抗毒灵增强解毒退热之功。诸药不仅治感去热,且能防热邪入肺引起咳嗽等症。俗云,感冒虽为小恙,但病在咽部,周围四通,治之失宜,可酿成大病,甚之成百病之源。张士卿教授认为感冒夹滞的患儿因内伤饮食致食积胃脘,使脾胃升降异常,食积郁而化热,表里阴阳失去平衡而招致外邪,形成内停饮食,外束风邪之证。所以用银翘散之金银花、连翘、桔梗疏散表邪;再合蒿芩清胆汤之青蒿、黄芩、云茯苓、半夏、陈皮、竹茹、枳壳以清解郁热、理气和中;更有川楝子、延胡索、枳壳、焦三仙行气化滞。全方表里双解,故服后邪去而病愈。

大医之法二:疏散风寒方

搜索

(1)施长春验方

药物组成:荆芥、豆豉、防风、白芷、苏叶、薄荷、杏仁、桔梗、辛夷、干姜、甘草。

功效：辛温解表，宣肺散邪。

主治：上呼吸道感染（风寒型）。

［王建英，施长春，朱婉萍，等．寒感颗粒治疗急性上呼吸道感染的药效研究．浙江中医杂志，2009，44(9)：644～645］

（2）杨景山验方

药物组成：荆芥、前胡、百部、蝉蜕、桔梗各4g，僵蚕5g，板蓝根12g，苦杏仁、陈皮、甘草各3g，防风、紫苏叶各3g，石膏9g。

功效：疏风散寒，宣肺止咳。

主治：上呼吸道感染（风寒型）。

［杨景山，王世录．宣肺止咳汤治疗小儿外感咳嗽250例．新中医，1997，29(6)：45］

病案举例：

陈某，男，1岁5个月，1991年3月20日首诊。其母代诉：患儿2天前受凉感寒，次日打喷嚏，发热咳嗽。经本院儿科门诊给予肌注青霉素、安痛定，口服小儿速效感冒片、小儿止咳糖浆等药，热势稍退，旋即又起，改求中医治疗。查血WBC 11×10^9/L，N 0.70，L 0.30。体温38.3℃。诊见：发热无汗，咳嗽气急，鼻塞流清涕，哭闹不宁，精神差，纳谷不佳，舌苔薄白，指纹浅红，脉浮紧。诊为风寒咳嗽。治宜疏风散寒，宣肺止咳。基本方加防风、紫苏叶各3g，石膏9g。服药1剂，汗出热退，体温36.7℃，精神好转，咳嗽气急减轻，鼻塞畅通，纳谷渐香。原方去石膏、荆芥，又进2剂，症状消失而告愈。

大医有话说

以上两方均以疏散风寒为主，但两家各有特点：施长春认为急性上呼吸道感染的外邪以风寒为主，可将其归为“感冒”范畴。感冒又称“伤风”，中医将其分为风寒感冒和风热感冒两大类型。其中风寒型感冒多因外感风寒，邪气侵入肌表，首先犯肺，使肺失宣发和肃降之职，因而出现恶寒发热，头痛，鼻塞，流涕，喷嚏，全身酸痛，乏力，咳嗽，苔薄白，脉浮紧等症状。因邪在皮表，遵照《素问·阴阳应象大论》“其有邪者，渍形以为汗；其在皮者，汗而发之”的治疗原则，故以辛温发汗、宣肺散邪为治法。寒感颗粒由传统名方荆防败毒散、杏苏散、苍耳子散三方化裁而成，方中荆芥、豆豉、防风、白芷、苏叶皆性味辛温，均具发汗解表之力，能疏散客于肌表之风寒，故为主药；辅以薄荷疏风散热，以加强解表发汗之力；杏仁、桔梗宣肺利咽，化痰止咳；辛夷功擅祛风通窍，能治鼻塞不通；佐以干姜温暖中阳，以防寒邪入里；甘草调和诸药，与桔梗配合，善治咽喉疼痛，临床治疗风寒型感冒取效良好。杨景山认为：小儿脏腑娇嫩，气血未充，腠理疏松，又因寒暖不能自调，易为六淫所侵，风为六淫之首，又多夹其他外邪侵入肺卫，肺失宣降而发生咳嗽。故以疏风散邪，宣肺止咳为原则。宣肺止咳汤中荆芥、僵蚕轻散风邪，宣通肺气，既能疏散风寒，也能疏散风热。百部润肺止咳；前胡、陈皮降气祛痰；苦杏仁、桔梗宣肺止咳而利咽喉；蝉蜕清热散风，开宣肺气；板蓝根清热解毒，具有抗病毒之功；甘草祛痰止咳，调和诸药。上药合用使表邪散，肺气通，咳嗽自止。全方药性温润和平，不寒不热，经加减可通治小儿各型外感咳嗽。

大医之法三：益气方

搜索

(1)王嘉梅验方

药物组成：黄芪、金银花、连翘、地骨皮、生地各10g，芦根、白茅根各20g，柴胡5g，青黛1g(包煎)，生石膏25g(先煎)。

用法：3岁及以下，2日1剂；3岁以上～5岁，每日1剂。

功效：益气解表。

主治：感冒(正气不足型)。

[王嘉梅，吕草源，陈永跃．益气解表法治疗小儿感冒36例．浙江中医杂志，2009，44(7)：483]

(2)吴华蓉验方

药物组成：黄芪10g，炒白术、陈皮各6g，防风4.5g，杏仁、浙贝各6g，炒扁豆10g(打)，麻黄根4.5g，炒谷麦芽各10g，太子参10g。

功效：益气固表，宣肺化痰止咳。

主治：感冒(体虚感冒型)。

[吴华蓉．小儿感冒辨治体会．浙江中西医结合杂志，2006，16(3)：183～184]

大医有话说

感冒虽是小儿最常见的疾病，但由于小儿脏腑娇嫩，感邪之后，病情转化迅速，变化多端，如失治误治，轻则缠绵不愈，重则预后难测。以上两方均以益气解表为主，但两家各有特点：王嘉梅等认为近年来由于本病多由病毒引起，且细菌的耐药菌株增多，西药治疗往往不能达到理想的效果，并观察到这类患儿白细胞数均低于 $5.0\times10^{9}/L$，表现出正气不足之象，故以益气解表为治则。方中黄芪益气固表，与生地同用，既滋阴又止汗；柴胡、金银花、连翘、芦根、白茅根清肺热，祛邪外出；地骨皮、青黛滋阴清热解毒；生石膏内清肺胃之火，外解肌肤之热，又能止渴除烦。诸药同用，故收佳效。吴华蓉认为如反复感冒迁延不愈，则应在感冒症状改善时，以扶正祛邪为主。酌用人参败毒散、桂枝汤、玉屏风散、异功散等，并嘱慎起居，防止出汗过多。

第2章 名方止喘，还宝宝顺畅呼吸

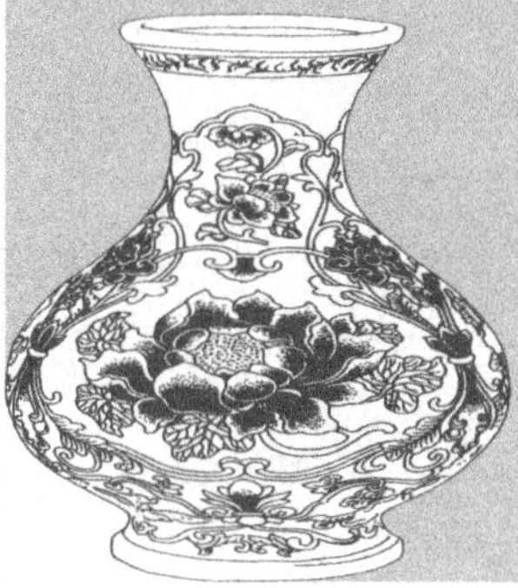

哮喘是小儿时期常见的一种以发作性的哮鸣、气促、呼气延长为特征的肺系疾患，俗称“喘”。在乳儿期发病的则称为“奶哮”、“乳哮”。凡呼吸急促，张口抬肩，不得平卧者谓之喘，喘是指气息而言。喉中伴有哮吼声者谓之哮，哮指声响而言。但是，哮必兼喘，而喘不一定兼哮，喘为哮之始，哮为喘之渐，轻哮为喘，重喘为哮，故喘易治，而哮难疗。哮与喘在临床辨证论治中既有区别，又可相互影响，互为因果，故而通称哮喘。

哮喘在各年龄阶段均可发生，初发年龄多在1~6岁，大多在3岁以内起病，近年来发病率有所增加，发病年龄有趋于幼小的倾向。青春期以前患者男女发病率之比为2：1，成年期则无性别差异。

解说病因1、2、3

内因素体脾肺肾三脏功能失调，痰饮内伏，这取决于遗传因素。外因气候骤变，感受外邪，接触异物，进食生冷酸咸肥厚或劳倦过度，或情志影响。

痰饮久伏，遇到诱因，一触即发，反复不已。痰随气升，气因痰阻，痰气相搏，痰阻气道所致。新病属实，久病必虚，影响到肺脾肾三脏。哮喘发作期病人经综合治疗后，症状缓解并不困难。近年来防治本病有很大进展，但本病可反复发作数年、十数年或更久，因此小儿哮喘病的防治工作较成人更为重要。患儿经积极治疗，随着年龄的增长，可逐渐痊愈。但若失于防治，可反复发作，甚至带病终身。

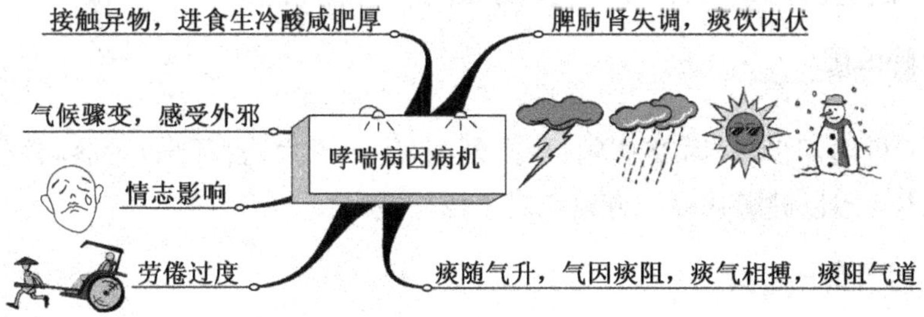

图 2-1　哮喘的病因病机

中医治病，先要辨证

（一）发作期

1. 风寒犯肺

咳嗽气促，喉间有哮鸣声，咳痰清稀色白，呈黏沫状，无汗，面色晦黯，四肢不温，口中不渴，或渴喜热饮，舌苔薄白或白滑，脉象浮滑。治以温肺散寒，化痰定喘。方以小青龙汤合三子养亲汤。

2. 风热袭肺

咳喘哮鸣，痰稠色黄，发热面红，胸闷膈满，渴喜冷饮，声高息涌，唯以呼出为快，小便黄而大便干燥秘结，舌苔薄黄或黄腻，脉象滑数。治以清肺化痰，止咳平喘。方以麻杏石甘汤、定喘汤加减。

3. 痰气交阻

哮喘持续，病程较长，面色欠华，常伴发热咳嗽，喉有痰，舌淡苔薄白，或红而少苔，脉细弱。治以化痰降气，纳气平喘。方以射干麻黄汤合都气丸加减。

（二）缓解期

1. 肺气虚

面色苍白，气短懒言，倦怠乏力，容易出汗，反复感冒，胃纳不香，苔薄白，脉细而无力。治以补肺固表。方以玉屏风散加减。

2. 脾气虚

面色虚浮少华，时有痰鼾，食少便溏，倦怠乏力，自汗出，舌淡，苔少，脉缓无力。治以健脾化痰。方以六君子汤加减。

3. 肾气虚

面色㿠白，形寒怯冷，下肢不温，脚软无力，动则心悸气低，大便澄彻清冷，或夜间遗尿，舌淡苔白，脉细无力。治以温肾扶元。方以金匮肾气丸加减。

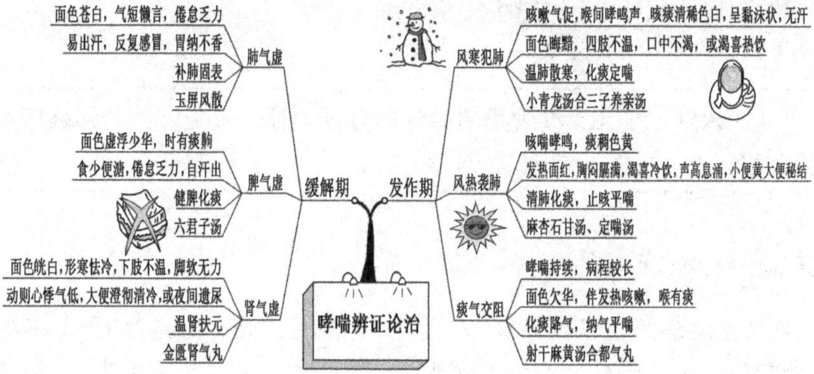

图 2-2 哮喘的辨证论治

哮喘的大医之法

大医之法一：温肺化痰方

搜索

(1)宋国维验方

药物组成：麻黄 6g，桂枝 15g，白芍 20g，鹅管石 20g，生姜 3 片，细辛 5g，法半夏 10g，甘草 6g，五味子 6g，苏子 10g，地龙 12g，土鳖虫 6g。

功效：解表散寒，止咳平喘。

主治：小儿哮喘。

[陈经宝，陈银结．宋国维教授治疗小儿哮喘经验．四川中医，2003，21(7)：3]

(2)王霞芳验方

药物组成：炙麻黄、黄芩、紫菀、炙百部、橘皮、橘络各 6g，杏仁、辛夷、姜半夏各 9g，苍耳子、炙苏子、款冬、僵蚕各 10g，炙甘草 3g。

功效：温化痰饮，止咳平喘。

主治：小儿支气管哮喘。

[汪永红．小儿支气管哮喘的分期分证治疗——王霞芳老师临床经验介绍．上海中医药杂志，2004，38(5)：19]

大医有话说

本法主要适用于寒性哮喘，或夹有脏腑亏虚，或夹有痰湿，但都不离风寒之邪犯肺，表证明显。宋国维在临床上主张“未发以扶正气为主，既发以攻邪气为急”，急性期用药须终病即止，恢复期乃治疗的最佳时期。王霞认为哮喘急性发作与风邪密切相关，风为百病之长，感受风邪，引动内伏之风痰，内外相合，壅塞气道，使肺失宣降而发为哮喘，故需要宣肺平喘。

大医之法二：清肺化痰方

搜索

(1)李慧验方

药物组成：紫菀 15g，前胡 12g，桔梗 12g，甘草 8g，荆芥 10g，陈皮 8g，炙麻黄 8g，苦杏仁 15g(打碎)，陈皮 6g，茯苓 20g，瓜蒌皮 12g，鱼腥草 15g，桑白皮 12g。

功效：清热宣肺，化痰定喘。

主治：支气管哮喘。

[王东．李慧教授治疗支气管哮喘经验．光明中医，2010，2(25)：191]

(2)张士卿验方

药物组成：炙麻黄 3g，苦杏仁 6g，生石膏 9g，黄芩 6g，连翘 6g，前胡 6g，甘草 3g。热轻痰重气促甚，加紫苏子 6g，白芥子 6g，莱菔子 9g。

功效：宣肺清热定喘。

主治：小儿哮喘。

[孟陆亮．张士卿教授治疗小儿哮喘病之经验．甘肃中医学院学报,2002,19(4):1]

大医有话说

外感风热,侵犯肺系,或其他诱因,化火引动伏痰,发为热性哮喘,此时不能妄投温性药物,当清肺化痰,降气平喘。李慧用止嗽散合三拗汤宣肺降气,化痰平喘,清热解表,使邪祛、肺气宣畅、痰热内除,咳喘自平。张士卿强调在宣肺散邪的同时,必须祛痰,才能使哮喘缓解而达到平喘之目的。外邪不解,肺闭难开,痰饮不除,哮喘难愈。

大医之法三:表里双解方

搜索

(1)周仲瑛验方

药物组成:蜜炙麻黄 5g,杏仁 10g,炙射干 10g,桑白皮 10g,炒黄芩 10g,炙僵蚕 10g,蝉衣 5g,广地龙 10g,苍耳草 10g,法半夏 10g,知母 10g,南沙参 12g,苦参 10g,苍耳子 10g,射干 10g,炒苏子 10g。

功效:清热宣肺,化痰平喘。

主治:支气管哮喘。

[王志英,周学平,郭立中,等．周仲瑛教授从风痰论治支气管哮喘的经验介绍．南京中医药大学学报,2010,6(26):67]

(2)李慧验方

药物组成:炙麻黄 8g,桂枝 8g,干姜 5g,细辛 4g,法半夏 10g,甘草 8g,白芍 16g,五味子 10g,苦杏仁 15g(打碎),石膏 15g,茯苓 20g,陈皮 8g,前胡 12g,瓜蒌皮 12g,紫苏子 12g。

功效:解表散寒,清热化痰。

主治:支气管哮喘。

[王东．李慧教授治疗支气管哮喘经验．光明中医,2010,2(25):191]

大医有话说

小儿哮喘反复发作，迁延不愈，再次发作时多是外邪引动内痰，临床上往往表证与里证同现，寒热错杂。这时既不能专于解表，又不能一味补虚，应当表里双解。周仲瑛认为风痰阻肺是哮喘发作期的主要病机，风邪"善行数变"的特性，发作时喉中如吹哨笛，或痰涎壅盛，声如拽锯，辨证属风盛痰阻、风动痰升之证。治疗当以祛风化痰为主。通过祛风，可使风邪外达，肺气得以宣发，清肃之令得行，气道通利，则哮喘缓解。李慧认为小儿哮喘，常因肺脾肾三脏输布津液失常，聚湿成痰，留伏于肺，加之外邪引动气乱痰升，阻塞气道，肺失清肃则咳喘反复发作。另因小儿阳常有余，阴常不足，且发病传变迅速，虽感受风寒，但很快入里化热。因此需石膏清内热，小青龙祛除外邪，才能达到表里双解，化痰平喘。

大医之法四：补气敛肺方

搜索

(1)汪受传验方

药物组成：炙黄芪 15g，炒白术 10g，防风 5g，川桂枝 3g，白芍 10g，炙甘草 3g，胆南星 6g，炙百部 10g，煅龙牡各 15g，桃干 10g，蝉蜕 6g，制僵蚕 6g。

功效：补肺固表，健脾益气，祛风化痰。

主治：小儿哮喘缓解期。

[袁雪晶．汪受传教授从肺脾气虚论治儿童哮喘缓解期经验．中医药导报，2009，11(15)：8]

(2)姚丽群验方

药物组成：阿胶 6g(烊化后分次兑入)，苏叶 4g，乌梅 1 个。

功效：滋阴润肺，温肺散寒，补肺固表。

主治：小儿哮喘缓解期。

[姚丽群．小阿胶散妙治小儿哮喘缓解期 50 例．浙江中医杂志，2001，6：294]

大医有话说

汪受传认为小儿肺常不足，易感触风邪，反复发生呼吸道感染，风邪引动伏痰，致哮喘反复发作，用玉屏风散为主预防哮喘，以补肺益气，充实肌表，使外有所卫，风邪难以乘隙感触。姚丽群等用小阿胶散治疗哮喘缓解期，用阿胶滋阴润肺，乌梅补肺气，苏叶既可散肺中之寒，又不使阿胶、乌梅收敛太过。通过补肺固表，哮喘发作次数减少。

大医之法五：健脾化痰方

搜索

(1)蔡寅寿验方

药物组成：党参、白术、鸡内金各9g，茯苓、山药、扁豆、黄精各10g，黄芪、丹参各15g，陈皮6g，防风3g。

功效：健脾益肺。

主治：小儿哮喘。

[隆红艳．蔡寅寿教授治疗小儿哮喘经验．长春中医药大学学报，2006，(22)：35]

(2)时毓民验方

药物组成：炙黄芪9g，党参9g，防风9g，炒白术9g，丹参20g，赤芍药9g，山药12g，仙灵脾9g，巴戟天9g，枸杞子12g，炙甘草4.5g。

功效：健脾益气，扶正固表。

主治：小儿哮喘。

[孙雯．时毓民辨治小儿哮喘经验．上海中医药杂志，2008，42(11)：19]

大医有话说

蔡老认为，哮喘专主于痰，论治痰，必责之于肺脾肾三脏，此乃病之“本”，外因引动为“标”，六淫之邪尤当其冲，“标”从“本”化，故临床肺脾肾气(阳)虚、寒饮内停型最为多见。急则治标，小青龙、苏子降气之类优选之；缓则治本，健脾益肺补肾、扶正固本是正法也。时毓民从小儿肺与脾在生理、病理诸方面的关系出发，认为脾胃虚弱，痰浊内生为小儿哮喘的宿根；小儿脾胃亏虚，正气不足，易感外邪，诱发哮喘，所以当以定喘汤培土生金，从根源上健脾化湿，补益肺脏。

大医之法六：温肾扶元方

搜索

(1)王志英验方

药物组成：黄芪 12g，补骨脂 10g，胡桃肉 10g，山茱萸 10g，五味子 5g，仙灵脾 10g，甘杞子 10g，姜半夏 10g，款冬花 10g，广地龙 10g，僵蚕 10g，蝉蜕 6g。

功效：温化寒痰，补益肺肾。

主治：支气管哮喘。

[丁强．王志英教授治疗支气管哮喘经验．中医药导报，2009，15(10)：18]

(2)许建中验方

药物组成：生黄芪 30g，白术 15g，防风 15g，仙灵脾 20g，仙茅 20g，补骨脂 15g，葛根 20g，太子参 15g，百合 15g，云苓 12g，苡仁 15g，黄芩 12g，紫菀 12g，杏仁 10g，甘草 6g。

功效：清肺化痰，扶正驱邪。

主治：支气管哮喘。

[樊茂蓉．许建中教授治疗缓解期支气管哮喘学术经验．时珍国医国药，2010，21(6)：1506]

大医有话说

王师治疗哮喘以“发时未必皆实，故不尽攻邪；平时未必皆虚，亦非全恃扶正”为指导原则，将“祛风化痰、调节脏腑”贯穿哮喘治疗的始终。发作期以“降气平喘、祛风化痰”为治疗大法。同时注重缓解期治疗，认为此期虚实夹杂，不应单补虚，攻补相合，通过缓解期的治疗可以控制哮喘复发，较少发作，乃至达到不发作。许建中认为哮喘发作频繁，久之可见肺气虚损、肾阳不足，临床常可见阴虚或肺肾两虚之证，治疗予以玉屏风散补益肺气固表，仙灵脾、仙茅、补骨脂、葛根补肾阳，临证佐以清肺化痰之品，扶正而不忘驱邪，标本兼治，而致肺肾固，邪不可干，故哮喘平。

第3章

别急，宝宝肺炎 中医有『方』治

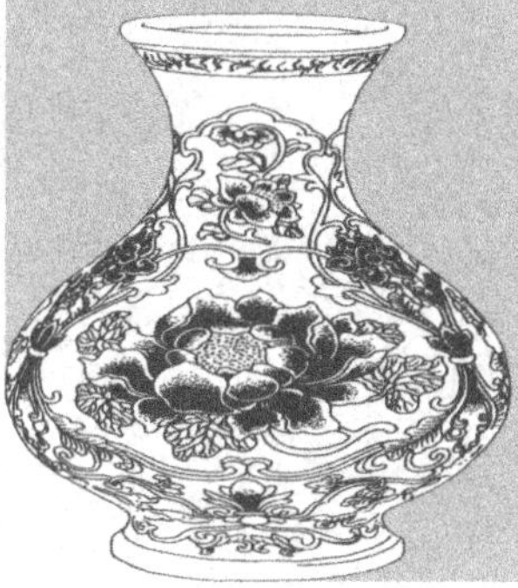

肺炎是指不同病原体或其他因素（如羊水吸入、油类或过敏反应）等所引起的肺部炎症。主要临床表现是发热、咳嗽、气促、呼吸困难和肺部固定性中、细湿啰音。重症患者可累及循环、神经及消化等系统而出现相应的临床症状。肺炎为婴儿时期重要的常见病，是我国住院小儿死亡的第一位原因，严重威胁小儿健康，被列为小儿四病防治之一。目前该病无统一分类。按病理分类包括大叶性肺炎、支气管肺炎和间质性肺炎。按病因分类包括病毒性肺炎、细菌性肺炎、支原体肺炎、衣原体肺炎等多种。临床上如果病原体明确，则按病因分类，有助于指导治疗。

解说病因1、2、3

小儿肺炎喘嗽的发病原因，主要可分为内因和外因两部分。

外因主要是由感受六淫邪气，特别是风邪，也可由其他疾病传变而来；内因主要于小儿机体脏腑娇嫩，形气未充，发病容易，传变迅速等特点。感受风邪为外因的主要因素。《素问》中就曾提出"风者，百病之始也……风者，百病之长也"。风邪常为外邪致病的先导，并可兼携寒、暑、湿、燥、火等病邪。在各种病邪之中，小儿最易感受的是风热之邪，如《素问·通评虚实论》提到的"乳子中风热，喘鸣息肩"。

脏腑娇嫩，形气未充为小儿肺炎喘嗽的主要内在因素。小儿正处于生长发育期，脏腑的各项生理功能尚未健全，对疾病的抵抗能力比较低，与成人相比更易感受外邪而发病。正如《素问·遗篇·刺法论》中说"正气存内，邪不可干"，《素问·热病评论》中说"邪之所凑，其气必虚"。又如《幼科金针·肺风痰喘》中指出：小儿感冒风寒，入于肺经，遂发痰喘，喉间咳嗽不得舒畅，喘急不止，面青潮热，啼哭惊乱，若不早治，则惊风立至矣，唯月内芽儿犯此，即肺风痰喘。肺炎喘嗽的病机关键是肺气郁闭，痰热是其主要病理产物。病位主要在肺，常累及脾，亦可内窜心肝。

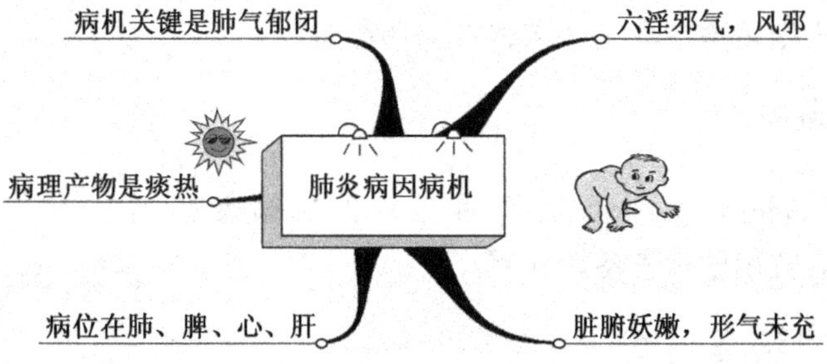

图 3-1 肺炎的病因病机

中医治病，先要辨证

目前临床最常用的分型是依据普通高等教育中医药类规范教材《中医儿科学》，将肺炎喘嗽分为常证与变证两大类共8个证型，即风寒闭肺、风热闭肺、痰热闭肺、毒热闭肺、阴虚肺热、肺脾气虚、心阳虚衰、邪陷厥阴，并根据各自的证型选方用药。

（一）常证

1. 风寒闭肺

主要以恶寒重发热轻，无汗，呛咳气急，痰白而稀，咽部不红，舌苔薄白为特征。治以辛温宣肺，化痰止咳。方用华盖散加减。

2. 风热闭肺

主要以发热恶风，咳嗽气急，痰多黏稠，舌苔薄白或黄，脉浮数，指纹紫滞为特征。治以辛凉宣肺，清热化痰。方用银翘散合麻杏石甘汤加减。

3. 痰热闭肺

主要以发热烦躁，咳嗽喘促，气急鼻扇，喉间痰鸣，口唇发绀，面赤口渴，胸闷胀满，泛吐痰涎，舌质红，舌苔黄，脉象弦滑。治以清热涤痰，开肺定喘。方用五虎汤合葶苈大枣泻肺汤加减。

4. 毒热闭肺

主要以高热持续，咳嗽剧烈，气急鼻扇，喘憋为特征。治以清热解毒，泻肺开闭。方用黄连解毒汤合麻杏石甘汤加减。

5. 阴虚肺热

主要以病程较长，干咳无痰，舌红少津，脉细数为特征。治以养阴清肺，润肺止咳。方用沙参麦冬汤加减。

6. 肺脾气虚

主要以咳嗽无力，动则汗出，舌淡苔白，脉细无力为特征。治以补肺健脾，益气化痰。方用人参五味子汤加减。

（二）变证

1. 心阳虚衰

主要以突然面色苍白，口唇发绀，四肢不温或厥冷为特征。治以温补心阳，救逆固脱。方用参附龙牡救逆汤加减。

2. 邪陷厥阴

主要以壮热、神昏、四肢抽搐、口噤项强为特征。治以平肝息风，清心开窍。方用羚角钩藤汤合牛黄清心丸加减。

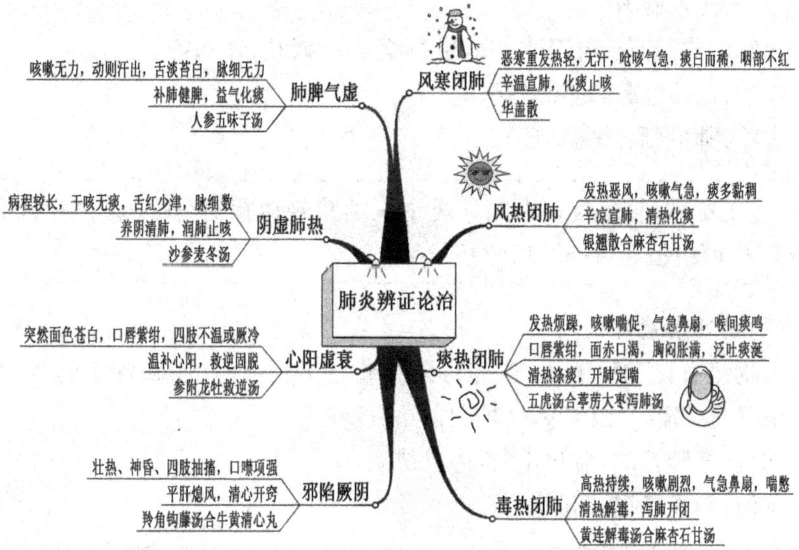

图 3-2 肺炎的辨证论治

肺炎的大医之法

大医之法一：清热宣肺方

搜索

(1)王振熹验方

药物组成：麻黄 6g，杏仁 6g，生石膏 30g，银花、连翘各 9g。

功效：清热宣肺，止咳平喘。

主治：肺炎(风热闭肺证)。

[王振熹，何梅燕．小儿肺炎中医治疗规律探讨(附 163 例疗效分析)．广西中医药，1989，12(2)：1～4]

(2)黎炳南验方

药物组成：麻黄 7g，北杏、浙贝、花粉各 8g，蚤休、连翘各 10g，大青叶 12g，毛冬青 20g，苡仁 15g，桔梗、甘草各 6g。

功效：宣肺开闭，清热化痰，佐以祛瘀。

主治：肺炎(风热闭肺证)。

[黎世明．黎炳南儿科经验集．北京：人民卫生出版社，2004：170～172]

(3)韩芳林验方

药物组成：炙麻黄 6g，杏仁 9g，生石膏 12g(包煎)，水蛭 4.5g，败酱草 9g，射干 9g，苏子 9g，甘草 3g。

功效：清热宣肺，活血化瘀。

主治：肺炎(痰热闭肺证)。

[石宗珂．韩芳林治疗小儿肺炎经验拾零．甘肃中医，2005，18(10)：18]

(4)钱育寿验方

药物组成：金银花 10g，连翘 10g，炙麻黄 5g，北杏仁 10g，生石膏 30g(先煎)，生甘草 3g，薄荷尖 5g，净蝉衣 5g，葶苈子 10g，浙贝母 10g，嫩射干 10g，炒竹茹 10g，鱼腥草 30g，白茅根 30g，芦根 30g，甜广皮 5g。

功效：散邪清热，宣肺平喘。

主治：肺炎(痰热闭肺证)。

[黄瑞群，邓雅玲．钱育寿治疗小儿肺炎的经验．浙江中西医结合杂志，1996，17(4)：5～6]

大医有话说

以上四家治疗小儿肺炎从清热宣肺入手，但各有特点：王振熹和何梅燕认为肺炎是儿科常见疾病，根据小儿脏腑娇嫩，形气未充的生理特点，本着既治愈疾病，又不伤伐正气的设想，把整个病情变化分为急性发作期、好转期、恢复期进行辨证施治规律探讨，效果是满意的。黎炳南对于小儿肺炎常证之急性期，鉴于其病机重在“热、痰、闭、瘀”，治法重于清肺、豁痰、开肺、祛瘀，方以三拗汤为基础，合奏清热宣肺、化痰通络之功。所选药物性味平和，切合小儿体质特点，易于服用。有宣开肺气平喘之效。韩芳林认为小儿脏腑娇嫩，形气未充，卫表不固，极易外感六淫之邪，由口鼻直接犯肺，闭阻肺气，又因小儿阳常有余，阴常不足，外邪极易从阳化火化热，呈肺热之象，即便是风寒闭肺，也很快郁而化热转为痰热闭肺。肺为“多气少血”之脏，喜宣通恶壅塞，系清虚之体；又“肺朝百脉”，小儿肺炎喘嗽一旦发生，邪热则郁闭肺气，壅阻气道，气滞而血瘀，故临证辨治应清邪热，宣闭郁，化血瘀，方能切中病机，提高疗效。钱育寿认为小儿患肺炎喘嗽，多有发热，病后易伤津耗液。治疗肺炎喘嗽时常兼顾护津养阴。如邪在肺卫发热者，常加用清热生津透表之茅根、芦根；如里热炽盛高热者，常加用清热生津之生石膏、天花粉；如邪热减退，舌红花剥之阴津虚亏者，常加用养阴生津之南沙参、玄参、肥玉竹、川石斛；如肺气失于肃降，大肠腑气不通致大便秘结，发热者，宜通腑泻热、急下存阴，常用生大黄、全瓜蒌。小儿脾常不足，患肺炎喘嗽后往往影响脾的运化功能，以致脾失健运，出现饮食不香等。亦重视顾护脾胃，常加用运脾开胃之品，药如甜广皮、苏梗、藿香梗、炙内金、白豆蔻、砂仁、谷麦芽等，即脾气健运，生化有源，病易愈矣。

大医之法二：养阴清肺方

搜索

(1)盛丽先验方

药物组成：生地黄9g，麦冬9g，玄参9g，白芍12g，甘草6g，浙贝母9g，北沙参9g，百合9g，竹沥9g，半夏9g，杏仁9g，桔梗6g。

功效：养阴清肺。

主治：肺炎(阴虚内热证)。

[郭燕．盛丽先教授运用养阴清肺汤治疗小儿肺炎支原体感染后慢性咳嗽经验．中医儿科杂志，2010，6(2)：10～11]

(2)张刚验方

药物组成：桑皮、元参、麦冬、黄芩各8g，地骨皮、连翘、芦根、橘络、瓜蒌各10g，天竺黄6g，川贝4g，胆南星3g。

功效：养阴润燥，清肺止咳。

主治：肺炎(阴虚肺燥证)。

[董晓丽．张刚治疗小儿肺炎的经验．光明中医，2006，21(5)：31～32]

大医有话说

以上二家治疗小儿肺炎以养阴清肺为重，但各有特点：盛丽先认为本方以养阴清肺汤为基础，加北沙参、百合润肺去燥；加竹沥、半夏清肺化痰。去薄荷，以桔梗代之。桔梗苦辛升散，为手太阴肺经引经药，配入本方，一可如舟楫之载药上行，助脾散津，濡养肺咽；二可宣散利咽，与杏仁相配，助肺升降出入，气顺咳止。张刚认为小儿在疾病过程中，由于“稚阴未长，稚阳未充”，易出现伤阴伤阳。本例为阴伤肺燥，肺失清润，方用泻白散泻肺中伏火；

黄芩、连翘、芦根清肺热以止咳；辽沙参、麦冬、元参养阴清热，润肺止咳；瓜蒌、胆南星、天竺黄、川贝化痰止咳。全方共奏养阴润燥，清肺止咳之效。

大医之法三：补脾益肺方

搜索

(1)李乃庚验方

药物组成：黄芪30g，党参10g，防风5g，杏仁10g，薏苡仁10g，陈皮5g，法半夏5g，炙款冬花10g，炙紫菀10g，白前10g，甘草5g。

功效：补肺脾之气，化痰止咳。

主治：肺炎(肺脾气虚证)。

[陈光明，李志武．李乃庚主任医师治疗小儿迁延性肺炎经验．中医儿科杂志，2009，2(5)：4～5]

病案举例：

许某，男，3岁，1999年11月25日初诊。咳嗽40余天，始起发热，咳嗽，气喘，胸片提示为支气管肺炎，在当地用青霉素等抗生素治疗1周，发热已退，但咳嗽，气喘迁延不愈，胃纳欠佳，喉间痰声辘辘，近来天气骤冷，复感风寒，咳嗽加重，伴有鼻塞流涕，面色少华，夜眠多汗，舌苔薄白，扁桃体Ⅰ度肥大，胸片仍见右下肺有片状阴影，临床诊断为迁延性肺炎，证属肺脾气虚，卫表不固，正虚邪恋，治以补肺脾之气，化痰止咳。处方：黄芪30g，党参10g，防风5g，杏仁10g，薏苡仁10g，陈皮5g，法半夏5g，炙款冬花10g，炙紫菀10g，白前10g，甘草5g，2剂煎服，每剂煎2次，合并2次煎液约300ml，每日服3次，分2天服完。11月29日二诊：咳嗽明显好转，胃纳有增，仍晨起咳嗽较多，夜间易汗，原方去陈皮、半夏，加五味子、麻黄根以收敛肺气，固表扶正而愈。

(2)韩芳林验方

药物组成：陈皮9g，半夏6g，茯苓9g，败酱草9g，杏仁9g，苏子9g，水蛭3g，鸡内金9g，神曲9g，甘草3g。

功效：健脾益气，化痰止咳。

主治：肺炎(肺脾气虚证)。

[石宗珂．韩芳林治疗小儿肺炎经验拾零．甘肃中医,2005,18(10):18]

病案举例:

王某,男,2岁8个月,2001年9月11日初诊。祖母代述,患儿咳嗽已有6个月,期间曾多次住院,均诊断为肺炎,使用抗生素及中药治疗,病情好转出院。但每遇感冒即诱发,反复不愈,现咳嗽有痰,神疲多汗,时有低热,纳差,乏力,面色无华,舌质淡红,苔薄白,脉细。胸部X线片示:肺纹理增粗、模糊。辨证为肺脾气虚。治宜健脾益气,化痰止咳。处方:陈皮9g,半夏6g,茯苓9g,败酱草9g,杏仁9g,苏子9g,水蛭3g,鸡内金9g,神曲9g,甘草3g。水煎分服,10剂。2001年9月21日二诊:患儿咳嗽减轻,有少许痰,精神好转,纳食增加,仍多汗,面色少华,无发热,舌质淡红,苔薄白,脉细。原方加黄芪6g,白术6g,再进12剂,患儿诸症悉除。随访1月,未复发。胸部X线片示:肺纹理清晰。

大医有话说

以上二家治疗小儿肺炎以补益脾肺之气为重,但各有特点:李乃庚认为,小儿扁桃体肥大乃先天不足之象,此次高热咳嗽经治好转未愈,迁延月余至正虚邪恋,是久咳之根源,故方用黄芪、党参为君,补肺脾之气,两药同用,既能补益中土、温养脾胃,又可入肺补气、固护卫阳,旨在扶正祛邪,配防风同用,能补中有疏,散中寓补;用薏苡仁、陈皮、法半夏、甘草运脾化痰;白前、杏仁、炙款冬花、炙紫菀宣肺止咳;二诊时外邪已去,故加用五味子、麻黄根收敛肺气、固表止汗,且五味子入肾经,取肺脾肾同治。临床实践证明咳喘虚证,用补益之剂当佐以收敛肺气之品,能使久咳之疾速愈。韩芳林认为小儿迁延性肺炎是较难治的疾病之一,由于患儿素体脾虚,感染肺炎后,肺部病灶不易被吸收,致炎症反复加重,其病程长,咳嗽痰多,自汗出。肺为五脏之华盖,外合皮毛,司呼吸,主肃降;肺气虚则卫外不固,易感风邪,而致肺失肃降,发生咳嗽。脾主运化,若素体脾虚,运化失司,聚湿生痰,上渍于肺,则见咳嗽痰多。"脾为生痰之源,肺为贮痰之器"。肺脾功能是互相影响的,所以肺脾气虚,可使痰湿阻肺,应肺脾同治,培土生金。韩芳林常用自拟二陈化瘀汤治疗,以健脾益气,肃肺化痰。方中原二陈汤具有燥湿化痰,健脾理气,和中补土的作用，既是治痰湿之良方，又是和中焦之圣剂；杏仁具有祛痰止咳，下气平喘的功效，苏子有下气消痰，润肺宽肠之功；而迁延性肺炎多有血瘀征象，故加水蛭、败酱草活血化瘀，改善肺部血液循环，确有助于提高疗效。

第4章 宝宝腹泻，中医名方来帮忙

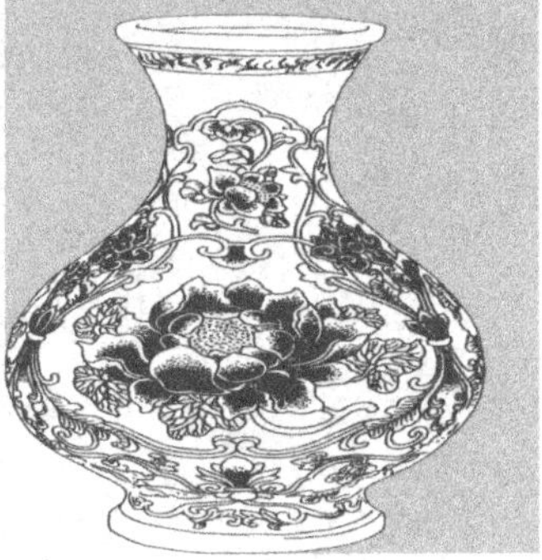

腹泻是一组由多病原、多因素引起的以大便次数增多和大便性状改变为特点的消化道综合征，是我国婴幼儿最常见的疾病之一。6个月~2岁婴幼儿发病率高，1岁以内的占半数，是造成儿童营养不良、生长发育障碍的主要原因之一。引起儿童腹泻病的病因分为感染性和非感染性两种。肠道内的感染可由病毒、细菌、真菌、寄生虫引起，以前两者多见，尤其是病毒，非感染因素包括饮食和气候因素。

本病首载于《黄帝内经》，《素问·气交变大论》中有“鹜溏”、“飧泄”、“注下”等病名。宋代以后统称为泄泻。

解说病因1、2、3

小儿泄泻发生的原因，以感受外邪、伤于饮食、脾胃虚弱多见。其主要病变在脾胃，因胃主受纳腐熟水谷，脾主运化水湿和水谷精微，若脾胃受病，则饮食入胃之后，水谷不化，精微不布，清浊不分，合污而下，致成泄泻。

1. 感受外邪

本病与气候有密切关系。寒湿暑热之邪皆能引起本病，而尤以湿邪引起的为多。

2. 内伤乳食

因喂养不当，饥饱无度，或突然改变食物性质，或恣食油腻、生冷，或饮食不洁，导致脾胃损伤，运化失职，不能腐熟水谷，而致腹泻。

3. 脾胃虚弱

小儿脏腑娇嫩，形气未充，易感受外邪而损伤脾胃。

4. 脾肾阳虚

脾虚致泄者，一般先耗脾气，继伤脾阳，日久则脾损及肾，造成脾肾阳虚。

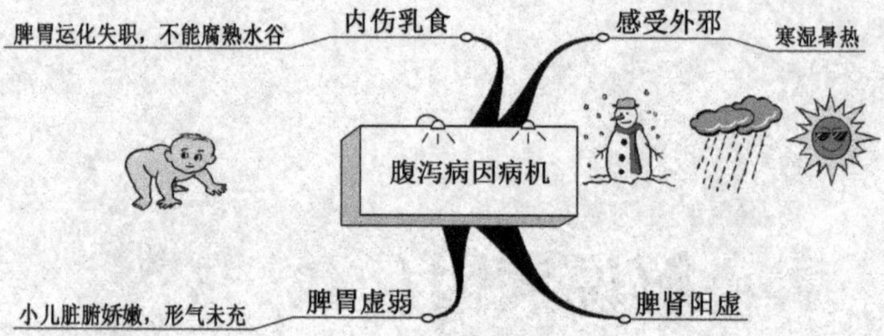

图 4-1　腹泻的病因病机

中医治病，先要辨证

1. 风寒泻

大便清稀，夹有泡沫，臭气不堪，肠鸣腹痛，或伴恶寒发热，鼻流清涕，咳嗽，舌质淡，脉浮紧，指纹淡红。治以疏风散寒，化湿和中。方以藿香正气散加减。

2. 湿热泻

大便水样或如蛋花样，泻下急迫，量多次频，气味秽臭，或见少许黏液，腹痛时作，食欲不振，或伴呕恶，神疲乏力，或发热烦闹，口渴，小便短黄，舌质红，苔黄腻，脉滑数，指纹紫。治以清肠解热，化湿止泻。方以葛根黄连黄芩汤加减。

3. 伤食泻

大便稀溏，夹有乳凝块或食物残渣，气味酸臭，或如败卵，腹部胀满，泻前腹痛哭闹，口臭纳呆，多伴恶心呕吐，不思饮食。舌苔厚腻或微黄，脉滑实，指纹滞。治以运脾和胃，消食化滞。方以保和丸加减。

4. 脾虚泻

多于食后作泄，大便稀薄，色淡不臭，神疲纳呆，面色萎黄，舌淡苔白，脉缓弱，指纹淡。治以健脾益气，助运止泻。方以参苓白术散加减。

5. 脾肾阳虚泻

久泻不止，或反复发作，大便稀溏，完谷不化，精神萎靡，形体消瘦，或面目虚浮，四肢欠温。舌淡苔白，脉细无力，指纹色淡。治以温补脾肾，固涩止泻。方以附子理中汤合四神丸加减。

6. 气阴两伤

泻下过度，质稀如水，精神萎靡或心烦不安，目眶及囟门凹陷，皮肤干燥，啼哭无泪，口渴引饮，小便短少，甚至无尿，唇红而干，舌红少津，苔少或无苔，脉细数。治以健脾益气，酸甘敛阴。方以人参乌梅汤加减。

7. 阴竭阳脱

泻下不止，次频量多，精神萎靡，表情淡漠，面色青灰或苍白，哭声微弱，啼哭无泪，尿少或无，四肢厥冷，舌淡无津，脉沉细欲绝。治以挽阴回阳，救逆固脱。方以生脉散合参附龙牡救逆汤加减。

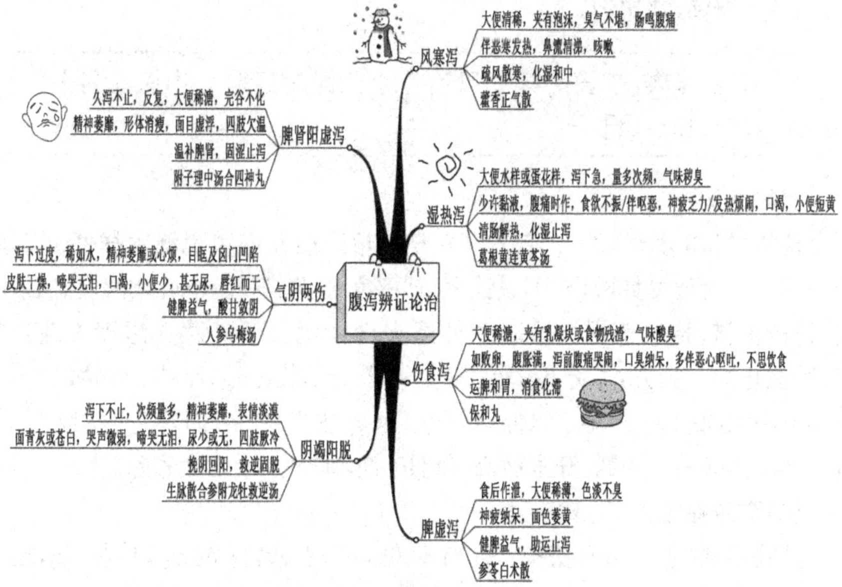

图 4-2　腹泻的辨证论治

腹泻的大医之法

大医之法一：散寒化湿方

搜索

(1)李家凤验方

药物组成：苏叶 6g，藿香 6g，苍术 6g，陈皮 6g，厚朴 3g，砂仁 3g，神曲 10g，焦山楂 10g，炒谷芽 10g，炒麦芽 10g，法半夏 6g，荆芥 6g，防风 6g，炒黄芩 3g，甘草 3g。

功效：疏风散寒，胜湿止泻。

主治：泄泻(寒湿泻)。

[何雯，张瑛，李檬．李家凤治疗小儿泄泻经验．中医儿科杂志，2008，4(5)：13～14]

病案举例：

黄某，男，3 岁半，2007 年 2 月 6 日初诊。患儿解黄色稀水样便3 天，每天 5～7 次，大便臭如败卵，不思饮食，伴恶寒流涕、呕吐，呕吐物酸臭，腹胀拒按，舌苔黄腻、指纹郁滞。诊断为外感夹湿泄泻。予外感夹湿泻方疏风散寒，胜湿止泻。处方：苏叶 6g，藿香 6g，苍术 6g，陈皮 6g，厚朴 3g，砂仁 3g，神曲 10g，焦山楂 10g，炒谷芽 10g，炒麦芽 10g，法半夏 6g，荆芥 6g，防风 6g，炒黄芩 3g，甘草 3g。3 剂，开水煎服，每日1 剂，服 3 剂后诸症悉除。

(2)陶敬铭验方

药物组成：苍术 6g，茯苓 8g，白术 6g，陈皮 5g，泽泻 6g，桂枝 2g，防风 6g，怀山 9g，甘草 2g，煨肉豆蔻 8g。

功效：和中化湿，温运脾阳。

主治：泄泻(寒湿泻)。

［张朝卿，陶敬铭．陶敬铭老中医治疗小儿腹泻的经验．黔南民族医专学报，1994，Z2：61～62］

病案举例：

吴某，男，2岁半，1994年6月17日来诊。证见：泻下大便清稀，多泡沫而不太臭，日泻3～4次，时呼腹痛，痛时喜按。面色少华，神疲欲睡，舌苔白腻，指纹沉滞。属寒湿腹泻，治疗方法：和中化湿，温运脾阳。处方：苍术6g，茯苓8g，白术6g，陈皮5g，泽泻6g，桂枝2g，防风6g，怀山9g，甘草2g，煨肉豆蔻8g。药后病愈。

大医有话说

以上两方均以散寒化湿为主，但两家各有特点：李家凤认为外感引起泄泻中尤以风寒夹湿泻最为常见，因脾恶湿而喜燥，湿邪最易困遏脾土，使脾胃运化功能障碍，引起泄泻，所以有“无湿不成泻”之说。李家凤认为外感泄泻多由风、寒、湿三邪共同致病，寒邪直犯脾胃，脾运失健，湿浊内生，合污而下，治以疏风散寒、胜湿止泻。李家凤自拟外感夹湿泻方中藿香、砂仁芳香化湿；苍术、厚朴、法半夏健脾燥湿；陈皮理气化湿；苏叶、荆芥、防风疏风散寒；神曲、焦山楂、炒谷芽、炒麦芽和胃消积。全方共奏疏风散寒，胜湿止泻之功。陶老认为寒湿泻多见于夏秋季。湿为夏季之主气，此时多雨，尤以贵州较明显，时令乖违小儿最易受冷，皆因其脾胃薄弱，运化水湿功能不全，饮积成湿，乳食反滞；加之时令瓜果上市，稍有不慎，内外受邪而发。陶老认为：治病用药，要因人、因地、因时辨证治之。贵州地处高原多湿，虽在夏季，早热晚凉。小儿寒暖不知自调，故感寒者多为湿滞，腹泻者多属寒湿腹泻也。治宜燥湿健脾，温运脾阳。五苓散为《伤寒论》之方，主治外有表证，内有蓄水，小便不利或呕吐泄泻交作之证。五苓散一方，正是用桂枝一味解表。因小儿腹泻，多数有小便不利之证，但用不妨。白术、苍术健脾胜湿，泽泻、茯苓渗湿分清，加煨肉豆蔻温中行气，涩肠止泻，共奏健脾祛湿，温运脾阳之效，其泻可愈也。

大医之法二：清热除湿方

搜索

(1)黎炳南验方

药物组成：藿香 10g，佩兰 8g，葛根 15g，连翘 8g，地榆 8g，茯苓 15g，火炭母 12g，独脚金 6g，甘草 6g。上方剂量适用于 2～3 岁小儿。

功效：清热除湿。

主治：泄泻（湿热泻）。

[黎世明．黎炳南儿科经验集．北京：人民卫生出版社，2004：204～205]

(2)刘弼臣验方

药物组成：厚朴 3g，黄芩 10g，广木香 3g，黄连 1.5g，陈皮 5g，茯苓 10g，泽泻 10g，生姜皮 1g，炒白术 10g，白芍 10g，神曲 10g，鸡内金 10g。

功效：辛开苦降，清利湿热。

主治：泄泻（湿热下注）。

[于作洋．刘弼臣治疗小儿泄泻的经验．中华中医药杂志（原中国医药学报），2006，21(8)：484～485]

大医有话说

以上两方均以清热除湿为主，但两家各有特点：黎炳南认为，对于湿热泄泻，一般多施清热利湿法，并以葛根黄芩黄连汤统治之。此似有可商榷之处。因湿邪属阴，热邪属阳。其性不同，用药迥异。用清用温，各有所宜，当权衡湿、热之偏重而用之；热重于湿，自当以清利为主，辅以除湿；然若证属湿重于热者，则非单用清利所能胜任。湿为阴邪，非温药而不易化，须用芳香温通之品化其湿浊，兼以清热燥湿、淡渗利湿之法，使湿热分途而去，获效每捷。除湿法包括利湿、燥湿、化湿，比单纯利湿更能有效祛除湿浊之邪。须注意者，在本证型的常用药物中，部分清热药性味苦寒，易伤脾胃，故体虚羸弱者，以及秋冬寒冷之时，芩、连等苦寒之品切勿滥用。刘弼臣认为湿热的邪蕴结于肠胃，湿热下迫肠腑，清浊不分，则腹泻，泻势急迫，色黄而臭；湿热阻遏气机，碍脾滞胃，故纳呆腹胀；水随粪便走泻大肠，故而小便短少。肛门红肿，舌质红，苔白腻，指纹紫滞至风关均为湿热之象。治疗宜以辛开苦降，清利湿热为法。方中黄芩、黄连、泽泻清热利湿；厚朴、木香行气消胀；陈皮、茯苓、白术健脾助运；白芍缓急止痛；神曲、鸡内金消食导滞；生姜皮利湿健胃，且有反佐之意。诸药合用，收效显著。

大医之法三：健脾止泻方

搜索

(1)陈宝义验方

药物组成：藿香 10g，木香 6g，葛根 10g，党参 10g，白术 10g，云茯苓 10g，炙甘草 3g，补骨脂 10g，石榴皮 6g。

功效：健脾益肾，涩肠止泻。

主治：泄泻(脾虚泻)。

[陈倩，胡思源．陈宝义教授运用七味白术散治疗小儿腹泻经验．云南中医中药杂志，2010，31(5)：3～4]

(2)李家凤验方

药物组成：苏条参 10g，白术 6g，茯苓 6g，薏苡仁 10g，芡实 6g，木香 3g，公丁香 3g，诃子 6g，肉豆蔻 6g，砂仁 3g，苍术 6g，陈皮 3g，厚朴 6g，鸡内金 6g，甘草 3g。

功效：健脾益气，化湿止泻。

主治：泄泻(脾虚泻)。

[何雯，张瑛，李檬．李家凤治疗小儿泄泻经验．中医儿科杂志，2008，4(5)：13～14]

(3)孙浩验方

药物组成：米炒太子参 6g，茯苓 6g，炒白术 5g，煨木香 3g，砂仁 2g(打后下)，广陈皮 3g，乌梅炭 4g，肉桂 2g(后下)，制附子 3g(先下)，通草 2g，甘草 2g。

功效：燥湿运脾，化湿止泻。

主治：泄泻(脾虚泻)。

［高军．孙浩治疗小儿脾虚泄的经验．江苏中医药，2010，42(12)：8～9］

大医有话说

以上三方均以健脾止泻为主，但诸家各有特点：陈宝义认为急性腹泻失治误治，病程迁延日久，多损伤脾肾，导致脾不能运，肾不能固，以致久泻不愈。临床常表现为大便稀溏，色淡不臭，面色萎黄，形体消瘦，神疲倦怠，舌淡苔白，指纹淡等症。在治疗时多保留七味白术散原方，将人参替换为党参；同时加入补骨脂等补肾之品，以达健脾益肾之效；值得提出的是还常使用石榴皮，该药具有涩肠止泻之效，若腹泻虚多邪少、以虚为主之时，用之效若桴鼓。李家凤认为脾虚夹湿泻多因患儿素体脾气虚弱，或久泻伤及脾胃，健运失司，清阳不升，水反为湿，谷反为滞，合污而下，并走大肠，故发为泄泻。脾虚不能健运，易化生湿邪，湿邪久居，则反伤脾气，二者相互为病，故治以补脾化湿同施，脾气健旺则湿化，湿邪祛除而脾复健运。自拟止泻汤中苏条参、白术、茯苓补气健脾、淡渗利湿；苍术、陈皮、厚朴健脾燥湿；藿香、砂仁、丁香、木香醒脾芳香化湿；芡实、诃子涩肠止泻；肉豆蔻温补脾阳；鸡内金运脾消积。全方合用，健脾益气，化湿止泻。孙浩认为小儿泄泻一年四季均可发生。特别是长江中下游地带，雨水多，湿度大，夏秋季节更容易发生。再加上小儿饮食不知自节，故泄泻常反复发作，迁延不愈。但是不论何种泄泻都与“脾”、“湿”密切相关。在治疗脾虚泄时尤其应抓住“健脾”这一根本。张仲景说：“四季脾旺不受邪”，基于这种认识，泄止后，可用附子理中丸调理，其基本点仍着眼于“旺脾胜湿”之道。

大医之法四：消食导滞方

搜索

(1)王霞芳验方

药物组成：焦山楂9g，焦神曲9g，鸡内金6g，陈皮5g，姜半夏9g，茯苓9g，连翘9g，炒莱菔子9g，煨木香5g，甘草3g。

功效：消食化湿，运脾和胃。

主治：泄泻(伤食泻)。

［封玉琳．王霞芳治疗小儿泄泻的经验．中医文献杂志，2007(3)：36～38］

病案举例：

陈某，男，4岁。2006年3月13日初诊：便泄2天。每日大便5～6次，气味酸臭，腹痛不适，泻后痛减。呕吐2次，不思饮食，舌淡红，苔厚腻，脉滑实。粪便检查：(－)，拟诊泄泻。治拟消食化湿，运脾和胃，保和丸加减。方药：焦山楂9g，焦神曲9g，鸡内金6g，陈皮5g，姜半夏9g，茯苓9g，连翘9g，炒莱菔子9g，煨木香5g，甘草3g，服3剂。二诊：药后便泄次数递减，日2～3次，腹部转软，舌淡红，苔薄微腻，积滞渐化，脾气未复，传化失司，再拟健脾止泻，参苓白术散加减。方药：党参6g，焦白术9g，茯苓9g，甘草6g，陈皮5g，焦神曲9g，煨木香5g，鸡内金6g，山药15g，干荷叶15g，服5剂。后愈。

(2)蒋仰三验方

药物组成：生大黄4g，鸡苏散9g(包)，广藿梗5g，姜半夏4g，黄连2g，炒枳实4g，青陈皮各5g，花槟榔2g，川厚朴4g，焦楂曲各6g，荷叶一角。

功效：祛邪导滞，升清化浊。

主治：泄泻(伤食泻)。

［蒋蓉蓉．蒋仰三治疗小儿泄泻的经验．江苏中医药，2001，22(2)：7～8］

病案举例：

沙某，女，3岁。1990年10月26日初诊。患儿昨起呕吐，便泄溏黏10余次，身热获汗不解，唇色暗红，面青而黄，四肢少温，腹痛阵啼不宁，并可闻及肠鸣音，神昏嗜睡。昨夜热势高炽则抽搐惊厥，两目上视，形极可怖。苔色灰腻而滑，脉滑数。证属饮食不节，寒热失调，运化失司，积滞化腐生浊。治宜祛邪导滞，升清化浊。处方：生大黄4g，鸡苏散9g(包)，广藿梗5g，姜半夏4g，黄连2g，炒枳实4g，青陈皮各5g，花槟榔2g，川厚朴4g，焦楂曲各6g，荷叶一角。1剂。二诊：服药1剂，获汗而热解，呕吐亦止，神智已清，睡眠安静，大便次减溏烂而黏，日2次，量较多，腹痛未已，苔色黄腻，脉缓较滑。肠浊未清，尚宜导滞清肠。处方：熟大黄5g，煨葛根5g，炒枳实3g，青陈皮各5g，炒川连2g，茯苓3g，广藿梗5g，广木香1.5g，焦楂曲各6g，滑石6g，甘草2g，陈莱菔子5g。2剂。服药2剂大便已转厚烂，日1～2次，精神渐复，饮食不馨，苔根尚腻而黄，脉浮，再予清肠消导之剂，调理3剂而愈。

大医有话说

以上两方均抓住食滞病机，以消食为主，但两家各有特点：王霞芳认为临床常遇伤食损伤脾胃，导致吐泻小儿，往往服用中西止泻药物反而愈止愈剧，这是未明病因之故，积不去，泻不止。由于调护失宣，饮食失节，过食生冷，皆损伤脾胃。脾伤则运化失司，胃伤则不能消磨水谷，宿食内停，清浊不分，并走大肠，故成泄泻。初诊针对饮食内伤之病因，以消导去积为主，积去则泻和。二诊时即改用益气健脾法，添加干荷叶，以升脾气，清气上升，浊阴自降，宗《黄帝内经》“清气在下，则生飧泄；浊气在上，则生胀满”之经旨。王霞芳临床治小儿泄泻，喜用葛根、扁豆衣、荷叶等轻灵升清之品，配以木香、枳壳等，斡旋气机，以达升降之功。蒋仰三认为伤食泻多由饮食不节，喂养失当，呆滞肠胃而成。食滞停积胃肠，不能腐熟水谷，清浊不分，并走大肠，乃成泄泻。其主要表现为脘腹痞满，腹痛肠鸣，嗳气纳呆，常伴呕吐。泻如败卵，酸腐臭秽，泻后痛缓。乳幼儿腹痛常常啼哭不休，尤其突然哭叫或睡中惊啼，舌苔白腻或垢腻。家父常谓：“腐滞不清，泄泻难止。”故在治疗伤食泻时，尤其强调导滞健脾，脾胃不健，则运化难复。故喜用大黄、枳实、厚朴、大腹皮消导积滞，焦楂曲、鸡内金消食和中，焦白术、茯苓健脾燥湿。验之临床，疗效甚佳。

大医之法五：温肾益脾方

搜索

(1)陈陶后验方

药物组成：藿香10g，木香6g，葛根10g，党参10g，白术10g，云茯苓10g，炙甘草3g，补骨脂10g，石榴皮6g。

功效：温肾健脾，涩肠止泻。

主治：泄泻(脾肾阳虚泻)。

［林丽，陈陶后．陈陶后治疗小儿泄泻经验．湖北中医杂志，2002，24(9)：13～14］

病案举例：

巴某，女，1岁8个月，因腹泻半年余于1998年4月16日就诊。1岁时患感冒继发腹泻，大便日5～6次，先为软便后为稀糊状或水样便，纳食一般，小便量可。曾在武汉某医院住院治疗月余，疗效不佳，转中医就诊。既往无特殊，母乳喂养。查体：精神一般，面色少华，手耳灼热，足、额凉。舌质淡，苔白，指纹淡紫。证属脾肾阳虚，方用附子理中丸加减：熟附片、炮姜各3g，太子参、焦白术各7g，甘草10g，巴戟天、覆盆子、桑螵蛸、山茱萸各8g，黄芪、山药、生龙齿、石决明、焦山楂各10g。5剂，浓煎至200ml，于上午10时始，分5～6次/日，口服。二诊：泄泻次数减为日3次，先软便后稀糊状，未见水样便，纳食一般，手、耳、足、额扪之无异常，舌质淡，苔白，指纹淡紫。药已中病，正尚未复。治以温肾暖脾，方用四神丸化裁：补骨脂8g，肉豆蔻、炮姜、熟附片、小茴香、炙甘草各4g，大枣20个，吴茱萸、肉桂各2g，石决明、焦白术各10g，山药15g，粳米20g。6剂。1周后腹泻痊愈，纳食甚佳。

(2)蒋仰三验方

药物组成：红参9g，焦白术6g，黑附块6g，肉豆蔻2g，补骨脂6g，怀山药9g，吴茱萸3g，炒白扁豆9g，煨姜2g，炙甘草3g，大枣3枚。

功效：温阳补火，健脾温肾。

主治：泄泻（脾肾阳虚泻）。

［蒋蓉蓉．蒋仰三治疗小儿泄泻的经验．江苏中医药，2001，22(2)：7～8］

病案举例：

吴某，女，2岁。1990年11月5日初诊。腹泻半载，排泄物形同蛋清样黏液，而夹有完整谷物，日5～6次，多不自觉滑下，面色黧黑，皮肤枯燥，发稀枯黄，精神疲惫，形寒畏缩，肢冷至肘，口不渴而尿清。舌质隐紫、舌面光滑、苔薄腐腻，脉沉而细。虚寒内伏，泻久脾肾两亏，精气散失，阳火不生，不能输布精微。治宜温阳补火，健脾温肾。处方：红参9g，焦白术6g，黑附块6g，肉豆蔻2g，补骨脂6g，怀山药9g，吴茱萸3g，炒白扁豆9g，煨姜2g，炙甘草3g，大枣3枚。2剂。二诊：服药后大便转为稠黏而色黑，日行2～3次，口干不多饮，唇色转红，面色亦转蜡黄，精神渐振，已无畏缩肢冷之象，渐欲得食，舌质红润，苔薄腻而微黄，脉濡而缓。正气渐复，阳火见生。继以健脾益肾，补益中州。处方：白参10g，焦白术6g，怀山药6g，莲肉9g，肉桂2g，制黄精

6g，五味子 4g，云茯苓 6g，炙甘草 4g，吴茱萸 2g，炒白扁豆 9g，香谷芽 10g，3 剂。药后日见起色，大便已转黄烂，日 2～3 次，小便微黄，食欲日增，精神渐振，面色转润，苔黄兼腻，舌质复常，再投健脾和胃，调和气血之药，4 剂而愈。

大医有话说

以上两方均以温肾健脾为主，但两家各有特点：陈陶后认为患儿腹泻半年，久泄脾虚，脾虚日穷，必致肾阳疲惫不振，手耳灼热示阴亏于下，阳越于上，证属脾肾阳虚，治以温补脾肾；又因阴浮阳越，故佐以滋阴敛阳。辨证清晰，用药准确，故病情立减。再诊则仅以温肾暖脾而收功。小儿脾虚泄泻者，一则当补脾，脾健则湿去泄止；二则当温肾，肾阳虚则寒，寒则脏腑失用，故补脾同时还应佐以温肾，肾温脾暖，则如春日融融，生机勃勃矣。至于如何补脾，陈老认为补脾之法应在传统的意义上有所延伸。如四君子汤加陈皮名异功散，四君子本为健脾益气，但若单用则有呆补之嫌，加陈皮则补而不滞，使脾胃之气由补而兼运。蒋仰三认为虚寒泄泻，由于虚寒久客脾胃，脾阳虚败而少火，消化功能丧失，脾虚则健运失司，食不运化而致泄泻。《景岳全书》云："若饮食虽滞，而因脾虚不能运化者，此其所害在脾气，不在饮食也。"指出了脾健与否和饮食有密切关系。症见形寒畏缩，面色㿠白，神倦嗜睡，四肢少温，泻下滑利，量少次勤，日 10 余次，小便清长，泻久则面色枯黄，毛发枯燥等，苔薄质淡。病久脾肾两伤，则四肢厥冷，而成为"五更泄泻"之虚寒证。蒋仰三在治疗此证时，轻则采用健脾益气、助阳理中法，方用参苓白术散加减；重则运用温阳补气、补火固肾法，方选附子理中丸合四神丸加减，脾肾得温，运化来复，泄泻自止。

第5章 大医巧治宝宝厌食与营养不良

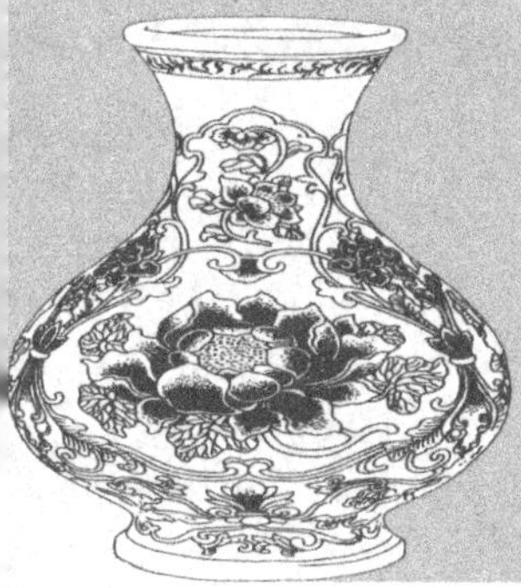

厌食是小儿时期常见的一种脾胃病证，各年龄儿童皆可发病，多见于1～6岁的小儿，是指小儿较长时期见食不贪，食欲不振，厌恶进食，食量减少的病症。常见的病因有不良饮食习惯、感染、胃肠道疾病、代谢及内分泌疾病，以及营养障碍，包括近年较为增多的维生素A、维生素D中毒等。厌食与营养不良相互关系密切，营养不良可以引起厌食，厌食也可以导致营养不良，而蛋白质能量缺乏(简称营养不良)是儿童营养缺乏性疾病中最常见的，是由于缺乏能量和(或)蛋白质所致的一种营养缺乏症，主要见于3岁以下婴幼儿。临床上以体重明显减轻、皮下脂肪减少和皮下水肿为特征，常伴有各器官系统的功能紊乱。急性发病者常伴有水、电解质紊乱，慢性者常有多种营养素缺乏。

中医中药将营养不良归于“疳证”范畴。

解说病因1、2、3

(一)厌食

1. 脾失健运

脾胃相为表里,脾主运化,胃主受纳,脾胃调和,方能知饥纳食,食而能化。如由饮食喂养不当,或湿浊困遏脾气,脾阳失于舒展,则运化失职而致脾运功能失健,胃纳减少,厌食伴有嗳气泛恶、胸闷脘痞、舌质淡是本病特征,多见于东南卑湿之地及夏令脾气被湿浊困遏不运之时。

2. 脾胃气虚

素体不足,脾气虚弱,或脾运失健迁延失治,脾胃气虚,故运化无力,临床除不思乳食外,尚见面色少华,神疲肢倦,形体偏瘦等脾胃气虚见证。若迁延不愈,气血耗损,形体日渐消瘦,则转为疳证。

3. 脾胃阴虚

本证见于温热病后或素体阴虚,或嗜食香燥辛辣伤阴者,脾胃阴虚,纳运失司,故以食少饮多、大便干结、体瘦肤干,舌红少苔为特征。

总之,小儿厌食的发生无论由何种原因所致,其病变脏腑均以脾胃为主,一般不影响其他脏腑,其病机关键在于脾失健运。

(二)营养不良

1. 常证病机

脾胃受损,津液消亡。根据脾胃受损程度和病情轻重,分为3个阶段:①疳气阶段——脾胃失和,运化不健,正虚不著;②疳积阶段——脾虚夹积,虚中夹实；③干疳阶段——津液消亡，气血耗伤，元气衰惫。

2. 兼证病机

①眼疳——脾病及肝，肝阴不足，不能上承于目，而见视物不清；②口疳——脾病及心，心火上炎，而见口舌生疮；③肺疳——脾病及肺，肺气受损，卫外不固，易于外感，而见咳喘，潮热；④骨疳——脾病及肾，肾精不足，骨失所养，久致骨骼畸形；⑤疳肿胀—脾虚不运，气不化水，水湿泛滥。

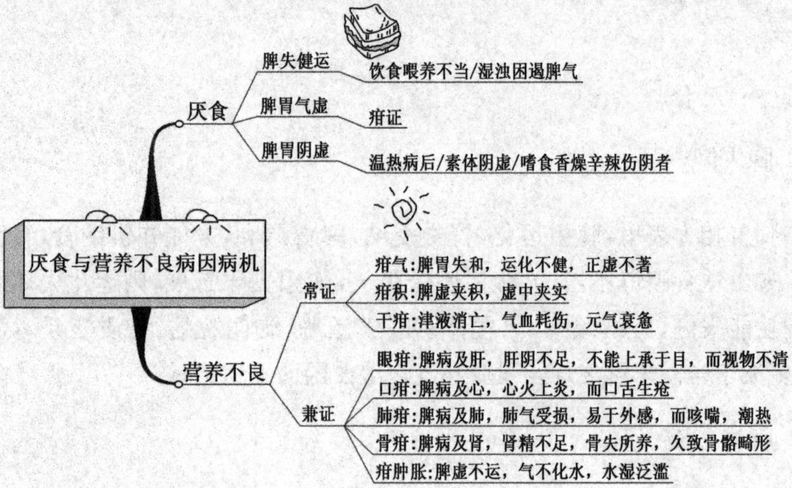

图 5-1　厌食与营养不良的病因病机

中医治病，先要辨证

（一）厌食

1. 脾失健运

食欲不振，厌恶进食，食而乏味，食量减少，偶尔多食则脘腹饱胀，形体尚可，精神如常，舌质淡红，苔薄白或薄白腻，脉尚有力。治以调和脾胃，运脾开胃。方以不换金正气散加减。

2. 脾胃气虚

不思进食，食量减少，食而不化，大便溏薄夹有不消化食物，面色少华，形体偏瘦，肢倦乏力，舌质淡，苔薄白，脉缓无力。治以健脾益气，佐以助运。方以异功散加减。

3. 脾胃阴虚

不思进食，食量减少，食少饮多，皮肤干燥，大便秘结，小便短黄，甚或烦躁少寐，手足心热，舌红少津，苔少或剥脱，脉细数。治以滋脾养胃，佐以助运。方以养胃增液汤加减。

（二）营养不良

1. 常证

（1）疳气：形体略瘦，面色少华，毛发稀疏，不思饮食，精神欠佳，性急易怒，大便干稀不调，舌质略淡，苔薄微腻，脉细有力。治以调脾助运。方以资生健脾丸加减。

（2）疳积：形体明显消瘦，腹部膨胀，面色萎黄，发结如穗，精神烦躁，睡卧露睛，动作异常，纳呆厌食，或善食易饥，或嗜食异物，舌淡苔腻，脉沉细而滑。治以消积理脾。方以肥儿丸加减。

（3）干疳：肢体枯瘦如柴，面白无华，毛发干枯，腹凹如舟，精神萎靡，懒言少动，表情呆滞，头大颈细，貌似老人，杳不思食，大便稀溏或便秘，舌质淡嫩，舌苔少，脉细弱。治以补益气血。方以八珍汤加减。

2. 兼证

（1）眼疳：两目干涩，畏光羞明，眼角赤烂，甚则黑睛混浊，白翳遮睛，或有夜盲等。治以养血柔肝，滋阴明目。方以石斛夜光丸加减。

（2）口疳：口舌生疮，甚或满口糜烂，秽臭难闻，面赤心烦，夜卧不宁，小便短黄，或吐舌、弄舌，舌质红，苔薄黄，脉细数。治以清心泻火，滋阴生津。方以泻心导赤散加减。

（3）疳肿胀：足踝浮肿，甚或颜面及全身浮肿，按之凹陷，面色无华，神疲乏力，四肢欠温，小便短少，舌淡嫩，苔薄白，脉沉迟无力。治以健脾温阳，利水消肿。方以防己黄芪汤合五苓散加减。

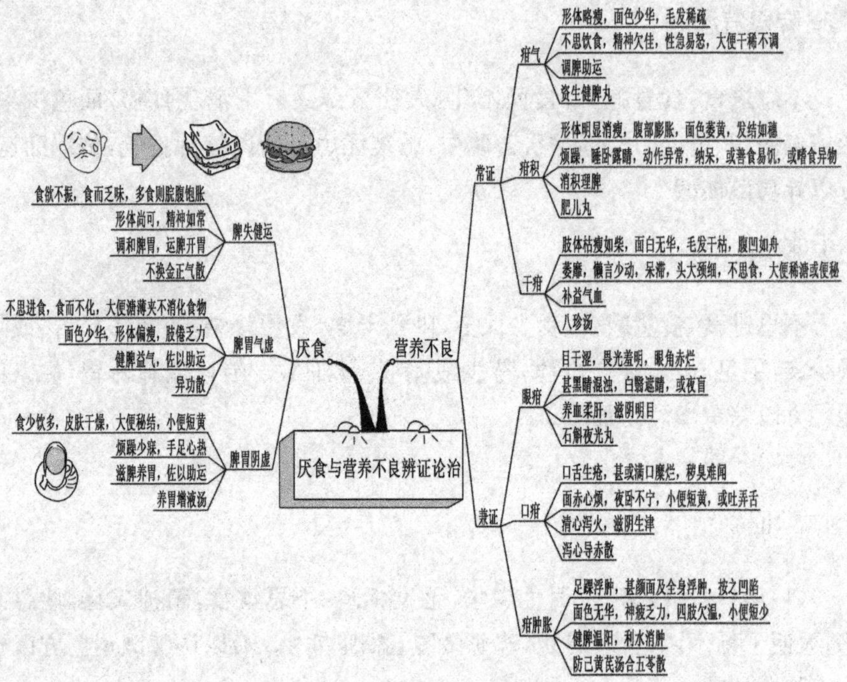

图 5-2　厌食与营养不良的辨证论治

厌食与营养不良的大医之法

（一）厌食

大医之法一：清运脾胃方

搜索

(1)孟宪兰验方

药物组成：忍冬藤 9g，连翘 6g，竹茹 3g，茯苓 12g，扁豆 12g，陈皮 6g，砂仁 3g，薏苡仁 12g，鸡内金 6g，神曲 9g。

功效：清胃健脾化食。

主治:小儿厌食(脾胃积热型)。

[孙娟,边宁,郑三霞.孟宪兰运用清胃健脾法治疗小儿厌食症经验.山东中医杂志,2003,3(10):631]

病案举例:

患儿,男,2岁6个月,因不思饮食2年于2003年3月29日就诊。患儿6个月时因过多添加蛋黄等辅食引起吐泻、腹痛,此后不思饮食、食量减少,家长恐其营养不良,遂强喂虾仁、鱼肉等食物,反而更不思饮食,曾服儿康宁、小儿消食片等无效。现证:食欲不振,甚则拒食,时有口臭及恶心,手足心热,面黄少泽,乏力懒动,大便时干时稀,小便调。查体见舌淡红,苔薄黄中部厚腻,脉平,指纹紫滞在风关,形体微瘦,体重14kg。诊断:小儿厌食症。证属胃热脾虚型,治以清胃健脾化食。处方如下:忍冬藤9g、连翘6g、竹茹3g、茯苓12g、扁豆12g、陈皮6g、砂仁3g、薏苡仁12g、鸡内金6g、神曲9g,水煎服,日1剂。4月2日复诊:食欲明显好转,口臭消失,无恶心,足心热减轻,但仍面黄乏力,大便偏稀,日2次,舌质淡红苔黄。说明胃热渐消,脾气未复。上方去连翘,加炒麦芽9g、蝉蜕3g,继进3剂。4月5日三诊:食欲食量正常,无手足心热,色转红,神情活泼,大便日1次,质中,舌质红苔薄黄。上方去竹茹继服6剂,症状消失,疾病痊愈。随访1个月无复发,面色红润,体重增加。

(2)胡天成验方

药物组成:杏仁、竹叶各10g,薏苡仁20g,白蔻仁6g,法半夏、厚朴、黄芩、藿香、生谷芽各12g,石斛15g。

功效:清热利湿,宣畅气机。

主治:小儿厌食(脾胃积热型)。

[吴力群,石岫岩,徐正莉,胡天成.胡天成教授辨治小儿厌食症的经验.四川中医,2004,22(2):2~3]

病案举例:

陈某,女,6岁,2003年8月7日初诊。近1月余患儿贪凉饮冷,渐至食欲不振,喜饮水,喜食稀粥,时有腹痛,二便正常,舌质淡红,苔黄厚腻。患儿虽喜饮水、喜食稀粥,表现有胃阴不足之征,但舌苔黄厚腻应为湿热之象。导师认为此由贪凉饮冷,湿困脾胃,郁而化热,热壅滞中焦,气机升降失调,而致厌食。喜饮水为湿热蕴结，津不上承之故，其病变本质为中焦湿热。方用三仁汤加石斛以清热利湿，宣畅气机。处方：杏仁、竹叶各 10g，薏苡仁 20g，白蔻仁 6g，法半夏、厚朴、黄芩、藿香、生谷芽各 12g，石斛 15g。服用 4 剂，腻苔减退，纳略增。守方加减，诸症悉除，嘱忌食生冷。

大医有话说

以上两方调解脾胃升降，从清化湿热着手，但两家各有特点：孟宪兰认为方中忍冬藤为忍冬的茎叶，可去忍冬花轻宣疏解之效，入胃经而甘寒清热，《重庆堂随笔》记载该药可“清络中风火实热，解温疫秽恶浊邪”，用之清胃经胃络之邪热，为主药。黄连、竹茹助忍冬藤清解胃热，又可降逆止呕；茯苓、薏苡仁、扁豆健脾利湿益胃，固护中州，以滋气血生化之源；鸡内金、神曲消肉面食积而和胃。全方共奏清胃健脾、和胃消食之功。用药方面，黄连用量要小，一般为 1～3g，用其苦降和胃之效，防其败胃，忍冬藤 9～15g，竹茹 3～6g，茯苓、薏苡仁、扁豆各 9～15g，内金 3～9g，神曲 6～9g。临证用时随胃热及脾虚偏重而增损用量，切实掌握“清不宜过，中病即止，补不宜盛，以免壅中”的原则。胡天成认为脾胃同属中焦，是气机升降出入之枢纽，脾主运化，胃主受纳，脾气升则健，胃气降则和，一升一降共同完成受纳、运化功能。脾喜燥恶湿，得阳则运，遇湿则困。过食生冷瓜果，或湿邪外侵，内舍于脾，脾为湿困，湿郁化热，湿热内蕴，导致脾不升清，胃不降浊，而为厌食。正如《幼幼集成》所言“凡脾虚多病湿，内因酒面停滞，嗜瓜果，喜生冷，烧炙甘肥，以致湿热壅溢而为病者，此内因也；复有坐卧湿地，雾露阴雨所客，澡浴为风所闭，涉水为湿所郁……此湿由外生”。其症不思饮食，口腻泛恶，渴不喜饮，神疲乏力，舌苔白黄厚腻，指纹沉滞，其中以舌苔厚腻为辨证要点。治以宣畅气机、清利湿热，方用三仁汤加减。常用药物为杏仁、白蔻仁、薏苡仁、法半夏、厚朴、竹叶、滑石、通草、黄芩、藿香等。方中杏仁宣利上焦肺气，气化则湿亦化；白蔻仁芳香化湿，行气宽中；薏苡仁渗利湿热；法半夏、厚朴行气化湿；滑石、通草、竹叶淡渗利湿；藿香芳香醒脾；黄芩清热。诸药合用宣上畅中渗下，使三焦通畅，气畅湿行，湿热分消，脾气健旺，则胃纳自增。

大医之法二：养胃方

搜索

(1)董廷瑶验方

药物组成：桂枝2.5g，炒白芍5g，生姜2片，红枣3枚，炙甘草3g，石斛10g，炒谷芽10g，鸡内金5g，陈皮3g。

功效：和营养胃。

主治：小儿厌食(胃阴不足型)。

[董继业，董幼祺．董廷瑶脾胃学说之临床应用．中华中医药杂志(原中国医药学报)，2008，23(6)：509～512]

(2)胡天成验方

药物组成：北沙参30g，麦冬、槟榔各12g，天花粉、生地、石斛各15g，鸡内金、山楂、乌梅各10g，黄连3g。

功效：养胃益阴。

主治：小儿厌食(胃阴不足型)。

[吴力群，石岫岩，徐正莉，等．胡天成教授辨治小儿厌食症的经验．四川中医，2004，22(2)：2～3]

大医有话说

以上两方均以养胃为主，但两家各有特点：董继业、董幼祺在董廷瑶脾胃学说的基础上认为小儿厌食一症，与日俱增，主要为饮食失调，过饥过饱；脾胃失运或药杂乱投，特别是过多使用抗生素，耗伤胃气；再者为精神紧张，肠胃功能紊乱，造成见食就厌。根据小儿体质之特点，结合造成厌食一症的原因，认为对纳呆厌食的患儿，如无脾胃虚弱，乳食内积，及无他病之影响者，当以胃气不和论治。常用调和营卫的桂枝汤，意在通过调和营卫，来促甦脾胃的气机。因脾胃主一身之营卫(气血)，脾为营之源，胃为卫之本，而小儿脾(胃)不足，易致营卫不和，表虚易感，两者在临床上常互为因果。故调和营卫者，实乃调和胃气也。桂枝汤一方，其一以桂枝、生姜通调阳气，具有少火生气之意；芍药、甘草、大枣滋生营液，有酸甘化阴之意；阴阳并调，更有甦醒胃气之效，与脾胃之气天然相应。其二通过桂枝汤可调和心气，以达到舌知五味的作用，小儿心理调顺，则食欲自开。由于桂枝汤具有多方面的调节功能，故对小儿厌食一症显示出特殊的疗效。胡天成教授认为厌食的发病原因多与先天禀赋不足，脾胃虚弱，后天喂养不当、过食肥甘厚味、生冷瓜果或误用苦寒、温燥太过损伤脾胃或病后失调，元气大伤等密切相关。其病机不外虚实两端，虚证由素体脾胃虚弱，喂养失宜或病后脾胃元气未复而致；实证为过食生冷瓜果损伤脾阳或湿邪外侵，内舍于脾，脾为湿困，郁而化热，湿热滞留中焦而致脾胃功能失调而厌食。临床上胡天成根据小儿脾胃生理、病理特点及常见病因，将小儿厌食症概括为胃阴不足、脾胃气虚及中焦湿热三型辨证论治。

大医之法三：健脾方

搜索

(1)刘弼臣验方

药物组成：太子参 10g，黄芪 15g，茯苓 10g，炒白术 10g，白芍 10g，炙甘草 3g，青陈皮各 3g，半夏 5g，焦三仙各 10g，炙鸡内金 10g，香稻芽 10g，连翘 10g。

功效：健脾益气。

主治：小儿厌食（脾胃虚弱型）。

［郝宏文．刘弼臣教授治疗小儿厌食症的经验．北京中医药大学学报（中医临床版），2003，10(1)：21～22］

(2)吕长江验方

药物组成：党参、茯苓、怀山、芡实、莲子、扁豆、石斛各 6g，木香 3g。

功效：健脾益气。

主治：小儿厌食（脾胃虚弱型）。

［蔡炎辉．老中医吕长江治疗小儿厌食的经验．福建中医药，1991，22(3)：15～16］

(3)李尤龙验方

药物组成:党参 9g,白术 9g,茯苓 9g,甘草 3g,水半夏 6g,陈皮 6g,木香 3g,砂仁 3g,神曲 10g,炒谷麦芽各 10g,公丁香 3g,甘松 3g,五味子 3g,麦冬 9g。

功效:健运脾土,理滞宽中。

主治:疳证(脾失健运型)。

[安浚.李尤龙治疗小儿厌食症经验.重庆中医药杂志,1989,(2):33~34]

大医有话说

以上三方均以健脾为主,但诸家各有特点:刘弼臣教授认为小儿素禀不足、脾胃虚弱,或大病久病之后,脾胃受损,或由上述脾胃病久治不愈,渐成虚证。脾胃虚弱,受纳、运化功能减弱,水谷不能化生精微,则气血津液匮乏,无以充养肌肤,故有形瘦;形与神俱,形不足故神不足;脾失健运,水湿内生,所以大便稀且夹有不消化之物或食后作泻。吕长江认为小儿厌食,还有一类属脾胃虚弱者,其因可由脾胃馁弱,或病后脾胃之气未复,或厌食日久,耗伤脾气,脾虚失运而然,是证可见:纳食少思,久延不愈,形体瘦弱,喜自汗出,面色皖白,大便时溏,时有腹胀。治当健脾益气助运。即:"厌食虚证,责之脾胃虚也,脾虚当补,然不可峻补、壅补。峻壅之补,可碍滞脾运,补而不受。"故选药宜甘淡平补脾胃之品,如怀山、芡实、莲子、茯苓之属是也。李尤龙临证治疗小儿厌食症,多采用健脾运脾法。此法多用于患儿不思饮食、面色少华或食物乏味,拒进饮食,强食则呕吐,舌淡苔薄白,或薄白腻,伴手足心灼热、易汗出等脾虚失运证。方用香砂六君汤加味。欲健脾者,旨在运脾;欲使脾健,则不偏于补而贵在于运。

(二)营养不良

大医之法一:健脾益气方

搜索

(1)时毓民验方

药物组成:藿香、佩兰、白术、茯苓各 9g,生薏仁、怀山药各 15g,鸡内金、陈皮各 4.5g，火麻仁、神曲、炒麦芽各 9g，甘草 3g。

功效：健脾益气化湿。

主治：疳证（脾虚型）。

［封玉琳．健脾论治小儿脾胃病——时毓民临证经验介绍．辽宁中医杂志，2001，28(5)：274～275］

(2)王正宇验方

药物组成：黄芪 15g，白术 10g，云苓、使君子、鸡内金、焦三仙各 10g，玉片、连翘各 9g，防风 6g，枳实 8g，莪术、石决明、半夏、陈皮各 6g。

功效：益气固表，健脾和胃，消导杀虫。

主治：疳积（脾虚夹积型）。

［王焕生，罗世杰．王正宇教授治疗小儿疮积的经验．陕西中医，1998，19(8)：356～357］

大医有话说

以上两方均以健脾为主，但两家各有特点：《幼幼集成·诸疳证治》曰："疳之为病，皆虚所致"，治疗"壮者先去积而后扶胃气，衰者先扶胃气而后消之"。时毓民先生时时抓住小儿"脾常不足"之特点，治疗时处处以顾护脾胃为本，调脾和胃，以助受纳和运化，使后天生化渐充，则可趋康复。此外，对疳证要注意饮食调护，饮食要有一定规律，不可过饥过饱，不可养成挑食之习惯，保证全面营养及维护正常的胃肠功能，调治结合是治愈疳证的关键。王正宇先生的自拟小儿疮积散用于疳积型最为合拍，其基本病机为脾虚夹积。方中白术、茯苓健脾和胃；枳实、玉片行气缓泻，荡涤胃肠积滞。鸡内金、山楂、神曲、麦芽消食导滞，积滞日久可以化热，故用连翘清热。久病多瘀，故用莪术活血化瘀以加强诸药之效，有部分患儿不讲卫生，酿成虫积，故用玉片、使君子杀虫，脾气虚弱，使肝气偏旺，故用石决明以平肝。全方健脾消积，紧扣病机，故疗效卓著。

大医之法二：消补并用方

搜索

(1)李浚川验方

药物组成：党参、白术、槟榔、麦芽、建曲、木香、山药、茯苓、川朴、苏梗、内金、甘草。

功效：健脾助运，化湿消疳。

主治：疳证(脾虚夹积型)。

[苏飞．李浚川治疳四法．湖北中医杂志，1999，21(3)：103～104]

(2)王玉玲验方

药物组成：苍术10g，白术10g，焦楂曲10g，茯苓10g，薏苡仁10g，谷芽10g，麦芽10g，陈皮6g，枳壳6g，甘草2g，辅以牛黄消疳散。

功效：健脾清热消疳。

主治：疳积(脾虚夹积型)。

[李志勤．王玉玲论治小儿疳证经验．南京中医药大学学报，1996，12(5)：15]

大医有话说

以上两方着重消补兼施治疗疳证，但两家各有特点：李浚川认为脾虚是疳证突出特点，临证以顾护脾胃为先，但谨防呆补滞气，因健脾益气药物具有滋腻之性。故在组方时注意加入川朴、苏梗等行气导滞药物，使之补而不滞邪，行而不伤正，协同补脾药更好地发挥作用。王玉玲认为，治疗疳证应以消补兼施为大法，或清热消疳杀虫，或健脾和胃，滋血调气，先去病后补养。并仿集圣丸意以干蟾皮、五谷虫、神曲、茯苓、鸡内金、胡黄连、陈皮、人工牛黄等制成牛黄消疳散用于临床，疗效满意。

第6章 新生宝宝有黄疸，辨证选方最有效

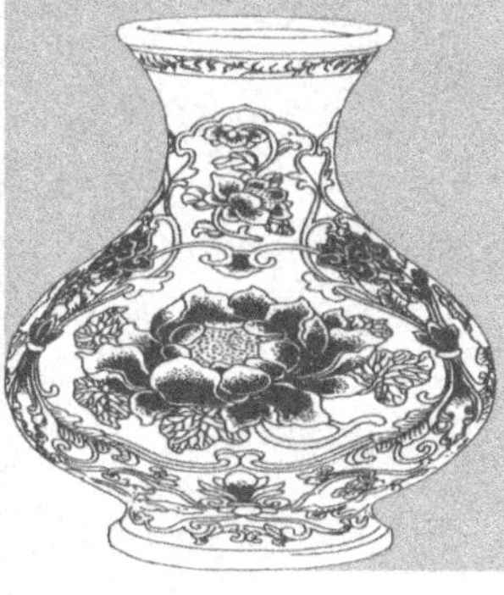

新生儿黄疸是指新生儿时期由于胆红素代谢异常引起血中胆红素水平升高而出现皮肤、巩膜及黏膜黄染的临床症状。本病分为生理性黄疸和病理性黄疸两大类。生理性黄疸是指婴儿出生后2~3天出现黄疸，足月儿于出生后10~14天自行消退，早产儿可延迟至3~4周消退，一般无其他症状；病理性黄疸出现时间或早或迟，有在生后24小时内出现，也有生后2~3周方见，消退时间延长，或消退后又复现，或黄疸程度较重。因与胎禀因素有关，故称“胎黄”或“胎疸”。

解说病因1、2、3

1. 湿热熏蒸

孕母素蕴湿盛或内蕴湿热之毒，遗于胎儿，或因胎产之时，出生之后，婴儿感受湿热邪毒所致。湿热之邪蕴阻脾胃，肝胆疏泄失常，胆汁外溢故面目皆黄。

2. 寒湿阻滞

孕母体弱多病，气血素亏，可致胎儿先天禀赋不足，脾阳虚弱，湿浊内生；或生后为湿邪所侵，湿从寒化，寒湿阻滞。寒属阴邪，湿性黏滞，寒湿内阻，肝胆疏泄失常。

3. 瘀积发黄

小儿禀赋不足，脉络阻滞，或湿热蕴结肝经日久，气血瘀阻，均可形成本病。

胎黄的病变脏腑在肝胆、脾胃。其发病机理主要为脾胃湿热，寒湿内蕴，肝失疏泄，胆汁外溢而致发黄，久则气滞瘀积。

中医治病，先要辨证

1. 湿热郁蒸

面目皮肤发黄，色泽鲜明如橘，哭声响亮，不欲吮乳，口渴唇干，或有发

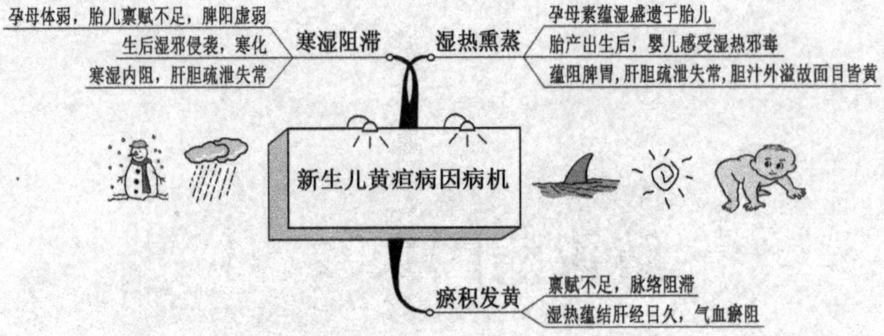

图 6-1　新生儿黄疸的病因病机

热，大便秘结，小便深黄，舌质红，苔黄腻，指纹滞。治以清热利湿退黄，方以茵陈蒿汤加味。

2. 寒湿阻滞

面目皮肤发黄，色泽晦黯，持久不退，精神萎靡，四肢欠温，不欲吮乳，时时啼哭，大便溏薄色灰白，小便短少，舌质淡，苔白腻，指纹淡红。治以温中化湿退黄，方以茵陈理中汤加减。

3. 气滞瘀积

面目皮肤发黄，颜色逐渐加深，晦黯无华，右胁下痞块质硬，肚腹膨胀，青筋显露，或见瘀斑、衄血，唇色暗红，舌见瘀点，苔黄，指纹紫滞。治以化瘀消积，疏肝利胆退黄，方以血府逐瘀汤加减。

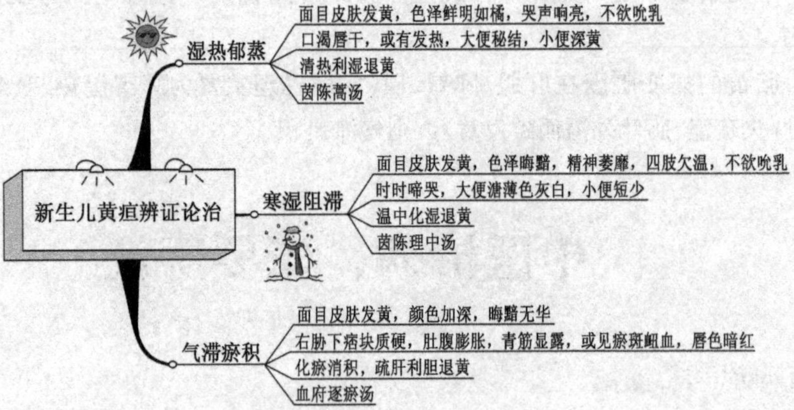

图 6-2　新生儿黄疸的辨证论治

新生儿黄疸的大医之法

大医之法一：清热除湿，疏肝利胆方

搜索

(1)熊梦周验方

药物组成：龙胆草 6g，茵陈蒿 10g，生栀子 10g，枯黄芩 10g，竹柴胡 10g，车前草 9g，花斑竹 10g，田基黄 10g，干油菜 10g，鲜泽泻 10g，莱菔子 10g。

功效：疏肝利胆，清热除湿。

主治：新生儿黄疸(湿热蕴结型)。

［苏礼，朱生全．熊梦周治婴儿湿疹案·古今儿科专病医案．西安：陕西科学技术出版社，2002：60］

病案举例：

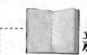

刘某，女，3个半月。生后3天，出现白色大便，1周后全身皮肤及巩膜发黄，小便如浓茶。由于病情加重，黄染加深，为系统就治收入某医院。入院后经多方检查诊断为“完全性胆道闭锁”，劝其手术。患儿家长不同意手术，故转请中医治疗。诊查：患儿面目及周身黄如橘皮，小便如浓茶，大便白如陶土，腹胀如鼓并见青筋显露，烦躁不安，口渴引饮，指纹沉紫滞涩，左手直射三关。辨证：其症由于湿热之邪郁滞肝胆，日久化火，蕴结不解，病势危重。治法：当舒肝利胆，清热除湿。用龙胆柴胡汤加减治之。用上方水煎服。4剂后，大便略转黄，小便赤黄稍淡，腹胀减轻。应不失时机再捣病所，大苦不寒，不可过剂，以防过苦化燥伤阴，过寒伤脾败胃。前方去黄芩，加茯苓、藿香以化湿健脾和中，加郁金、山楂以助肝胆通利。服药8剂，大便日泻4～5次，排出深黄及绿色黏液便，全身情况及黄疸明显好转，大便偶带白色，面色已转红润。舌苔白少，上腹青筋隐约。宗前方继续荡涤肝胆余热，疏肝胆之阻滞，兼用健脾和胃，以防邪去正虚，发生他变，佐以淡渗清利，导余邪下达膀胱，是谓清湿热而不伤正，健运中州而防留邪。处方：龙胆草 6g，茵陈蒿 10g，生栀子 6g，田基黄 10g，竹柴胡 6g，川郁金 6g，怀山药 10g，炒扁豆 10g，鸡内金 1 个，滑石粉 6g，白茯苓 10g。服药 10 剂，黄疸尽退，精神、食欲恢复，尿清，便黄，腹不胀，青筋不显，指纹红润。随访半年，一切良好，生长发育正常。

(2)王西周验方

药物组成：茵陈、赤芍各 20g，山楂、板蓝根、紫草、夏枯草各 10g，金钱草、虎杖、垂盆草各 12g，白茅根(或玉米须)15g。

用法：每日 1 剂，水煎分早、中、晚 3 次服完。

功效：清热利湿退黄。

主治：新生儿黄疸(湿热型)。

[王西周．茵陈赤虎汤治疗小儿黄疸性肝炎 64 例．陕西中医，1987，18(5)：214]

病案举例：

王某，男，6 岁。1986 年 1 月 18 日就诊。主诉：微热，口渴，头昏乏力，食欲不佳，厌食油腻，恶心。继而见身目发黄，小便黄赤，舌质红、苔黄腻，脉弦数。肝大：剑突下 4cm、肋沿下 2cm。肝功能检查：黄疸指数 20U，麝浊 9U，麝絮(++)，转氨酶 60U/L。凡登白试验：直接(+)，间接(-)。中医辨证属阳黄(湿热型)，施茵陈赤虎汤 5 剂后患儿精神转佳，食纳增加，黄疸明显减退，舌红、苔薄黄，脉弦小数。上方化裁继服 25 剂，黄疸退尽，面色转红，食纳恢复到病前。改服茵陈、夏枯草、大枣煎汤，送服参苓白术片半月，实验室检查肝功能正常。1 个月后复查肝功能结果同前。

(3)裴学义验方

药物组成：生麦芽 9g，茵陈 15g，金钱草 9g，穿肠草 6g，通草 3g，黄柏 3g。

功效：清化湿热，利胆退黄。

主治：新生儿黄疸(湿热蕴结型)。

[裴学义．中医治疗婴儿黄疸 150 例疗效观察．中医杂志，1988，2：36]

病案举例：

皮某，女，3 月龄。初诊诉患儿生后 2 个月发现皮肤、巩膜黄染，色泽鲜明，烦躁不安，舌微红、苔薄白，指纹紫。实验室检查：总胆红素 127μmol/L，直接胆红素 80μmol/L，谷丙转氨酶 400U，麝香草酚浊度试验 2U，γ-谷氨酰转肽酶 50U，HBsAg 阴性。辨证为湿热蕴结肝胆，外溢发黄。治以清化湿热，利胆退黄。上方随症加减治疗 5 周后，皮肤巩膜黄染消退，大便转黄，尿色转清，总胆红素 8.5μmol/L，谷丙转氨酶＜100U，麝香草酚浊度试验 2U，病告痊愈。

(4)曹书和验方

药物组成：茵陈、苡仁、滑石、丹参、赤芍、麦芽各 15g，板蓝根、茯苓、白术各 10g，柴胡、黄芩、黄柏、栀子、陈皮、甘草各 6g，红枣 6 枚。

功效：清热利湿，理气活血，健脾和胃。

主治：急性黄疸型病毒性肝炎。

[曹书和．速效退黄汤治疗小儿黄疸 300 例．陕西中医，1995，16(12)：540]

病案举例：

李某，男，7 岁。于 1990 年 10 月 10 日以黄疸 12 天入院。证见：身目黄疸，胁痛，脘腹胀满，发热口渴，乏力纳呆，恶心呕吐，大便干燥，小便黄赤，舌红、苔黄腻，脉弦数。肝功：黄疸指数 60U，麝浊 10U，锌浊 18U，谷丙转氨酶＞200U。B 超提示：肝炎符合急性肝炎声像图。现代医学诊断为急性黄疸型病毒性肝炎。中医辨证为湿热蕴蒸，热重于湿之黄疸。治法：清热利湿，理气活血，健脾和胃。上方每天 1 剂，连服 9 剂，黄疸诸症状消失，肝功、B 超正常，出院带药 3 剂以巩固疗效，年余随访健康。

大医有话说

小儿为稚阴稚阳之体，脏腑娇嫩，形气未充，正气虚弱，毒邪易侵。加之小儿脾常不足，饮食不洁，感受湿热邪毒，熏蒸肝胆，疏泄失常，胆汁外溢肌肤，上熏于目，下输膀胱，故见身黄、目黄、尿黄而发为黄疸。四方均以茵陈蒿为君药清热利湿退黄，但各有特色。熊梦周采用龙胆柴胡汤加减化裁治疗完全性胆道闭锁所致的黄疸得消退，既免除了创伤性损伤，又达到利胆退黄的目的，其经验诚为可贵，从而也为中医治疗急腹症提供了很有价值的实例。王西周认为：黄疸型肝炎临床以精神不振，乏力，食少，呕恶，厌食油腻及巩膜、皮肤、小便发黄为主要特征。小儿为稚阴稚阳之体，感受湿热疫毒，郁蒸肝胆，肝失疏泄则易发本病。治宜清热利湿退黄。运用茵陈赤虎汤治疗小儿黄疸型肝炎，尤其对急慢性肝炎退黄及改善肝功能均有较好的疗效。临床治疗中，还可酌情配伍大黄、山栀、柴胡、郁金、川楝子、泽兰、鳖甲等药物以发挥协同作用。裴学义认为：本症属于中医的"胎疸"范畴，临床上多数不是先天性胆道闭锁，而是由于胆汁黏液淤积胆管造成的一时性胆道阻塞，或是由于病毒感染等原因造成，争取早期治疗对预后影响很大。治以清化湿热，利胆退黄的同时，顾护后天脾胃之气，慎用苦寒以防克伐正气，使肝胆湿热得清，黄疸自退，病告痊愈。此类病目前西医尚无特殊疗法，排除其他先天因素造成黄疸外，均可采用中药治疗。常以生麦芽配茵陈为主，再配金钱草、穿肠草、黄柏、通草通利湿热。如黄疸较重或日久不愈者，考虑湿热内蕴血分，血瘀不行，可予活血化瘀之品，如丹参、血竭、水牛角之类，多可获效。治疗越早，对肝脏损害越小，预后越好。曹书和认为：除黄疸主症外，由于湿困脾胃，健运失常，症见乏力、纳呆、恶心、呕吐；肝郁气滞血瘀，见脘腹胀满、胁痛、肝大等症。曹氏认为其"湿、热、瘀"为主要病机所在。故治疗应重在从肝、胆、脾入手，以清热、利湿、健脾、化痰为主。

大医之法二：化气利水，温脾燥湿方

搜索

(1)窦伯清验方

药物组成：茵陈 9g，猪苓 6g，茯苓 6g，泽泻 6g，白术 9g，桂枝 3g，干姜 3g。

功效：化气利水，温脾燥湿。

主治：小儿黄疸寒湿阻遏。

[苏礼，朱生全．窦伯清治阴黄案·古今儿科专病医案．西安：陕西科学技术出版社，2002：62]

病案举例：

杜某，男，6 岁。因冒雪玩耍，受寒战栗，小便不利，用热熨法暖脐下，小茴香煎汤服之，小便稍利，遂致面目发黄、晦黯，腹胀尿少，食欲不振，便稀色灰。脉浮缓，舌苔白腻。辨证：寒湿阻遏，脾阳不振，胆液为湿所阻，溢于肌肤。治法：化气利水，温脾燥湿。上方服 1 剂，小便利。又服 2 剂，黄疸皆退，诸症悉愈。

(2)周录验方

药物组成：草蔻仁、藿香、滑石、木通、黄芩、柴胡、姜黄、郁金各3g，茵陈、升麻、葛根各10g，石菖蒲2g，板蓝根6g，丹参4g。

功效：温脾燥湿。

主治：新生儿黄疸阴黄。

[周录．新生儿先天性胆管狭窄(黄疸)案．浙江中医杂志，1985，20(2)：58]

病案举例：

刘某，男，2月龄。初诊患儿出生1月余，因洗澡着凉，始而吐泻腹胀，继则身目发黄，腹部膨隆，食欲减退，二便不利，身体日趋消瘦。经某医学院附属医院观察、治疗半月余，效果不显，确诊为先天性胆管狭窄，建议手术治疗。接诊时精神萎靡，周身黄染，体瘦如柴，腹大如鼓，青筋暴露，口涎甚多，小便黄赤而深浊，大便溏薄而不爽，啼哭不已，昼夜不寐，然食乳尚可，舌体胖大、苔腻微黄，指纹紫滞已过命关。证属寒邪伤脾，脾失健运，聚湿为患，湿蕴化热，郁久成毒，阻塞胆道，致肝胆疏泄失常所致，窃喜胃气尚存，可望向愈。急投甘露消毒丹加减，以冀热清湿除，疏泄正常。上方水煎2次，分3次服。连进6剂，神清黄退，腹胀稍减，此乃肝病日久，伤及脾土，治宜补脾助运，兼清余邪，仿东垣中满分消丸少佐升麻、葛根。服6剂后，腹胀全除，二便如常，身体日健，发育正常。

大医有话说

阴黄是黄疸病的一个类型，多因寒湿阻遏，脾阳不振，胆汁外溢所致。是由于阴盛寒重，平素脾阳不足，湿从寒化而致寒湿为患。故治疗阴黄与阳黄治法不同，离不了温脾燥湿。窦伯清根据患儿脉症，据茵陈术附汤化裁增加了利水药，去附子不用，将肉桂更为桂枝，做到：量体裁衣，有定法而无定方。周录认为：先天性胆管狭窄，其临床表现属“黄疸”范畴。本案为不完全性胆管梗阻性黄疸，患儿就诊时虚实之症相杂，乃因邪气伤脾，脾虚不运，湿郁化热，蕴阻肝胆，以致肝胆疏泄失常所致。其病机主要以湿热为患，故先祛湿热为要，周录选用甘露消毒丹以清利湿热，再加以疏肝利胆，活血化瘀之品，药后使湿热清除，生机调畅，肝胆通利，黄疸自退。再次健脾助运，兼清余邪之法调治，使症除病愈。

大医之法三：清热化湿，疏肝利胆，活血化瘀方

搜索

(1)曹颂昭验方

药物组成：茵陈12g，金钱草15g，焦栀子6g，丹皮6g，郁金6g，赤芍6g，白芍6g，醋柴胡5g，丹参5g，莪术3g，石打穿10g。另用蜜调服琥珀粉0.03g。

功效：清热化湿，疏肝利胆，参以攻坚通瘀。

主治：小儿黄疸湿热炽盛，气滞血瘀型。

［肖达民．曹颂昭诊治经验．专科专病名医临证经验丛书之儿科病.北京：人民卫生出版社，2002：70］

病案举例：

某男婴儿，3个半月。于出生第3天发现黄疸，1周自行消退，40余天后，又发现全身黄疸，黄色较前加深。西医先后作各项有关检查，疑诊为：先天胆道畸形。诊见：患儿面目肌肤黄如橘皮，小便黄如橘子水，大便成形色灰白，日行2～3次，性情急躁，夜寐易醒，不思食易出汗。腹胀脐突如核桃大，肝大肋下平脐，舌苔薄黄。辨证属禀赋湿火炽盛，内蕴肝胆，肝失疏泄，胆汁外溢，气滞血瘀。治拟清热化湿，疏肝利胆，参以攻坚通瘀。上方每日3次。药后患儿全身黄疸日渐消退，肝大逐渐缩小。效不更法，前后共经治2个月，全身黄疸尽退，面有华色，尿色转清，大便色转淡黄，精神胃纳亦佳，形体渐胖，腹胀全消，脐突已平，肝脾未及。复查：GGT正常，HBsAg(－)。病情痊愈。随访年余，复查肝功正常。

(2)陈德俊验方

药物组成：柴胡、赤芍、虎杖、猪苓、泽泻各10g，生大黄、木通、栀子各6g，滑石15g，茵陈、板蓝根各12g。

用法：2日1剂，水煎服，每日服3次。

功效：清热解毒，疏肝利胆，活血化瘀。

主治：急性黄疸型甲型肝炎。

［陈德俊．中药治疗儿童急性甲型肝炎324例．四川中医，1994，(4)：41］

病案举例：

范某，男，5岁。初诊见患儿精神倦怠，腹痛呕吐，西医诊断为“肠蛔虫”，治疗1周无效前来我科。查体：体温37.8℃，双肺未闻及干湿性啰音，心脏各瓣膜区未闻及病理性杂音。上腹压痛，肝脏剑突下3cm，肋缘下2cm，大便干燥，小便深黄，巩膜黄染。肝功检查：ALT：239U，总胆红素：49.4μmol/L，直接胆红素：20.5μmol/L，TIT 6U，HBsAg：阴性。诊断为急性黄疸型甲型肝炎。给予清热解毒利湿，疏肝利胆，活血化瘀，通利二便之法。以上方加白芍、半夏各10g，黄连、甘草各3g。服2剂后复诊，低热、腹痛、呕吐、尿黄均大为减轻。唯食欲欠佳，于上方去栀子、黄连之苦寒，因停止呕吐故去半夏，加炒三仙各10g，此方再服2剂后复诊，患儿精神转佳，食欲旺盛，巩膜黄染消退，肝脏回缩，消化道症状消失，去市人民医院复查，肝功完全恢复正常。该患儿诊治历时半月，共服中药6剂而痊愈，追踪观察至今无反复。

(3)李朝阳验方

药物组成：消胎黄方(牡丹皮、茵陈、生地、金银花、车前子、蝉蜕、甘草)加内金。

用法：水煎日服1剂。

功效：清热利湿，活血化瘀。

主治：新生儿梗阻性黄疸。

［李朝阳．消胎黄汤治疗新生儿黄疸64例．陕西中医，1989，10(10)：445］

病案举例：

张某，男，40天。初诊其母代诉：小儿出生后嗜睡，精神萎靡，厌食，全身皮肤发黄，10天后吐奶，大便灰白，小便如浓茶色，染尿布。曾去外院经西医确诊为“新生儿梗阻性黄疸”，服药无效，又不愿接受手术治疗，特来就医。检查：精神差，全身皮肤、巩膜皆黄，指纹沉滞，舌色暗，苔厚，腹胀，肝剑突下2.5cm，肋下3cm处可及，质中硬，脾大2cm。肝功化验：黄疸指数30U，凡登白试验直接反应阳性，间接反应阴性，转氨酶180U。证属：胎黄。湿热郁积，血滞瘀阻。服上药5剂后复诊，黄色渐退，尿色淡，精神较佳，但仍不食乳，肠鸣便溏。属湿走肠道，上方加茯苓、猪苓、鲜生姜，以利湿和胃，连服5剂。再诊见患儿全身黄色退尽，精神良好，食乳增加，小便清亮，大便正常。为巩固疗效，上方用量减半加白术，服1周以善后。1个月后随访患儿一切良好，发育正常，腹软，肝肋下1cm，脾肋下1.5cm，复查：黄疸指数为4U，凡登白试验，间接直接均阴性，转氨酶30U以下。

(4)陈君万验方

药物组成：茵陈15～30g，土茯苓、板蓝根、田基黄各10～15g，夏枯草、鸡骨草、白花蛇舌草各15～20g，山楂、竹茹、大青叶各6g，怀山药、炒麦芽各20g，丹参6～10g。

功效：清利湿热。

主治：急性病毒性黄疸型肝炎。

[苏礼，朱生全．陈君万治急性甲肝案．古今儿科专病医案．西安：陕西科学技术出版社，2002：65]

病案举例：

杨某，男，9岁。1991年4月6日来诊。患儿1周前出现畏寒，发热，体温达38℃，食欲减退，厌油腻，继而出现身目俱黄，尿赤如浓茶样，伴神疲乏力，恶心呕吐，脘腹胀满，大便稀溏，舌红、苔黄腻，脉弦滑数。检查：体温37℃，急性病容，巩膜、皮肤黄染呈橘黄色，心肺正常，腹稍胀、软，肝肋下2cm，质软有压痛，肝区明显叩击痛，脾未扪及，腹水征阴性。尿胆红素阳性。肝功能：GPT 3334U/L，TIT 10U，ZnTF 16U，HBsAg(－)。西医诊断为急性病毒性黄疸型甲型肝炎。采用西医综合治疗措施，即急性期应卧床休息，口服肝必复、肝泰乐、维生素C及复合维生素B等，恶心呕吐严重、无法进食者用10%葡萄糖加门冬氨酸钾镁、维生素C静脉滴注，并酌情对症处理。中医辨证为湿热并重之阳黄。治疗以上方每日1剂，水煎分2次服，15剂为一疗程。以上述中西医治疗方法为主，3天后身黄渐退，恶心呕吐止，食欲增加，经治疗2周后查肝功能恢复正常，黄疸退尽，肝脏回缩而愈。随访1年无复发。

(5)金柳如验方

药物组成：绵茵陈10g(后下)，苏梗10g，藿香梗10g，白豆蔻3g(后下)，炒枳壳10g，陈皮5g，木香5g，炙鸡内金5g，茯苓10g，泽泻10g，制大黄3g(后下)，虎杖15g，大叶金钱草30g。

功效：疏肝利胆，通瘀清化。

主治：不完全性胆道闭锁。

[钱大宇．金柳如老中医从肝论治儿病的经验．江苏中医，1989，10(5)：1]

病案举例：

鞠某，女，2个半月。患儿出生半月后，面目全身皮肤发黄，渐见加深，吮乳不贪，时有泛恶，肚腹饱胀，继而大便由黄转为灰白色，大便溏薄如渣，日行2～3次，小便黄赤，精神欠佳。舌质偏红、苔薄黄腻，脉细弦数。西医经各种检查，诊为“不完全性胆道闭锁”。证属湿热蕴结，肝胆失疏，胆汁郁积，泛溢肌肤。治拟疏利肝胆，通瘀清化。上方3剂药后面目及全身黄疸稍退，泛恶止，渐欲吮乳，大便灰白转黄。原方再服5剂，黄疸已退，精神转佳，肚腹饱胀已软，小便黄赤转清，大便色已黄尚夹有不消化奶片。原方去制大黄、木香，加焦白术10g，煨木香10g，继服5剂。诸症消失，神情活泼。经多次随访，未再出现黄疸。

(6)瞿镜清验方

药物组成：茵陈10g，金钱草10g，栀子6g，龙胆草6g，郁金6g，桃仁6g，竹茹6g，红花3g，炒枳实4g。

功效：清利湿热，活血化瘀。

主治：胆汁淤积综合征。

[陈建平．瞿镜清儿科医疗经验琐记．江苏中医，1990，11(11)：1]

病案举例：

某60天男婴，患胆汁淤积综合征。见眼目、皮肤、小便黄已40天，并伴有呕吐，大便色白，症状逐日加重。某医院诊为胆道阻塞。检查肝肋下4cm，质硬；脾肋下4～5cm，质中等；肝功能：黄疸指数40U，直接胆红素试验阳性，总胆红素88.9μmol/L，麝香草酚浊度5U，谷丙转氨酶50U，尿胆红素(＋)，血培养(－)。细观患儿面色黄而褐。色黄而褐为气滞血瘀，肝脾肿大为瘕块。治法应有别于一般黄疸，除清利湿热之外，还应活血化瘀以消瘕利胆。服上方3剂药后，目黄、皮肤黄染消退，尚见小便黄，大便干结时白，干呕，遂以上方加藿香续服4剂，诸症渐愈，嘱服初诊方10剂，痊愈。

(7)董廷瑶验方

药物组成：煨三棱4.5g，煨莪术4.5g，青皮5g，陈皮5g，煨木香3g，川楝子9g，大腹皮9g，连翘9g，茵陈20g，鸡内金6g。

功效：活血化瘀，调畅气机。

主治：小儿黄疸。

［陈家树．董廷瑶教授运用三棱莪术配伍的经验．辽宁中医杂志，1995，22(10)：440］

病案举例：

俞某，女，2个月。黄疸不退，目黄肤黄，大便呈陶土色，日4～5次，小便短赤，腹部胀满，青筋暴露，舌苔白腻，吐恶严重。证属湿热阻滞，气机失调，瘀结发黄。治宜活血化瘀，调畅气机，清热化湿。服上方1个月，黄疸退净，腹部平软，大便转调。再拟健脾理气，疏肝活血，散结消瘴，用异功散加赤芍、当归、丹参、川楝子、大腹皮以善其后。

(8)张淑兰验方

药物组成：茵陈、丹参各15g，车前子6g，甘草3g。

用法：水煎服，日1剂，药液煎成80ml，分3～5次口服。

功效：清热化湿，疏肝利胆，活血化瘀。

主治：病理性黄疸。

［张淑兰．茵陈丹参汤治疗新生儿迁延性黄疸54例．陕西中医，1993，14(12)：539］

病案举例：

高某，女，26天。初诊其母诉：患儿出生后3天出现皮肤及白睛发黄，10天后加重，伴嗜睡，呕吐，吃奶少，大便干，色浅黄，尿深黄而染尿布，体重不增。查体：发育营养一般，精神差，全身皮肤及巩膜重度黄染，肝肋下2cm，质软。实验检查：Hb 120g/L，黄疸指数116U，总胆红素260μmol/L，凡登白直接反应阳性，AST正常。临床诊断为胆汁淤积综合征，中医认为此为病理性黄疸，证属湿热阻滞，气机失调，肝失疏泄，气滞血瘀，胆汁外溢于肌肤而成。给服用上方治疗，服药15天黄疸消失，诸症状逐渐好转，肝肿大消失，复查血清胆红素及黄疸指数均正常。后随访，小儿发育营养健康良好。

(9)张贵荣验方

药物组成：茵陈9g，大黄1.5g，栀子、丹参、厚朴、郁金各3g，车前子6g。

功效：清热利湿，活血化瘀，利胆退黄。

主治：新生儿黄疸伴感染。

［张贵荣．中药灌肠治疗新生儿迁延性黄疸 80 例．陕西中医，2001,21(5):280］

病案举例：

张某，男，18 天。此患儿生后第 3 天出现皮肤及巩膜黄染，第 8 天加重，半月黄疸仍未减轻，并出现呕吐、腹胀、吃奶少、大便干，尿布黄。查体：发育营养一般，精神欠佳，全身皮肤巩膜中度黄染，脐轮红肿，脐部渗脓液，肝肋下可及 2cm，质软。实验室检查：白细胞 15.1×10^{9}/L，血红蛋白 120g/L，总胆红素 320μmol/L，谷丙转氨酶正常。临床诊断为感染性黄疸。给予上方水煎 2 次，浓缩药液 100ml，每日 1 剂，分 2 次保留灌肠，每次保留药液于体内 35 分钟。同时服用西药地塞米松、鲁米那、强比林。并加强脐部的清洁换药治疗，共治疗 8 天临床症状体征消失，肝功及白细胞计数和血红蛋白检查正常。

大医有话说

小儿脏腑娇嫩，湿热内阻，气机不畅，常常导致气血郁滞，脉络瘀积而出现腹胀、肋下积聚痞块肿硬（即肝大）的症状，所以婴儿黄疸的形成多与瘀积有关。曹颂昭认为：婴儿黄疸的辨证仍以“阴阳”为纲。黄疸虽轻重不一，但若黄色鲜明，皆属阳黄之例，治之以清热化湿为主。黄色愈明显，说明湿热愈严重，宜重用清热化湿之品，黄疸的形成虽由湿热起因，但其黄色仍是肝失疏泄，胆汁外溢所致，故在清热化湿之中不离疏泄肝胆，选用茵陈、金钱草、柴胡、郁金等药物。在治疗婴儿黄疸的过程中，常加用莪术、石打穿、丹参等行气通瘀之品，使络脉瘀结疏通，更有利于黄疸的消退。此外，治疗婴儿黄疸，尤须顾护胃气。注重健脾培本，增强患儿抗病能力。陈德俊认为：急性甲型肝炎，其临床表现呕恶，身倦，胸脘痞闷，舌苔厚腻以及不同程度的肝脏肿大，肝区疼痛等湿阻中焦、气血瘀积等症。多因疫毒邪气侵袭机体，损伤脾胃，湿浊内生，郁积化热，内犯肝胆，疏泄失常，气滞血瘀而致。陈德俊认为治疗应从湿、热、瘀三处着手，运用清热解毒、利湿退黄、疏肝利胆、活血化瘀、通利二便之法，使热毒得清，湿邪得消，瘀血能散，从而脾气健运，肝气条达，气血调和，诸症皆瘥。李朝阳认为：新生儿黄疸，发病多与胎禀母体湿热有关。治疗以清热利湿为常法。本案则从清热、凉血、化瘀着手，选用丹皮凉血化瘀；茵陈清热利湿；生地、二花清热解毒，清除血分之伏邪；车前子利尿除湿，使邪出有径；蝉蜕清热祛风。诸药合用，使热清湿除，血和瘀散，黄疸自退。陈君万认为：本案病机变化多端，但湿热、毒、瘀为病机的关键。在治疗上以清热利湿、解毒化瘀、疏肝健脾为主。选用茵陈、田基黄、鸡骨草、白花蛇舌草、板蓝根、土茯苓为主，清热解毒，利湿退黄；丹参、山楂活血化瘀，消食导滞，结合现代药理研究，可改善肝脏血液循环，促进肝细胞功能恢复，防止肝纤维化；由于肝胆疏泄失常，易横逆犯胃克伐脾土，故以山药、麦芽健脾和胃。并结合西医治疗小儿急性黄疸型甲型肝炎，能缩短疗程，控制病情进展，恢复肝功能，促进病愈。金柳如认为：本病患儿出生后母体传于胎儿之蕴结湿热熏蒸肝胆，影响其疏泄功能，致使胆汁郁滞，不循常道，浸渍面目，溢于肌肤而发黄。其治疗应重在通肝胆之郁滞，清肝胆之湿热，常以茵陈、大黄、大叶金钱草等清利肝胆湿热、祛瘀退黄之品为主药，同时加用木香、枳壳、郁金、大腹皮等疏肝郁、破气行气之品，气行则血行，气滞郁阻得散，黄疸乃消。瞿镜清认为：胎黄以胎儿出生后，肌肤、面目俱黄，小便赤等为主证。本病之特点为母体湿热传于胎儿，湿热久蕴则气滞血瘀，治疗应从湿、热、瘀三处着手，宜清热利湿，活血化瘀，使热毒得清，湿邪得消，瘀血能散，从而脾气健运，肝气条达，气血调和，则病邪易除。董廷瑶认为：治病应辨证与辨病有机结合，用药精练，务重实效。本例患儿系阻滞性黄疸，证属气滞血瘀，肝脾不和，湿热交阻。凡遇此类患儿，用活血散结之三棱、莪术，取其能通肝经瘀血，破血中之气滞，再配以清热利湿退黄之茵陈、川楝子、青皮、陈皮、连翘，诸药相互协调，治疗新生儿黄疸，兼肝脾肿大，瘀阻发黄者，疗效确切。张淑兰认为：本案应用茵陈丹参汤治疗，方药配伍，药精功专力宏，对主治多种原因引起的新生儿迁延性黄疸疗效卓著。张贵荣认为：此案为迁延性黄疸伴感染。因此采用清热利湿、活血化瘀、利胆退黄之法为主，再辅以西药抗感染及局部治疗，使之获效。方中诸药相伍，使湿热清除，气血调和，肝胆疏泄功能正常，黄疸自退，诸症皆除。加以中药灌肠疗法，能促进药物吸收，发挥最大药效，缩短疗程。

大医之法四：健脾消食，利湿退黄方

搜索

(1)吴柱中验方

药物组成：茵陈 12g，茯苓、焦白术、丹参各 6g，谷麦芽各 9g。

功效:健脾消食,利湿退黄。

主治:母乳性黄疸。

[吴柱中,等. 健脾消食退黄法治初生婴儿母乳性黄疸58例. 陕西中医,2000,21(8):351]

病案举例:

王某,女,33天。初诊诉:患儿系第一胎第一产,足月顺产,母乳喂养。生后第3天出现皮肤及白睛发黄并逐渐加重,10天后稍有减轻后一直持续至今,本次在接种乙肝疫苗时发现黄疸较深而转来就诊。患儿一般情况可,吃奶正常,大便色黄偏稀,每日3~4次,夹不消化奶瓣。查体:生长发育与同龄儿相仿,精神活泼,全身皮肤及巩膜中度黄染,肝肋下刚及,质软。实验室检查:Hb 12g/dl,肝功能检查:血清总胆红素232.6μmol/L,其余实验室检查均无异常。临床诊断为母乳性黄疸,治拟健脾消食退黄。服用上方,每日1剂,母乳喂养照常,服3天后黄疸明显消退,再服3剂而愈,后复查血清胆红素正常。

(2)叶作龙验方

药物组成:茵陈9g,乌梅7g,麦芽7g,神曲7g,焦楂7g,苍术5g,薏仁10g,干姜3g。

功效:健脾化食退黄。

主治:小儿黄疸脾虚挟食型。

[叶作龙. 中医辨治小儿黄疸. 湖北中医杂志,2009,31(5):45]

病案举例:

熊某,男,5岁。不思饮食10余日,终日嗜睡少动。查肝功能:TBIL 26mol/L,DBIL 9mol/L,ALT 316U,AST 178U。诊见其肤色黄而不泽,目珠黄深,舌淡苔白腻,大便灰白而溏。辨证为脾虚挟食型黄疸。治宜健脾化食退黄。以上方服3剂。复诊时苔减,大便软而不再灰白,饮食稍增。再守上方去干姜,10剂。黄退、饮食倍增。续以香砂六君子汤化裁以善其后,复查肝功能均正常。

大医有话说

母乳性黄疸属中医“胎黄”、“胎疸”范畴，多因湿热之邪郁积肝胆而引起，治疗也多从清热利湿退黄入手。吴柱中认为母乳性黄疸多与胎禀有关，常因先天禀赋不足、脾气虚弱，不能耐受母乳，导致乳食内伤脾胃，使脾失健运，湿邪内阻，郁积化热，熏蒸肝胆而出现黄疸。其本在脾胃，其标在肝胆，故治宜健脾消食，利湿退黄。用药精当，药证相符，故病去人安。叶作龙认为小儿黄疸须抓住小儿饮食不节这一关键，从脾胃立法，参照前人“谷疸”论治。在清热利湿法中，加重消食化气的焦三仙，确有药半功倍之效。此外，食遏热伏及食湿相搏为小儿黄疸的主要病机，此类似“谷疸”，故自拟“茵梅三仙汤”(由茵陈、乌梅、神曲、麦芽、焦山楂等组成)为基本方，临床辨证加减，如热偏重者加栀子、连翘；湿偏重者加苍术、薏苡仁、茯苓等；如兼发热者可加柴胡、黄芩、败酱草；大便秘结者酌加大黄。其中乌梅其味酸入肝，兼有收缩胆囊之功，配焦三仙则刚柔相济、相得益彰。值得注意的是，在治疗过程中，当审其脾胃强弱，将调养脾胃、顾护胃气贯穿始终，审慎辨证，方与证合，则收效佳。

第7章 患上肾病综合征怎么办，试试传世方

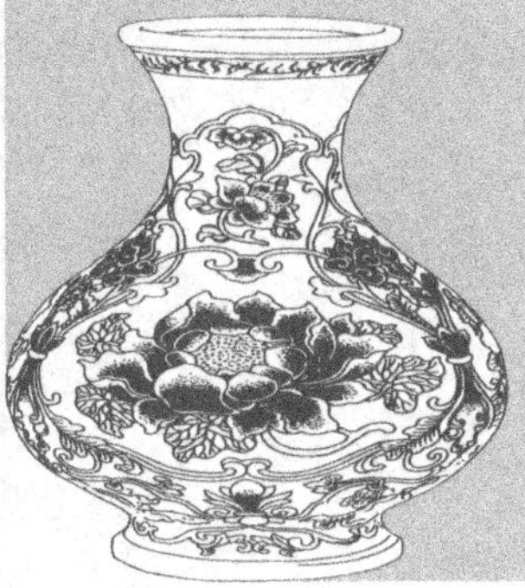

小儿肾病综合征是一组由多种原因引起的临床症候群。以大量蛋白尿、低蛋白血症、高胆固醇血症及不同程度的水肿为主要特征。其病程长，发病率高。根据病因可分为先天性、原发性和继发性三类。先天性肾病由遗传因素引起；原发性肾病由病因不明的肾小球疾病引起；继发性肾病继发于全身疾病，或临床诊断明确的肾小球肾炎，以及药物、金属中毒等情况。根据临床又将原发性肾病分为单纯型和肾炎型两类。按病理变化又分为微小病变性、系膜增殖性、膜性、膜增殖性及局灶硬化性等。本病多发生于2~8岁小儿，男多于女。部分患儿因多次复发，病程迁延，严重影响其身体健康。部分难治性肾病最终发展成慢性肾衰甚至死亡。本病属于中医学“水肿”范畴。

解说病因1、2、3

1. 禀赋不足

小儿先天禀赋不足，素体虚弱或母孕期感染邪毒或父母患此疾遗传于子，均可致生后肺、脾、肾三脏素虚，尤其是脾肾二脏虚弱，运化、气化功能失常，封藏失职，精微外泄，水液停聚而发为此病。

2. 久病体虚

原有他疾，失治误治，致脏腑亏损，正气愈伤，肺脾肾功能虚弱，精微不得输布吸收与封藏，水湿失于运化而发为本病。

3. 外邪入里

感受外邪，入里内侵肺、脾、肾三脏是小儿肾病发作或复发的最常见诱因。其中以外感风邪（风寒或风热）、湿、热、热毒最多见。外感风邪，内伤于肺，使肺气虚弱，失于宣发肃降、通调水道，致水液代谢障碍，发为水肿，或使原有水肿复发或加重。皮肤不洁，热毒内归；或外阴不洁，湿热之邪侵入下焦，伤及膀胱及肾，均可耗竭阳气真阴，使原已不足的肺脾肾愈亏，而发为本病。

本病病位在肺脾肾，重点在脾肾。病理因素为水湿、瘀血，肾病的关键病理因素是水湿为患。水湿不仅是贯穿在病程始终的病理产物，成为损伤正气、阻碍气机运行的主要因素，同时又是进一步伤阳、化热、使瘀血形成，推动疾病发展的重要病理环节。水湿与脾肾之间互为因果，是肾病水肿发生的关键所在。湿热也是肾病发生、发展、迁延反复的重要因素，其可因水湿内停、郁久化热而成湿热；或肾病日久、蛋白尿流失过多，阳损及阴，使真阴亏虚，虚热内生，热与湿互结而成湿热。湿热久结，难解难分致气机壅塞，水道不利，从而使病情反复。血瘀是导致肾病及缠绵难愈的又一重要病理因素。

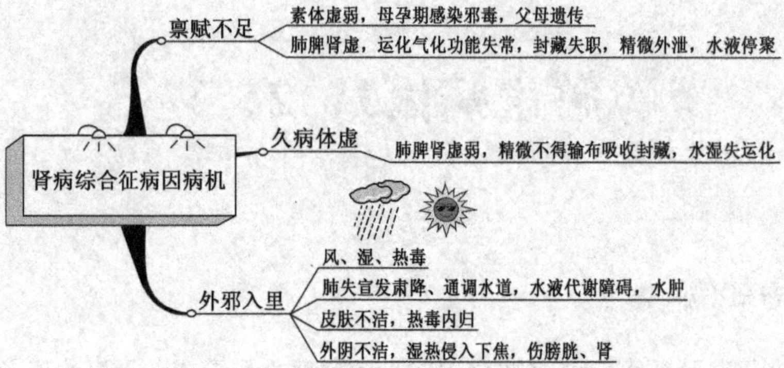

图 7-1　肾病综合征的病因病机

中医治病，先要辨证

1. 肺脾气虚

全身浮肿，面目为著，小便减少，面身重，气短乏力，纳呆便溏，自汗出，易感冒，或有上气喘息，咳嗽，舌淡胖，脉虚弱。治以益气健脾，宣肺利水。方以防己黄芪汤合五苓散加减。

2. 脾虚湿困

全身浮肿，以肢体为著，面色萎黄，倦怠乏力，纳少便溏，小便减少，或兼腹胀、胸闷、四肢欠温，舌淡胖，苔薄白，脉沉缓。治以健脾利湿。方以防己茯苓汤合参苓白术散加减。

3. 脾肾阳虚

全身明显浮肿，按之深陷难起，腰腹下肢尤甚，面色白，畏寒肢冷，神疲蜷卧，小便短少不利，可伴有胸水、腹水，纳少便溏，恶心呕吐。舌质淡胖或有齿印，苔白滑，脉沉细无力。治以温肾健脾，化气行水。偏肾阳虚以真武汤合黄芪桂枝五物汤加减；偏脾阳虚以实脾饮加减。

4. 肝肾阴虚

浮肿或重或轻，头痛头晕，心烦躁扰，口干咽燥，手足心热或有面色潮红，目睛干涩或视物不清，痤疮，失眠多汗，舌红苔少，脉弦细数。治以滋阴补肾，平肝潜阳。方以知柏地黄丸加减。

5. 气阴两虚

面色无华，神疲乏力，汗出，易感冒，或有浮肿，头晕耳鸣，口干咽燥或长期咽痛，咽部暗红，手足心热。舌淡红，苔少，脉细弱。治以益气养阴，化湿清热。方以六味地黄丸加黄芪。

6. 气滞血瘀

面色紫暗或晦暗，眼睑下发青，皮肤不泽或肌肤甲错，有紫纹或血缕，常伴有腰痛或胁下有积聚，唇舌紫暗，舌有瘀点或瘀斑，苔少，脉弦涩。治以活血化瘀理气。方以桃红四物汤加减。

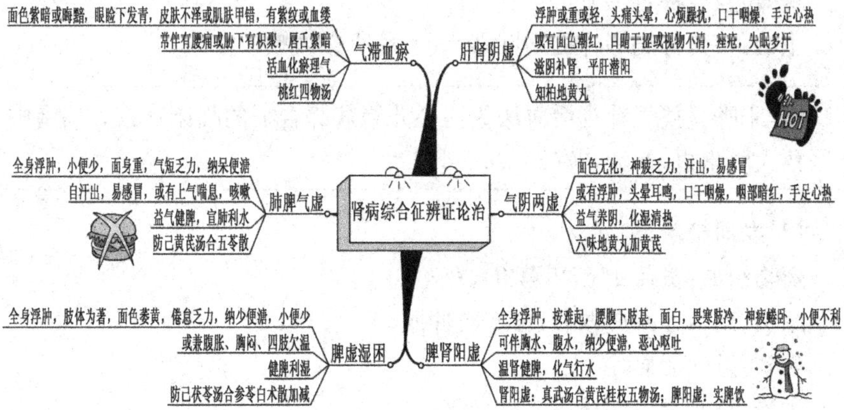

图 7-2 肾病综合征的辨证论治

肾病综合征的大医之法

大医之法一：益气活血方

搜索

(1)朱晔验方

药物组成：黄芪 15～30g，茯苓 10～15g，山茱萸 6～10g，熟地 10～15g，车前草 10～15g，丹参 10～15g，川芎 5～10g，桃仁 6～10g。

加减：兼脾肾阳虚者加附子、干姜；兼肝肾阴虚者，加旱莲草、知母、黄柏；兼湿热内蕴者，加茵陈、滑石。

功效：益气补肾活血。

主治：小儿肾病综合征，肺脾肾气亏虚夹杂血瘀。

[朱晔．益气补肾活血法佐治小儿肾病综合征的临床观察．湖南中医药大学学报，2007，27(2)：60～61]

(2)龙凤艳验方

药物组成：黄芪 15g，川芎 9g，茯苓 10g。

用法：用本方制成颗粒，分 2 次冲服。

功效：益气活血。

主治：小儿肾病综合征气虚血瘀。

[龙凤艳．益气活血法治疗小儿肾病综合征 25 例．浙江中西医结合杂志，2007，17(5)：319～320]

(3)刘霞验方

药物组成：黄芪 20g，生地黄 15g，茯苓 10g，泽泻 10g，当归 10g，川芎 15g，丹参 10g，水蛭 3g，大黄 6g。

功效：益气养阴，活血化瘀。

主治:小儿肾病综合征长期服用激素而出现一派瘀象。

[闫燕．刘霞教授治疗小儿肾病综合征临证经验．中医儿科杂志，2006,2(4):3～5]

(4)金钟大等验方

药物组成:水蛭3g,大黄2g,丹参、山萸肉、党参、黄芪各10g,土茯苓、白茅根各15g,甘草5g。

功效:化瘀通络。

主治:小儿肾病综合征血瘀证。

[金钟大等．化瘀通络方治疗小儿肾病综合征临床观察．上海中医药杂志,2002,36(8):25～26]

大医有话说

以上四方均为益气活血为主,中医学认为,本病是由于肺脾肾三脏功能失调,水液代谢失常,水湿内停,阻滞气机,气滞血瘀所致,为本虚标实之证,其本为肺脾肾气亏虚,其标为瘀血、水湿等病理产物,故益气补肾,活血化瘀可作为本病的基本治法。前三方中均有黄芪、茯苓,其中黄芪味甘性温,归脾肺经,益气健脾,利水消肿;黄芪有明显的利尿和类似激素样的作用,能消除实验性肾炎尿蛋白;茯苓味甘而淡,渗湿健脾,利水消肿,与黄芪合用,善消肺脾气虚之水肿。朱晔方中应用熟地、山茱萸补益肝肾,收敛固涩,二者合用,既可补肾填精,又具封藏之职,防止尿蛋白的丢失;山药补肾健脾,《本草纲目》云:"益肾气,补脾气";熟地有促进肾上腺皮质激素合成的功效;车前草长于利尿通淋,清除体内的水湿;丹参活血通络,为"调理血分之首药";川芎辛散温通,有行气活血、通达气血之功效,为"血中之气药";桃仁长于活血祛瘀,三者合用,有行气活血,祛瘀通络之功效,能改善微循环,调节免疫功能,调节血脂,降低血液黏度,抑制血小板和凝血功能,对抗血栓形成,减轻肾小球基底膜的损伤,有利于病变组织的修复。刘霞教授在临床中一贯认为:"血瘀"是水肿病发生发展过程中的重要病理因素之一,"血瘀"导致肾病综合征迁延难愈,病情反复,而应用激素又加重了"血瘀",如此以往,形成恶性循环。所以在小儿原发性肾病综合征的治疗过程中,强调贯彻"活血化瘀"这一基本原则。刘教授提倡早期、长期应用活血化瘀中药,只要高凝状态存在，就可坚持应用，对于减少小儿肾病综合征的激素抵抗、病情复发及抑制肾脏病变进展有很好的疗效。故其应用水蛭、大黄等加强活血功效。金钟大等验方中水蛭，咸苦平，具有破血、逐瘀、通络的作用，为方中君药。研究表明水蛭可以降低肾小球肾炎患者的高脂血症，降低血黏度，缓解高凝状态，防止肾小球硬化，保护肾功能。丹参苦微寒，活血祛瘀凉血；大黄，味苦、气香、性凉，能入血分，破一切瘀血；二药相伍，辅助水蛭活血化瘀通络，为臣药。山萸肉补肝肾，涩精气，固虚脱；黄芪、党参补中益气，土茯苓甘淡平，解毒利湿。白茅根凉血活血，甘草调和诸药，全方合用活血化瘀通络，固肾益脾。据现代药理研究，活血化瘀药能改善微循环，降低血黏度，解散积聚的血小板，激活纤溶系统，调节免疫功能，促进受损的肾小球细胞和基底膜的修复，有效地阻断了肾小球疾病的发病机制。

大医之法二：温肾健脾方

搜索

(1)郭文征验方

药物组成：制附子、桂枝各6g，白术、补骨脂各12g，茯苓15g，泽泻10g。

加减：兼有湿热留滞者加生薏米、黄柏；蛋白较多加山药、黄芪、金樱子。

功效：温肾健脾，化气行水。

主治：小儿肾病综合征脾肾阳虚者。

[郭文征．辨证治疗小儿肾病综合征．四川中医，1994，5：37～38]

(2)刘宝厚验方

药物组成：生黄芪60g，党参10g，熟地10g，盐锁阳10g，巴戟肉10g，菟丝子15g，仙灵脾12g，茯苓15g，女贞子10g，旱莲草15g，穿山龙15g，泽兰叶15g，丹参15g，益母草15g。

功效：补气健脾，温肾活血。

主治：长期应用激素出现脾肾阳虚血瘀证。

[许筠．刘宝厚教授论治肾病临证经验摘萃．中国中西医结合肾病杂志，2008，9(4)：285～287]

(3)马骥验方

药物组成：制附子10g，嫩桂枝15g，干地黄25g，山萸肉15g，炒山药15g，炒白术15g，白茯苓25g，盐泽泻20g，车前子25g，巴戟天20g，生黄芪25g。

功效：补脾肾，利水消肿。

主治：脾肾阳虚致水湿泛滥之肾病综合征。

［马龙侪，刘桂兰．谈运用离明肾气汤治疗肾病型肾炎的体会．黑龙江中医药，1992，6：20～21］

(4)丁樱验方

药物组成：生黄芪30g，太子参12g，菟丝子10g，桑寄生10g，大腹皮10g，猪苓12g，泽兰10g，山药12g，薏苡仁12g，当归12g，鸡血藤12g，生地10g，桂枝6g，甘草6g。

功效：温肾健脾。

主治：小儿肾病综合征脾肾阳虚证。

［黄芳．丁樱教授治疗小儿肾病综合征经验撷菁．光明中医，2009，24(4)：631～632］

(5)古景润验方

药物组成：党参15g，黄芪30g，白术25g，山萸肉15g，熟附子25g，茯苓15g，泽泻20g，桂枝10g，车前子30g，赤芍30g，葶苈子25g。

功效：益气健脾，温肾填精，通阳利水。

主治：肾病综合征脾肾阳虚，水湿内停。

［马凯．古景润主任医师治疗肾病综合征经验撷要．光明中医，2009，24(7)：1223～1224］

大医有话说

肾病综合征属中医“水肿”范畴，脾气虚弱，脾阳不振，运化水湿功能降低，可使水液横溢而发为水肿，本病日久伤肾，肾阳虚惫，气化不利，水液不能排出体外亦可发为水肿。在脾肾阳虚中，以肾不化气行水为基本原因。故曰本病的水肿者“其本在肾”。近年研究证实，中药温肾补阳药有兴奋下丘脑-垂体-肾上腺皮质轴之作用,可保护肾上腺皮质免受外源性激素抑制而萎缩,有助于减少机体对激素的依赖,防止反跳,此为延长缓解期及减少复发的关键。以上几方均温肾健脾,化气利水,但所用温阳药各有特色。刘教授重用温肾药(如盐锁阳、巴戟肉、菟丝子等)以减少机体对激素的依赖,防止反跳。其在应用温阳药物时多选用温而不燥之品,以防止大热大燥损耗刚刚恢复的肾阴。并提出"瘀血不祛,肾气难复"的观点,故加用益母草、泽兰、丹参之品以改善肾脏微循环。马老的离明肾气汤,主以干地黄,辅以山萸肉、炒山药等以培阴精之本。佐桂附、巴戟,以温肾化气,更配伍炙黄芪益气固元,此方专为脾肾阳虚而设,意即阴中求阳,阳生而肾气乃旺,气旺而水邪自化之意也。丁教授以温补肾阳为主,兼以养阴,并酌加补气药,如黄芪、太子参等。其常用的温阳药有如菟丝子、肉苁蓉、仙灵脾、巴戟天等,其无燥热耗阴之弊,丁师较少用附子,因其认为小儿为稚阴稚阳之体,用药不可峻猛,易选用药性平和之品。古教授重用党参、黄芪补气调中,配以葶苈子行气利水,附子益火制水。茯苓、泽泻补肾壮阳,化气行水,其认为脾肾二脏又常相互影响,脾阳虚不能运化水湿反而克制肾水;肾阳不足,命门火衰,则脾失温煦而脾虚益甚,造成体内恶性循环,加重水液泛滥。故治肾也要治脾。

大医之法三:健脾利湿方

搜索

(1)李少川验方

药物组成:嫩苏梗 9g,制厚朴 10g,广陈皮 6g,炒白术 6g,肥知母 9g,云茯苓 9g,抽葫芦 10g,炒枳壳 9g,麦门冬 9g,猪苓 9g,泽泻 9g,甘草 6g。

加减:感受风热,出现发热咳嗽咽痛时,可去方中紫苏梗、白术,加薄荷、荆芥穗、连翘、金银花;感受风寒而见畏寒,身热肢冷时,可加羌活、防风、紫苏叶;正气偏虚,兼受时邪时,可加太子参、葛根、柴胡,仿人参败毒散意,以扶正祛邪;病久气阴两伤,或久服激素类,出现面赤火升,阴虚阳亢时,可去白术、茯苓,重用知母、麦门冬,或配生地黄以滋润养阴。

功效:健脾利湿。

主治:小儿肾病综合征脾虚湿困及各种兼证。

［柴国钊等主编．中华当代名医妙方精华．长春：长春出版社，1993：68］

病案举例：

患儿，女，8岁。就诊前8个月，水肿，尿常规检查：蛋白（＋＋＋＋），红细胞（＋＋）。在某医院治疗，诊断为肾炎型肾病。曾服用泼尼松、地塞米松、环磷酰胺及长春新碱等无效而来诊。见患儿明显激素面容，毛发严重脱落，体重36kg，腹围84cm，面红，烦躁，纳差，下肢浮肿，舌红苔黄腻。尿常规检查：蛋白（＋＋＋＋），红细胞8～10个/HP，尿糖（＋＋＋＋）。服用小儿肾病合剂7剂后，查尿蛋白（＋＋），肿消，后尿蛋白波动于（＋）至（＋＋）之间，呈部分缓解。服2个疗程（每个疗程3个月）后，尿蛋白转阴，体重31kg，腹围70cm，腹软，毛发长出，精神好，患儿来院时仍服用地塞米松3mg/d，加服中药后逐渐减量至停药，随访1年半无复发。

(2)郭兴等验方

药物组成：赤小豆50g，白扁豆20g，白术15g，茯苓20g，桂枝15g，附子10g，细辛3g，麻黄5g，水蛭3g等18味中药组成。

用法：制成胶囊，每日3次口服，每次服15g，8岁以下者酌减。3月为1个疗程。

功效：健脾益肾，温阳利湿，活血化瘀，补气祛风。

主治：小儿难治性肾病综合征。

［郭兴等．肾病散治疗小儿难治性肾病综合征．吉林中医药，1995，3：27］

病案举例：

于某，男，4岁，1992年4月3日初诊。患儿6个月前因浮肿，蛋白尿（＋＋＋）在某医院入院，诊为肾病综合征。用泼尼松口服每日30mg，配合使用利尿药，但尿量仍少，浮肿明显，蛋白始终在（＋＋＋）至（＋＋＋＋）之间，曾数次静滴白蛋白。因疗效差，后出院，泼尼松渐减量，3周前已停用。现仍有蛋白尿（＋＋＋），眼睑下肢浮肿，小便色白量少而泡沫多，腹胀纳呆，倦怠乏力，精神不振，面色白，舌体胖大有齿痕，舌苔白微腻，予肾病散治疗，1个月后尿蛋白（＋＋），浮肿明显减轻，仅晨起眼睑仍浮肿，尿量增加，继服2个月，尿蛋白（±），症状消失。巩固3个月后停药，蛋白转阴。

(3)赵心波验方

药物组成:茯苓皮10g,炙桑白皮6g,大腹皮10g,生姜皮5g,荆芥穗6g,蝉蜕6g,生地黄10g,车前子10g,紫苏叶5g,赤芍6g,木通5g,焦槟榔6g。

用法:日1剂,水煎2次,早、晚分服。

功效:健脾利湿,疏风清热。

主治:肾病综合征湿热伤脾,三焦气化失司兼冒风伤营之证。

[中医研究院西苑医院儿科整理.赵心波儿科临床经验选编.北京:人民卫生出版社,1979:127]

病案举例:

任某,女,8岁。1年半来周身反复浮肿,曾有腹水,血尿,先后住院四次,用过氮芥、激素和中西药治疗,病情反复恶化,血尿愈重,1个月前出院浮肿虽消,而肾功能及各项化验仍无好转,乃转诊而入院。症见:面色苍白,微有浮肿,诊为肾病综合征,荨麻疹。住院检查:血压17.3/12kPa,心、肺、腹大致正常。皮肤可见荨麻疹,化验尿蛋白(++++),红细胞(+),管型1~3个/HP,酚红排泄试验第1小时20%,第2小时5%,血色素84g/L,红细胞3.76×10^{9}/L,白细胞14.3×10^{9}/L,血沉第1小时20mm,第2小时41mm,血胆固醇7.02mmol/L,白蛋白33g/L,球蛋白27g/L,非蛋白氮14.3mmoL/L,舌苔白薄,脉缓。上方加减,调治月余,浮肿消退,已无自觉不适。查体正常,尿化验亦显著好转,仅蛋白微量,无细胞及管型。酚红排泄试验2小时75%,舌洁无垢苔,脉象缓和,继以健脾利湿扶元之剂调理之。2个月后尿蛋白消失,无细胞及管型,血生化检查正常,肾功能检查亦正常,继续观察3个月,无自觉不适,查体正常。尿化验及肾功能、血生化检查均正常,乃出院调养,随访观察7年,未再复发。

(4)刘弼臣验方

药物组成:党参10g,黄芪10g,炒白术10g,茯苓10g,炒薏苡仁15g,炙甘草3g,泽泻10g,苏叶6g,五加皮10g,生姜2片,大枣5枚。

功效:健脾燥湿。

主治:小儿肾病综合征属脾虚不能制水。

[严俊英.刘弼臣教授运用调理脾胃法治疗小儿诸疾的经验.辽宁中医杂志,1984,8(5):6]

病案举例：

张某，男，2岁。患肾病综合征已半年。经用多法治疗病情曾一度好转，但每遇感冒则病情反复。浮肿又起，尿蛋白(＋＋～＋＋＋)，不能稳定。诊见：轻度浮肿，面黄而胖，食纳不甘，体怠神倦，咽微红，舌苔薄白，脉无力。心肺未见异常。尿蛋白(＋＋＋)，其余化验检查亦有异常，上方日1剂，水煎2次，早、晚分服。此后在上方的基础上随症加减治疗2月余，浮肿消退，纳食增加，尿蛋白阴性。其余化验检查基本正常。服药期间，虽患感冒数次均未出现尿蛋白，病情一直趋于稳定。

大医有话说

小儿"纯阳"之体，水液代谢异常所生之水湿易从热化，致湿热弥漫三焦。李氏认为：小儿肾病水肿，乃为脾虚湿困，三焦气化失司所致。全身水液代谢与肺、脾、肾三脏关系密切，且与脾脏关系最密。脾胃同居中焦，为气机升降中枢，主水湿之敷布，若脾胃失调，气机失常，升降失枢，则水湿不能敷布，停而为水，溢于肌肤，发为水肿。小儿脏腑稚嫩，尤易受损，故临床多见此症。治法不外乎燥、渗、利三种，而健脾为治疗之本。方中紫苏梗能开腠疏表以发其汗，比麻、桂辛温过燥更为妥当；又抽葫芦、猪苓、泽泻皆有甘淡利湿之功，以利其小便，又比过投栀子、木通苦燥伤阴为佳；荡涤肠胃之法使其脾得以维持正常的容纳腐熟，令漫渍之水得以归经。方中朴、陈、术、壳，借其辛香苦燥，以调达脾胃之升降枢机。加知母、麦门冬者，一则可佐白术之燥；二则可顾胃之阴。常以此方随症化裁，屡屡奏效。动物实验也表明，此方能提高血浆蛋白，降低尿蛋白和胆固醇。郭氏等研制肾病散，具有健脾强肾，温阳利湿，活血化瘀，补气祛风之功效，扶正祛邪，标本兼治，其认为肺为水之上源，主一身之气，如本病兼有外感之邪，肺失宣降，气机壅塞，不能通调水道，可使病情加重，故方中用麻黄、桂枝、细辛等祛风。并以赤小豆、白扁豆、白术、茯苓健脾化湿，利水消肿，水蛭活血化瘀。而赵氏在临证中考虑脾阳不振，宿滞内阻，水湿泛滥横溢，浸淫三焦，复冒风邪，面目浮肿，初以急则治标，开鬼门而洁净腑；继则治其本，投以健脾利湿，扶元之剂。俾壮其命门真火，以消阴翳，自能巩固肾气而元阳自充，方中以五皮饮行气利水，荆芥、蝉蜕疏风清热。刘氏认为：小儿"纯阳"之体，水液代谢异常所生之水湿易从热化，致湿热弥漫三焦，故属阳水者居多。治疗以清热利湿为主，而肺为水之上源，脾为水之中源，肾为水之下源，故调肺及清除咽喉门户的病灶有时是治疗本病之关键，同时要健脾益肾。往往咽喉病灶清除而肾自固，尿浊、水肿、血尿自除。

大医之法四：健脾益肾方

搜索

(1)马莲湘验方

药物组成：黄芪12g，党参9g，炒白术9g，炒山药9g，甘草4g，茯苓9g，泽泻9g，石韦9g，野山楂9g，丹参9g，制萸肉9g。

加减：如见面色白、怕冷、四肢不温，属肾阳偏虚，加仙灵脾9g，巴戟肉9g，淡附片3g；见咽干、头晕、目涩为肾阴偏虚，加墨旱莲15g，女贞子10g，枸杞子10g，生熟地各10g。

功效：健脾益肾。

主治：小儿肾病综合征脾肾两虚证。

[李宝顺主编．名医名方录．北京：中医古籍出版社，1991：3]

(2)裘沛然验方

药物组成：黄芪、牡蛎、巴戟肉、黄柏、泽泻、土茯苓、黑大豆、大枣。

功效：益肾健脾，利水消肿。

主治：小儿肾病综合征，脾肾亏虚，三焦气虚，水湿泛溢。

[余菲菲．裘沛然应用黄芪的临床经验．湖北中医杂志，1997，19(4)：6]

病案举例：

王某，男，9岁。患儿感冒后出现全身浮肿、蛋白尿，经某医院诊为肾病综合征。给予激素、利尿、抗感染等药物治疗2月余无效，浮肿日渐加重，尿蛋白(+++)，尿量减少。来诊时症见面色白，精神萎靡，气促，眼睑浮肿，腹胀如鼓，阴囊肿大，下肢浮肿，小便不利，口不渴，纳不馨，泛恶多，舌质淡，脉沉细。此乃三焦气虚，水湿泛滥。药用：生黄芪40g，牡蛎40g，泽泻15g，黑大豆30g，大枣7枚。每日1剂，水煎服。服7剂后，胃纳已增，泛恶有减，小便渐畅，腹部及阴囊水肿明显消退，精神转佳，遂将原方黄芪加至45g，再服7剂后，余症已好转，尿蛋白(++)，守方续服2周，尿蛋白消失。

(3)李淑英验方

药物组成：党参、黄芪、荆芥、白术、当归、泽泻、车前子各10g，巴戟天、仙灵脾、川芎、赤芍、桃仁、红花、羌活、防风各6g，生姜3片，水煎服。

功效：健脾补肾，温阳利水，活血化瘀。

主治：小儿肾病综合征，脾肾阳虚，气滞瘀阻，水湿泛溢。

[李淑英，王湃．小儿肾病综合征治验3则．陕西中医，1999，20(3)：123]

病案举例：

马某，男，11岁。患儿反复浮肿8个月。8个月前无明显诱因出现双眼睑及双下肢足背浮肿，3天后渐及阴茎、阴囊、腹部、会阴部，且尿量逐渐减少，大约400～500ml/d，浮肿为凹陷型，尿蛋白(＋＋＋＋)，红细胞4～6个/HP，西医诊断为肾病综合征。收住院，给予激素治疗1个月后好转出院。5天前因受凉开始发烧，体温38～39℃，眼睑浮肿，咳嗽，精神差，纳差，继而全身痛。查体：心肺(－)，腹部胀，移动性浊音(＋)，肝脾未触及，双下肢明显凹陷性水肿，血压14/9kPa，血常规：RBC 3.82×10^{12}/L，WBC 9.6×10^{9}/L。尿常规：尿蛋白(＋＋＋＋)，红细胞1～5个/HP，颗粒管型10～15个/HP，脓球10～20个/HP，尿比重1.008。症见：面色苍白微肿，双下肢轻度凹陷性水肿，神疲纳差，畏寒肢冷，尿少，便溏，脉细弱，舌淡苔薄白。予上方4剂后烧退，体温37℃，咳愈。在上方的基础上加附子3g，肉桂4g，焦三仙各10g，连服40天后尿蛋白(±)，白细胞1～2个/HP，复查血、尿均在正常范围内。

(4)顾振强验方

药物组成：生熟地各10g，粉丹皮10g，山萸肉10g，云茯苓10g，大白术10g，福泽泻10g，怀山药15g，金樱子15g，芡实15g，菟丝子15g，补骨脂10g，覆盆子10g，仙灵脾15g，厚杜仲15g，怀牛膝10g。

功效：健脾益肾敛精。

主治：肾病综合征脾肾亏虚。

[顾振强．健脾益肾敛精法治疗肾病蛋白尿初探．中国现代药物应用，2008，2(23)：81～82]

病案举例：

患者男，3岁。2005年10月13日初诊：尿检蛋白(＋＋＋＋)，白细胞(＋＋)，面脸浮肿，两颊部肿胀，阴囊水肿，小便短少，纳差，哭闹不休，舌淡苔薄，脉濡滑，诊断为肾病综合征。考虑脾运失常，肾气不布，肾关不固，而以水湿泛滥为急，先拟调脾肾、行水肿：黄芪 15g，防己 10g，米仁根各 15g，生地 10g，丹皮 10g，泽泻 10g，白术 10g，茯苓皮 10g，菟丝子 10g，赤小豆 10g，党参 10g，橘叶核各 10g，车前子 15g，将军干 3 对，玉米须 30g，甘草 10g，共 7 剂。2005 年 10 月 20 日二诊：病孩面脸浮肿渐减，阴囊肿大渐收，小便量增，胃纳渐馨，舌淡红苔薄，脉濡。尿检蛋白(＋＋＋)，白细胞(＋)。前治见效，原议续进：黄芪 15g，防己 10g，米仁 15g，泽泻 10g，白术 10g，茯苓皮各 10g，生地 10g，丹皮 10g，山萸肉 10g，党参 10g，车前子 15g，将军干 3 对，甘草 5g，马鞭草 15g，怀牛膝 10g，共 7 剂。2005 年 10 月 31 日三诊：遍体肿胀渐退，阴囊已恢复至正常大小，食欲佳，不吵闹，夜睡较宁，小便量增多，苔薄，脉小数。复查尿蛋白(＋)，白细胞(±)。肾病综合征患儿脾肾两亏，而以先天不足更著，现水湿已消，运化功能渐复，治疗以健脾益肾敛精培本为法：生熟地各 10g，粉丹皮 10g，山萸肉 10g，茯苓皮各 10g，泽泻 10g，党参 10g，白术 10g，怀山药 15g，金樱子 15g，芡实 15g，菟丝子 15g，仙灵脾 15g，黄芪 15g，防己 10g，马鞭草 15g，怀牛膝 10g，共 14 剂。其后依此法调治 3 月余，好转回乡。

大医有话说

肾病综合征属中医学“水肿”范畴。本病由于肾气亏虚不能行水，水湿泛滥，脾失健运导致遍身浮肿。在治疗本病时，应把握三焦气虚、水湿泛滥的病机，选药时重用黄芪，其既有补肺健脾益肾之功，又有协调三焦、利水消肿之效，能取得较好的疗效。故以上三方中均以黄芪为主药益气利水，助脾恢复其运化功能，使水制而肿消。马莲湘方中党参、白术、甘草健脾益气，与黄芪同为扶正固本之要药。泽泻、石韦、车前子等利水化湿以通络脉。丹参活血行瘀，以水能伤血。标本同治。裘沛然认为：黄芪，其性温、味甘，入肺脾二经，为临床常用之补益药物。现代药理研究表明，黄芪有强壮、利尿、降压、扩血管、减慢心率的作用，对循环衰竭及急性肾炎治疗有效。裘沛然运用黄芪有三大特点：一为生用；二为重用；三为久用。其认为，生用可避温补碍气之弊，重用可生扶助元气之功，久用可奏治病强身之效。临证时辨证用药，可使肺气调，脾气健，肾气充，水湿除。李淑英认为：肾病综合征病程长、易反复，采用中西医结合方法治疗效果尚满意，但应用激素疗法，可引起诸多的副作用，并降低患儿机体的免疫能力，易引起感染而使肾病加重。本案例即属此类。选用党参、黄芪益气扶正；仙灵脾、巴戟天温补肾阳；白术、泽泻、车前子健脾利湿消肿；荆芥、羌活、防风祛风散邪；桃仁、红花、赤芍活血祛瘀。诸药配伍，共收健脾补肾，活血利水，佐收解表之功。顾振强方中六味地黄滋阴补肾，合菟丝子、仙灵脾、补骨脂温肾助阳，平补肾之阴阳；茯苓、白术、怀山药、芡实健脾益气；水陆二仙合补骨脂、覆盆子敛精补肾；杜仲、牛膝补肝肾强筋骨，诸法合用共奏健脾益肾敛精之功。临床应用于肾病蛋白尿的治疗颇有效验。

大医之法五：宣肺益肾方

搜索

(1)郑孙谋验方

药物组成：苏叶 6g，丹皮 8g，蝉蜕 3g，车前草 2 株，黄芪 18g，怀山药 15g，茯苓 10g，益母草 12g，泽泻 10g，紫浮萍 10g。

功效：宣肺益肾。

主治：小儿肾病综合征肺失宣降。

[史宇广，单书健. 肾炎尿毒症专辑·郑孙谋以苏蝉六味地黄丸治疗肾病综合征. 北京：中国古籍出版社，1991：25]

病案举例：

郑某，女，12 岁。起病半年，在某省级医院诊为“肾病综合征”并住院治疗数月不愈，且长期服用激素，身体肥胖，全身浮肿，纳呆，欲呕，脘胀，气促动则加剧，小便少，大便溏，每日数解。尿常规检查：蛋白(＋＋)，红细胞少许。服上方 6 剂后诸症好转，尿检：蛋白少许，红细胞少许，白细胞少许。仍守上方加减，并间服羊肉 250g，炖生黄芪 30g，去渣饮汁，每周 2 次，服药 3 个多月，诸症除。随访 3 年无复发。

(2)江育仁验方

药物组成：生麻黄 10g，川桂枝 8g，紫苏叶 10g，紫浮萍 10g，生姜皮 6g，羌活 12g，防风 12g，防己 12g。

功效：开闭宣肺，温阳散寒。

主治：小儿肾病综合征肺气闭塞，阴寒内伏。

［朱锦善．小儿肾病综合征的治疗．江西中医药，1993，24(1)：9］

病案举例：

患儿，男，5岁。患肾病1年多，反复浮肿，近1个月来全身又出现高度浮肿，伴有轻度发热，咳嗽气喘，小便涓滴，精神萎倦，食欲不香，舌苔白。病机：风湿相搏，一身尽肿。虽经中西医结合消肿利尿，效果不显。察其正气尚盛，邪湿弥漫三焦，肺气闭塞，阳失鼓舞，阴寒内伏。治则：开闭宣肺，温阳散寒，以消阴霾。上方每剂煎取200ml，分4次口服，连服3剂，药后全身有微汗，身热退，咳减喘平，小便一昼夜200ml，面部浮肿渐退，2日能睁开。再以原方加生黄芪30g，续服5剂后，浮肿基本消失，但尿检蛋白仍在(＋＋＋)～(＋＋＋＋)。以后转用温扶脾肾元阳之熟附子、肉桂、黄芪、党参、怀山药、煨益智仁、淡干姜、川椒目、鹿角片、苍白术等巩固治疗，尿蛋白渐消。

(3)裴学义验方

药物组成：浮萍9g，连翘9g，赤小豆30g，草豆蔻4g，砂仁4g，肉桂4g，姜皮15g，茯苓皮15g，车前子15g(包)，五加皮9g，大腹皮9g，橘核9g，炙甘遂末4.5g(分冲)。

功效：宣肺利水，温补脾肾，调畅三焦。

主治：小儿肾病综合征，肺气不宣，脾肾阳虚，三焦气化失常。

［裴学义．裴学义治难治性肾病综合征案．中医杂志，1999，4：244］

病案举例：

患儿王某，男，13岁。因浮肿1年，伴尿蛋白(＋＋＋＋)收入院。患儿于1年前出现双眼睑浮肿，尿蛋白(＋＋＋＋)，在当地诊断为“肾病综合征”。服用大剂量泼尼松(最大量时210mg/d)及环磷酰胺冲击，收效甚微，遂于1997年4月就诊于我院并收内科肾脏病房住院治疗。入院后确诊为难治性肾病。予泼尼松、尿激酶、肝素及输血浆、白蛋白治疗。治疗1个月病情不能控制且浮肿进行性加重。诊见高度浮肿，腹部膨隆，腹围106cm，腹水征(＋)，左下肢关节处不断渗液，阴囊如球状，面色白，神疲气促，喜暖怕冷，纳差，大便溏泄，小便量少(200～300ml/d)，血压120/80mmHg，舌质淡苔白，脉沉无力。实验室检查：尿蛋白(＋＋＋＋)，血浆总蛋白36g/L，白蛋白18g/L，球蛋白18g/L。胆固醇14.84mmol/L，血尿素氮3.6mmol/L。服上方7剂，浮肿较前消退，尿量增至1000ml/d，已能步行门诊。舌质淡红、苔厚腻。在前方的基础上加滑石 9g，抽葫芦 30g，木香 4g。又服 7 剂。再次就诊：患儿浮肿进一步消退，精神明显好转，尿蛋白降至（＋＋＋）。前方加倒扣草 30g（倒扣草为苋科植物粗毛牛膝的全草，性味苦辛、寒，功能：清热、解表、利水、活血，近年来多用以治疗风湿性关节炎、高血压、肾虚水肿等症）。四诊针对蛋白尿改方如下：石韦 30g，苦参 10g，凤尾草 15g，倒扣草 30g，生山药 30g，芡实 9g，茯苓皮 15g，草豆蔻 4g，砂仁 4g，橘核 9g，乌药 9g。服药 2 周患儿尿蛋白转阴。实验室复查：血浆总蛋白 55g/L，白蛋白 33g/L，球蛋白 22g/L，胆固醇 5.75mmol/L。临床显效出院，出院后半年内复查病情平稳，未见复发。

(4)王士相验方

药物组成：白茅根 10g，生地 4.5g，麦冬 4.5g，黑栀子 4.5g，黄芩 4.5g，桔梗 6g，牛蒡子 6g，茯苓 10g，陈皮 3g，生姜皮 3g，荠菜花 9g，赤小豆 9g。

功效：强金利水。

主治：小儿肾病综合征，肺系不解，肺失宣降，水道不通。

[王崇仁．老中医王士相教授小儿肾病综合征效果证实．天津中医，1990，(2)：2]

病案举例：

患儿男，2 岁半。4 个月前持续高热 6 天，伴咳嗽，咽红肿痛，下肢水肿，于某市医院查尿常规：尿蛋白（＋＋＋＋），颗粒管型 4～5 个/HP，红细胞4～8 个/HP，白细胞 1～3 个/HP。查抗“O”为 1∶160，血沉 16mm/h，胆固醇 224.5mg/dl。诊断为肾病综合征。予泼尼松及抗生素等治疗，尿蛋白波动于（＋＋）至（＋＋＋＋）之间，并出现腹水及阴囊水肿。经输血浆 3 次共 150ml，进口白蛋白 3 支，浮肿消退，尿蛋白（＋）出院。近日病又复发而来诊。诊见满月脸，下肢浮肿，尿频而少且尿道口红肿疼痛，厌食恶心，伴见荨麻疹。舌红苔黄，脉数。尿常规：尿蛋白（＋＋＋），白细胞 1～3 个/HP，血沉 14mm/h。乃外邪客于肺系不解，肺失宣降，水道不通所致。予强金利水法。并嘱停用抗生素，激素逐渐减量，多户外晒太阳，注意起居饮食。服上方 7 剂后尿常规恢复正常。去荠菜花，加沙参 4.5g，服 14 剂，病情明显减轻，咽痛及尿道口红肿痛、荨麻疹均消失，仍尿频尿少，下肢浮肿，舌红苔黄脉数。上方续服 35 剂，嘱激素量减 20mg，10 天后再减 10mg，每周查尿常规 1 次均无反复。

(5)刘霞验方

药物组成:金银花 30g,冬凌草 30g,麻黄 10g,桂枝 6g,茯苓 10g,泽泻 10g,猪苓 10g,白术 10g,法半夏 6g,大腹皮 10g,甘草 6g。

功效:宣肺散寒,利水消肿。

主治:小儿肾病综合征风水证。

[闫燕．刘霞教授治疗小儿肾病综合征临证经验．中医儿科杂志, 2006,2(4):3～5]

病案举例:

马某,男,4 岁。患肾病综合征 2 年,反复发作多次,曾使用激素治疗,每次发病均在激素减量或感冒之后。患儿平素体质弱,易感冒。本次发病因 1 周前受凉后出现眼浮肿,继而波及全身。刻下症:眼睑、颜面浮肿,双下肢凹陷性水肿,皮色光亮,阴囊水肿,咳嗽声浊,小便短少,纳呆便溏,腹胀欲呕,精神差,舌苔白,脉浮紧。体格检查:血压 86/60mmHg(11.5/8kPa),咽红,扁桃体Ⅰ度肿大,双肺呼吸音粗,未闻及啰音,腹水征(一)。实验室检查:尿常规示蛋白(＋＋＋＋),余皆阴性。24 小时蛋白定量 3.6g/d,血浆总蛋白 39g/L,白蛋白 15g/L,胆固醇 7.8mmol/L。诊断:肾病综合征复发。辨证:素体肺脾虚弱,近感风寒,肺脾失职,引发水肿,属风水证。治疗:先治其标以宣肺散寒,利水消肿。上方 3 剂后,水肿渐消,小便增多,咳嗽减轻,咽红亦减轻。继予 3 剂,其中金银花、冬凌草均减量至 20g,加防风 15g。服后尿量大增,水肿全消,咳嗽消失。因入院前一直在服用泼尼松,入院后予足量继续服用 4 周,后按中长疗程法方案规则服药。

大医有话说

肾病综合征多属阴水,以高度水肿为常见症状之一,用一般“开鬼门”法利尿剂,效果欠佳;峻泻剂又易耗损脾肾之阳,对治疗是不利的,且易导致全身衰竭,目前很少使用。郑孙谋和江育仁均认为治疗应以宣肺为急,益肾为本。肾本肺标,肺气顺则膀胱之气化自行。郑孙谋自拟苏蝉六味地黄丸加减治疗肾病综合征,取得满意的临床疗效。江育仁还认为肾病综合征佐以健脾中药可得良效。裴学义认为肾病综合征病情反复,西药疗效差者,运用中医中药治疗本病,只要辨证准确,用药得当,紧扣病机,同样能收到较好的疗效。王士相认为:“肾综”既往多认为属阴水,强调脾肾阳虚而重温补,对于因外感客邪，肺失宣降致病者多被忽视，其实肺、脾、肾三脏气化失调均可致病。小儿肺气娇弱常受外邪侵袭，病肺恒多，故临床重视以强金利尿法治疗肾病综合征，效果明显。以生地、白茅根、麦冬为基本方强金利尿，酌配黄芩、桔梗、栀子、牛蒡子清肺宣肺之品；水肿甚者加五皮饮；肺气闭郁咳喘者，加桑白皮、葶苈子、杏仁、前胡、陈皮；尿血者加藕节、小蓟。并要求坚持每日早、晚淡盐水清漱咽部，以预防控制感染，效果佳。刘霞以麻黄、桂枝宣肺散寒，茯苓、泽泻、猪苓、白术、大腹皮利水消肿。

大医之法六：益气养阴方

搜索

(1)陈建平等验方

药物组成：太子参、怀山药、生地、山萸肉、甘杞子、益母草各10g，白术、菟丝子各6g，炙黄芪、白茅根各15g。

加减：水肿加茯苓、泽泻、车前子，重用益母草。尿蛋白多者加蝉蜕、石韦、芡实。血压偏高者加夏枯草、怀牛膝、钩藤。血尿者加旱莲草、仙鹤草。

功效：益气养阴，健脾益肾。

主治：小儿肾病综合征脾肾气阴两虚。

［陈建平．参芪术药汤治疗小儿肾病综合征36例．中医药临床杂志，1991年04期］

病案举例：

刘某，男，8岁，1987年10月诊。患儿面部下肢呈凹陷性浮肿已有4年，经中西医治疗效果不佳。刻诊：面部、下肢浮肿，按之凹陷，小便量少，周身乏力，头昏耳鸣，腰部酸疼，口干纳少，舌质红，苔薄白，脉细而数。血总胆固醇高，尿检示蛋白尿(＋＋＋＋)，予参芪术药汤加川断6g，芡实、黄精各10g。服10剂后，患儿小便量多，浮肿消退，尿检示蛋白(＋＋)，再服10剂，腰部疼痛消失，尿检蛋白(±)，食纳增。原方去芡实，加熟地10g，再服12剂而愈。

(2)丁樱验方

药物组成：生黄芪30g，太子参12g，菟丝子10g，桑寄生10g，生地10g，知母10g，黄柏6g，当归12g，鸡血藤12g，甘草6g。

功效：益气养阴，滋阴降火。

主治：小儿肾病综合征长期应用激素引起阴虚火旺型。

［黄芳．丁樱教授治疗小儿肾病综合征经验撷菁．光明中医，2009，24(4)：631～632］

(3)刘宝厚验方

药物组成：生黄芪 30g，太子参 15g，生地 20g，女贞子 15g，旱莲草 15g，当归 20g，莪术 15g。

功效：益气养阴，活血通络。

主治：肾病综合征激素撤减综合征及使用免疫抑制剂后出现白细胞下降。

［戴恩来．刘宝厚教授治疗难治性肾病综合征的用药经验．中国中西医结合肾病杂志，2006，7(2)：67～68］

大医有话说

中医认为激素类药物属阳刚之品，服后呈现阴伤燥热的表象，故激素起效时常会出现阴虚火旺的证候。陈建平等自拟参芪术药汤益气养阴，主要着眼于脾肾。参、芪、白术、山药益气健脾，以恢复脾主升清、布散精微的功能；生地、山萸肉、菟丝子、甘杞子滋肾养阴，以补肾精之不中。丁樱以知柏地黄丸、二至丸加减。其认为病久，尤其是长期应用皮质激素后则阳损及阴，故常加用温肾益气养阴中药如黄芪、生地、太子参。刘宝厚认为由于激素撤减中，常为气阴两虚，因“壮火食气”故重在益气养阴，可拮抗外源性激素的反馈抑制作用；重用黄芪具有提高血浆白蛋白水平，改善血脂代谢紊乱和血液高凝状态，减轻蛋白尿和降低 IL-6 的作用；与当归合用又补气生血，减轻 CTX 对骨髓的抑制，升高血白细胞。

第8章 宝宝水肿，提防肾小球肾炎

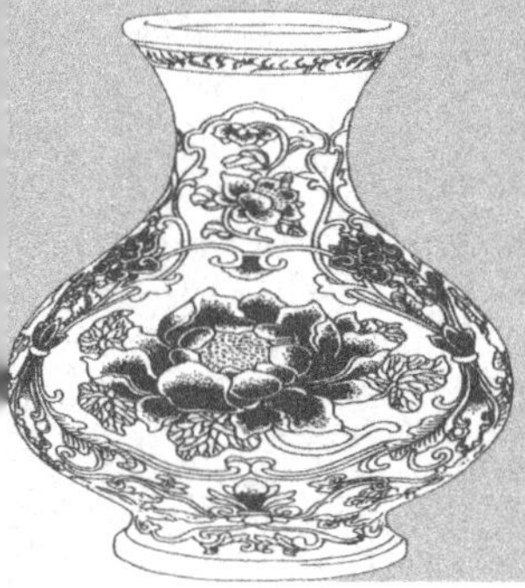

急性肾小球肾炎，简称急性肾炎，又称为急性肾炎综合征，大多急性起病，以血尿、水肿、蛋白尿、高血压或伴有少尿及氮质血症等为主要临床特征。其中大多数为急性链球菌感染后肾小球肾炎。病程多在1年以内，多表现为自发的恢复过程。发病年龄以5~12岁多见，4岁以下较少，秋冬两季为发病高峰期，男女性别比约为2∶1。发病急，病程短者，预后好；病程较长，恢复较慢者，预后较差。近年来由于积极防治诱发肾炎的前驱疾病，使肾炎的发病率有所下降，但急性肾炎仍是发病率较高的一种疾病。少部分患儿由于诊断治疗上的延误，致使病程迁延或转变为慢性肾炎。

中医学虽无“肾炎”病名记载，但可归属“水肿”中的“风水”、“阳水”和“肾风”、“溺血”等范畴。

解说病因1、2、3

1. 风水相搏

外感风，风为百病之长，常兼夹寒、热、湿邪，从口鼻或皮毛侵犯肺经，使肺失宣降，通调水道失职，风遏水阻，不能下输膀胱，风水相搏，流溢肌肤，发为水肿，是为“风水”。

2. 湿热内侵

肌肤患有疮疡疖痈、丹痧疹毒，由风毒则内归于肺，由湿毒则内归于脾。风湿热毒外袭肌表，内归肺脾，肺失通调，脾失运化，水湿内停，泛溢肌肤，引起水肿。

3. 肺脾气虚

小儿有肺常不足、脾常不足的生理病理特点。若素体不足，肺虚通调失职，气不化水，脾虚运化失权，土不制水，以致水不归经而横溢肌肤，产生水肿。

4. 脾肾阳虚

小儿素体不足，肾常虚，或水湿内侵，影响脾阳运化，脾虚及肾，命门火衰，无以温化水湿从膀胱而去，所谓关门不利则聚水发生水肿，是为阴水。

在本病的发展过程中，若水气内盛，上逆凌心射肺，产生心悸、气急暴喘；或邪毒逆陷心肝，出现昏迷、抽搐；甚则水毒闭阻，上则头痛呕恶、口中气秽，下则尿少尿闭，以致神昏、惊厥。此三者为水肿之危重变证，多见于阳水，水毒内闭则也见于阴水后期。综上所述，外感风邪内传于肺，或疮毒入侵，内归肺脾，多见于阳水，若阳水日久，损伤肺脾，则由实转虚，肺脾气虚；或禀赋不足，脾肾阳虚，则多见于阴水。不论阳水、阴水，其病变部位主要在肺、脾、肾，变证可涉及心肝。其病机可概括为“其标在肺，其制在脾，其本在肾”。

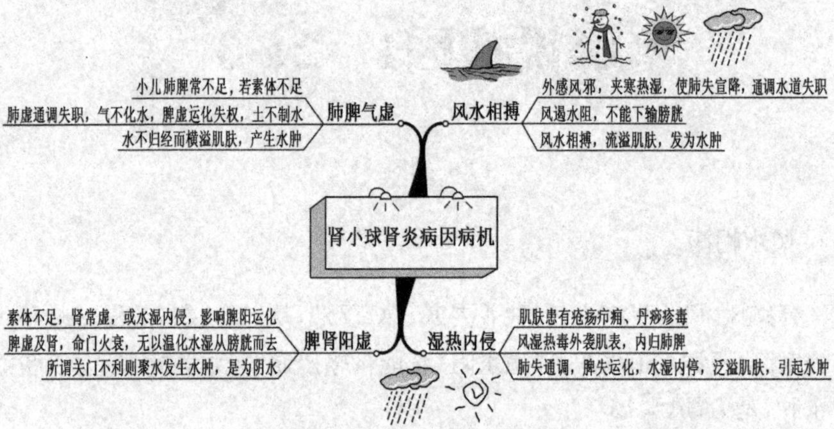
肾小球肾炎病因病机
肺脾气虚
小儿肺脾常不足，若素体不足
肺虚通调失职，气不化水，脾虚运化失权，土不制水
水不归经而横溢肌肤，产生水肿
风水相搏
外感风邪，夹寒热湿，使肺失宣降，通调水道失职
风遏水阻，不能下输膀胱
风水相搏，流溢肌肤，发为水肿
脾肾阳虚
素体不足，肾常虚，或水湿内侵，影响脾阳运化
脾虚及肾，命门火衰，无以温化水湿从膀胱而去
所谓关门不利则聚水发生水肿，是为阴水
湿热内侵
肌肤患有疮疡疖痈、丹痧疹毒
风湿热毒外袭肌表，内归肺脾
肺失通调，脾失运化，水湿内停，泛溢肌肤，引起水肿

图 8-1 肾小球肾炎的病因病机

中医治病，先要辨证

1. 风水相搏

水肿大都先从眼睑开始，继而四肢，甚则全身浮肿，来势迅速，颜面为甚，皮肤光亮，按之凹陷即起，尿少或有尿血，伴发热恶风、咳嗽、肢体酸痛，苔薄白，脉浮。治以疏风利水。方以麻黄连翘赤小豆汤加减。

2. 湿热内侵

面肢浮肿或轻或重，小便黄赤短少或见尿血，常患有脓疱疮、疖肿、丹毒等疮毒，烦热口渴，大便干结，舌红，苔黄腻，脉滑数。治以清热解毒，淡渗利湿。方以五味消毒饮合五皮饮加减。

3. 肺脾气虚

浮肿不著，或仅见面目浮肿、面色不华、倦怠乏力、纳少便溏、小便略少，易出汗，易感冒，舌质淡，苔薄白，脉缓弱。治以益气健脾，利水渗湿。方以参苓白术散合玉屏风散加减。

4. 脾肾阳虚

全身浮肿，以腰腹下肢为甚，按之深陷难起，畏寒肢冷，面色无华，神倦乏力，小便少，大便溏，舌淡胖，苔白滑，脉沉细。治以温肾健脾，化气利水。方以真武汤加减。

5. 水凌心肺

肢体浮肿，尿少或尿闭，咳嗽气急，心悸，胸闷，烦躁夜间尤甚，喘息不得平卧，口唇青紫，指甲发绀，苔白或白腻，脉细数无力。治以泻肺逐水，温阳扶正。方以己椒苈黄丸合参附汤加减。

6. 邪陷心肝

头痛，眩晕，视物模糊，烦躁，甚则抽搐，昏迷，舌红，苔黄糙，脉弦。治以平肝潜阳，泻火息风。方以龙胆泻肝汤合羚角钩藤汤加减。

7. 水毒内闭

全身浮肿，尿少或尿闭，头晕，头痛，恶心呕吐，口中气秽，腹胀，甚或昏迷，苔腻，脉弦。治以辛开苦降，辟秽解毒。方以温胆汤合附子泻心汤加减。

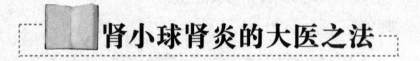

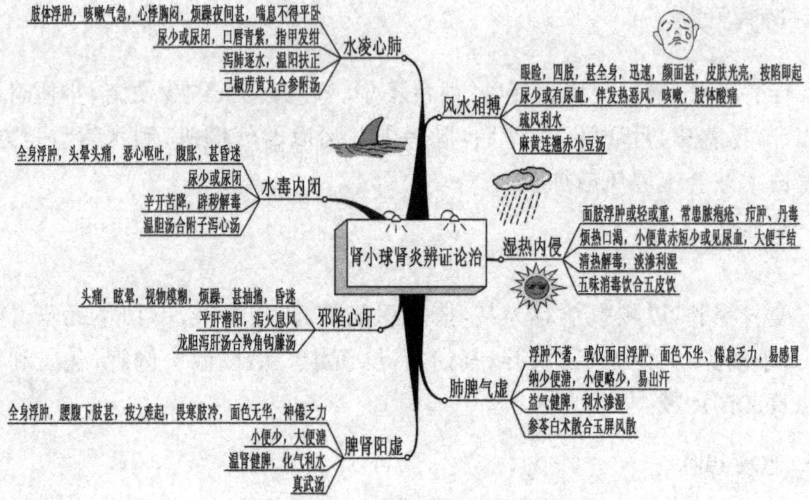

图 8-2 肾小球肾炎的辨证论治

肾小球肾炎的大医之法

大医之法一：疏风解毒，利水消肿方

搜索

(1)朱生全验方

药物组成：麻黄 4g，连翘、蒲公英各 15g，杏仁、桔梗、白术各 8g，前胡、车前草、猪苓各 10g，赤小豆 20g，益母草、白花蛇舌草各 30g，甘草 4g，生姜 3 片。

功效：疏风清热，宣肺利水。

主治：小儿急性肾小球肾炎风水相搏型。

［朱生全主编．古今专科专病医案——儿科．西安：陕西科学技术出版社，2002：222］

病案举例：

古某，女，10岁，学生，浮肿1周入院。2周前因受凉感冒而发热(39℃)、流涕、轻咳，经门诊治疗，3天后烧退咳减，1周后再次发烧，第2天晨起见眼睑肿胀，继则2～3天后，下肢渐肿，即在外院给予青霉素、地塞米松、双克等治疗3天，效差。浮肿渐甚，尿少色如浓茶，伴咳嗽、流涕、纳差，遂以"浮肿原因待查"收入住院。查体：T 37℃，R 24次/分，P 86次/分，BP 19/13.5kPa，颜面及眼睑浮肿，面色苍白，咽红，扁桃体Ⅱ度肿大，心脏(－)，双肺呼吸音粗，腹稍膨隆，上腹剑下按之水肿，腹水征(－)，四肢膝肘以下水肿明显，按之凹陷不起，皮肤光亮，舌边尖红、苔白腻，脉浮细。血常规，血色素87g/L，红细胞2.96×10^{12}/L，白细胞9.3×10^{9}/L，中性0.54，淋巴0.44，酸性0.02。尿常规：蛋白(＋)，红细胞(＋＋)，BUN 10.4mmol/L，胆固醇3.36mmol/L，总蛋白59.4g/L，白蛋白33.3g/L，球蛋白26.0g/L，血沉40mm/h。选方麻黄连翘赤小豆汤合三草汤化裁(见上)，日1剂，水煎服。配合青霉素肌注1周。住院3天后，尿量开始增加，浮肿减轻，5天后四肢肿胀渐消，颜面浮肿好转，尿检蛋白转阴，红细胞(＋)，血压渐降正常。继服上方治疗，10天后浮肿全部消退，复查BUN 6.07mmol/L，血沉9mm/h，尿检连续5次正常，继以六味地黄汤合三草汤巩固治疗，共住院29天，痊愈出院，随访至今未复发。

(2)蒋雅萍验方

药物组成：丹皮、黄柏、苍术各6g，苡仁、牛膝、连翘、茯苓、泽泻、大小蓟各9g。

功效：疏风清热，解毒消肿。

主治：小儿急性肾小球肾炎风邪袭肺，湿热郁蒸。

[蒋雅萍．四妙汤加味治疗小儿急性肾炎48例．陕西中医，1997，18(8)：342]

病案举例：

宋某，女，10岁，学生。浮肿1周伴尿血入院。患儿入院前10天开始发热、咳嗽，伴有咽痛，按感冒治疗，3天后热退咳止，但颜面出现浮肿，小便色红，状如洗肉水。在当地医院查尿常规：蛋白(＋＋)，管型0～1个/HP，红细胞(＋＋＋)，诊断"急性肾炎"转入我院。入院检查：体温37℃，血压18/12kPa，眼睑浮肿，咽充血，心肺听诊无特殊，腹水征(－)，肝脾未及，双肾区叩击痛(＋)，双下肢可见轻度凹陷性浮肿，舌质红，舌苔薄黄而腻，脉数有力。实验室检查：尿常规蛋白质(++)，颗粒管型0～2个/HP，红细胞(++)。血沉82mm/h，抗"O"833U，肾功能正常。入院诊断：西医"急性肾小球肾炎"，中医"水肿"。乃为风邪外袭，肺气不宣，通调失司，水湿内停蕴化为热，湿热郁蒸，脾肾被困，水溢肌肤所致。遂予四妙汤加味，处方见上，5剂，日服1剂。5天后全身浮肿消退，尿色淡黄，血压正常，效不更方，续进5剂。于入院第7天后临床症状与体征全部消失，第10天后尿常规检查恢复正常，入院2周后在尿常规检查连续3次正常，尿沉渣试验正常，肾功能正常，血沉24mm/h，抗链球菌溶血素"O"滴度333U，痊愈出院。

(3)王玉玲验方

药物组成：生麻黄3g，商陆6g，泽泻6g，茯苓皮10g，赤小豆12g，白通草3g，薏苡仁12g，木通3g。

功效：宣肺健脾益肾，利水消肿。

主治：小儿急性肾炎风水证。

[姜润林．王玉玲老中医儿科验方撷菁．江苏中医，1995，16(12)：3]

病案举例：

朱某，男，8岁。目窠上浮肿，渐及全身已半月余。诊见：头面至足，一身尽肿，脐凹，阴囊肿大光亮，小便涩少，日排尿2次，精神委靡，面色黄晦，食欲不振，舌苔白腻，脉沉细。尿检：蛋白(+++)，白细胞(++)，红细胞(+)，颗粒管型(+)。血检：WBC 9.9×10^9/L，N 0.71。诊断为急性肾炎。处方：生麻黄3g，商陆6g，泽泻6g，茯苓皮10g，赤小豆12g。服4剂后，全身似有微汗，身肿减退，阴囊肿大亦减，小便次数增多，尿红如血。上方加木通3g，药后肿势渐消，继用茯苓10g，白通草3g，赤小豆12g，薏苡仁12g，大枣6枚。并配合十枣丸(吞服)1g。4剂后，肿消神旺，尿检(—)。再予健脾利湿剂巩固疗效。

(4)谢贻亿验方

药物组成：蝼蛄4只，鸡蛋1～3个，按法制服。配服：银花、连翘各15g，蒲公英18g，黄柏、生山栀、猪苓各10g，鲜车前草、鲜茅根各30g，大黄、黄连、甘草各6g。

功效：疏风解毒，利水消肿。

主治：小儿急性肾炎湿毒内蕴，外感风邪。

［谢贻亿．蝼蛄为主治疗小儿急性肾炎 36 例．浙江中医杂志，1994,4:162］

病案举例：

傅某，女，11 岁。患皮肤脓疱疮 1 周，发热、浮肿、少尿 2 天就诊。体温 38.8℃。舌红苔黄腻，脉浮数。查尿：蛋白（＋＋＋＋），红细胞（＋＋＋），白细胞（＋），管型（＋）。血象：白细胞 15.3×10^9/L，中性 80%。血压 15.3/12.4kPa。辨证属湿毒内蕴，外感风邪。诊断：急性肾炎。拟方：蝼蛄 4 只，鸡蛋 1～3 个，按法制服。配服：银花、连翘各 15g，蒲公英 18g，黄柏、生山栀、猪苓各 10g，鲜车前草、鲜茅根各 30g，大黄、黄连、甘草各 6g。水煎 2 次，取 300ml 分 2 次温服。用药当天小便量增加。5 天后小便化验：蛋白（＋＋），红细胞（＋），白细胞、管型消失，体温正常。7 天后脓疱疮结痂，血压正常。治疗 1 个月，共服蝼蛄 75 只，中药 30 剂，小便化验转阴，临床治愈。随访半年，未见复发。

(5)符永越验方

药物组成：麻黄、桔梗、蝉蜕各 6g，金银花、连翘、蒲公英、紫花地丁、牛蒡子、车前子各 10g，白茅根、赤小豆各 15g。

功效：疏风清热，利尿解毒。

主治：小儿肾炎，疮毒湿热内蕴。

［符永越．疏利消毒法治疗小儿急性肾炎 82 例．辽宁中医杂志，1993,5:32］

病案举例：

龙某，男，6 岁。父代诉：浮肿、发热、厌食 5 天。刻诊：发热，口渴，遍身悉肿，尿少色赤，咽喉肿疼，下肢见化脓性疱疮，色红，舌红苔黄，脉象浮数而滑。尿常规：蛋白（＋＋＋），红细胞（＋＋＋），白细胞（＋＋），颗粒管型（＋＋）。方用疏利清毒汤加减，4 剂后复诊，热退肿消，尿长色淡，胃纳有增。续服原方 4 剂，症状完全消失，尿常规正常。经 1 个月后追访，未见复发。

(6)邹云翔验方

药物组成：麻黄 1.2g，杏仁 5g，苏子 5g，苏叶 1.5g，防风 3g，黄芪 15g，莱菔子 3g，茯苓 15g，薏苡仁 12g，橘皮 3g，生姜皮 3g，炙内金 3g，杜仲 9g，续断 5g，车前子 9g(包)，生甘草 1g。

功效：疏风宣肺，渗湿利尿。

主治：小儿肾炎风水相搏。

[邹云翔校订．邹云翔医案选．南京：江苏科学技术出版社，1981：1]

病案举例：

张某，女，12岁。全身浮肿，尿量减少已10余天。浮肿先见于眼睑，继则遍及全身。低热微咳，大便不实。脉浮大，舌苔薄黄。尿检蛋白(＋＋＋)，红细胞0～1个/HP，白细胞少许。体温38℃，血压19.4/13.3kPa，证属风邪袭于肺卫与水相搏。治以疏风宣肺，渗湿利尿。处方见上，5剂。二诊：水肿已退，低热亦除，大便调实。唯纳谷不振。尿检仅蛋白(＋)，血压18.4/12.8kPa。风水已去，当责在脾肾，拟扶脾益肾为治。服20余剂，血压降为正常，尿检蛋白阴性。随访2年，未见复发。

大医有话说

急性肾炎多因风邪、湿热等邪毒侵袭机体，导致肺失通调，脾失健运，膀胱气化不利，肺失宣降，水之上源功能失调，源不流则水自留，泛滥肌肤而成为本病。外感风热之邪或湿毒内侵，首先犯肺，而发为水肿等症。一般以麻黄连翘赤小豆汤加味疏风利水。朱生全则重视湿毒为患，在疏风基础上，多加利湿解毒之品。方中麻黄、杏仁开宣肺气，通调水道；连翘、公英疏风清热解毒；前胡、桔梗利咽止咳；猪苓利尿消肿；赤小豆可以利小便治水肿，协同麻黄发挥其开泄利水作用。麻黄用于水肿，不取其发汗，而取其利小便之功能。麻黄虽有开发腠理、发汗解表之功能，但身无大热或全无热度者则不发汗。麻黄开上以泄下，以达到“通调水道，下输膀胱”的目的，使小便从不利到自利。麻黄用量不宜过小，过小则开泄之力较弱，成人用量一般6～10g，小儿则减半使用。车前草、益母草、白花蛇舌草利湿解毒。此方对急性肾炎证属风水者较为适宜。蒋雅萍对此证用《丹溪心法》四妙汤加减疏风利湿，解毒消肿，效果也很不错。王玉玲认为：小儿急性肾炎，多属“风水”范畴中阳水实证，与肺、脾、肾三脏有关。肺气不宣，通调失职，水湿留于肌表。肾为水脏，又为胃之关，关门不利，水留体内而成本病。考仲景、孙思邈诸方无不用麻黄。麻黄有发汗、平喘、利水的功用。肺为水上之源，疏其源则流自畅，开其上而下自通。肿盛当急消其水，以济生疏凿饮子去燥烈之羌活，加开泄肺气之麻黄，疏在表之水；以商陆入肾利水，使水湿从下而夺；佐茯苓、泽泻、赤小豆健脾利水，而组成商陆麻黄汤，疏表通里，使水湿从表里分消。谢贻亿推崇使用疏风利水，消肿通淋之蝼蛄治疗小儿风水，收效颇佳，蝼蛄咸寒，归膀胱、大肠、小肠经，具有利水消肿，通淋之效，能利二便，通淋消肿，消痈肿恶疮。用其治疗水肿，配合辨证服用中药治疗小儿风水收效颇佳。多在服药1～2小时尿量及尿次数增加，1天后大便由硬变软或为稀水，继之水肿逐渐消退。本法简便，服用方便，无毒副作用，值得推广。符永越治风邪湿毒犯肺之方以攻邪为主，使邪去正安。方中首选辛温药麻黄，发汗利水；佐以杏仁、桔梗疏源开上；车前子、白茅根、赤小豆渗湿利尿消肿；二花、连翘、蝉蜕、牛蒡子辛平疏风，解毒散结；蒲公英、地丁清热解毒。此方组方严谨，药证相符，故收效快捷。邹云翔认为：肺主一身之气，外合皮毛，为水之上源，如壶之盖，可通调水道，下输膀胱。今风邪袭于肺卫，则肺失宣肃，通调水道功能失司，外不能宣泄汗液，下不能畅输尿液，遂致风遏水阻，发为水肿。病初邪盛为实，急以疏风宣肺法兼以渗湿利尿之品，上下分消，祛邪为主，浮肿很快消退。方中紫苏叶、防风疏风祛邪；三拗汤宣通肺气，以收提壶揭盖之益；苏子、莱菔子降肺利水；黄芪补气利水；鸡内金、陈皮、茯苓、薏苡仁、生姜皮、车前子健脾渗湿，利尿消肿。

大医之法二：清热解毒，利湿消肿方

搜索

(1)赵心波验方

药物组成：龙胆草10g，黄芩10g，车前草10g，木通3g，炒白术6g，茯苓6g，金银花10g，荆芥6g，防风3g，连翘6g，苍术6g，焦三仙(各)6g。

功效：清热解毒，健脾渗湿，疏风解表。

主治：小儿急性肾小球肾炎，风湿毒热内侵。

[中国中医研究院西苑医院儿科整理．赵心波儿科临床经验选编．北京：人民卫生出版社，1979：125]

病案举例：

吴某，女，2岁。2个月来身染疮疾，20日来颜面浮肿，头痛，发热，精神食欲减低，大便溏薄，一日3次，小便短赤。入院时血压正常，面部及下肢浮肿，周身局部有脓疱疮，心肺腹大致正常，化验尿蛋白（+++），红细胞（++），血压10.1/5.3kPa，酚红试验第1小时35%，第2小时15%，血生化检查正常。为风湿毒热内侵，脾为湿困之候（急性肾小球肾炎，脓疱疮）。药用上方，服药5剂，浮肿全消，疮疾已愈，尿化验显著好转，食欲二便如常，舌苔退，脉缓。湿热已退，再投健脾渗湿之剂：生熟地黄（各）6g，党参10g，炒白术6g，茯苓6g，陈皮3g，车前子5g，泽泻5g，白茅根10g，甘草3g，牡丹皮5g，焦三仙（各）6g。又服6剂，诸症悉无，化验尿蛋白（-），红细胞偶见，其他化验均正常，痊愈出院。

(2)赵伟强验方

药物组成：浮萍、马鞭草各12g，益母草18g，地肤子9g（另包），七叶一枝花6g，地胆草、白茅根各18g，甘草3g。

功效：清热解毒，利水消肿。

主治：小儿肾炎，疮毒内蕴型。

[赵伟强．浮萍三草汤治疗小儿急性肾炎260例．陕西中医，1993，14(9)：394]

病案举例：

黄某，男，6岁。其母代诉：半个月来头面皮肤出现多发性疖肿，经治疗后，疖肿好转。近3天头面部浮肿，眼睑较甚，尿少色赤，查：体温37.7℃，尿检：蛋白（++），红细胞（++），舌红苔黄腻，脉滑数。以上方服后6剂，体温正常，浮肿消退，疖肿已除。尿检：蛋白（+），红细胞少许。药既中机，继守前方，去地肤子、七叶一枝花，服6剂，诸恙悉平，尿检正常，半年后随访，未见复发。

(3)马骥验方

药物组成：连翘20g，黄柏10g，大青叶15g，款冬花20g，生地黄15g，牡丹皮10g，小蓟15g。

功效：清肾解毒，利水消肿。

主治：小儿肾炎风水肾热证。

[史宇广，单书健．肾炎尿毒症专辑·马骥·风水证治发微．北京：中国古籍出版社，1991：6]

病案举例：

孙某，男，10岁。患者瘟毒发颐8天，颐肿已消，突然颜面浮肿，迅及周身，发热口渴，尿少色如红茶水，头痛，腰胀痛，舌红苔黄腻，脉滑数。尿检：蛋白(＋＋＋)，红细胞满视野。予清肾消毒饮加减。处方：连翘20g，黄柏10g，大青叶15g，款冬花20g，生地黄15g，牡丹皮10g，小蓟15g。服药3剂，得微汗，二便通利，浮肿渐退。继服6剂，水肿消退。再用清利之法善其后。调理3周，尿检复常而愈。

大医有话说

小儿急性肾炎发生与皮肤感染及溶血型链球菌感染有关。中医认为是因风邪湿气或疮毒浸淫，湿热毒邪阻遏气机，损伤肾络而引起。故治宜清热解毒，利湿消肿。赵心波则认为肾炎与脾不运化水湿很有关系，故重视化湿解毒，健脾疏风。本方既可疏上焦之气、祛化中焦之湿滞，又可去有形之浮肿，则无形之风热自易消散。赵伟强认为急性肾炎多由于风、热、湿毒侵袭机体，使水液代谢失常而为本病。因湿毒侵袭则患儿头面皮肤出现多发性疖肿；水湿内停，溢于肌表，则面部浮肿；膀胱失约，水道不利，则尿少。故以清热解毒，利水消肿为治则。本案方中浮萍轻清升散，善开毛窍，功擅发汗开鬼门，下水洁净腑。浮萍含有红草素、醋酸钾、氯化钾、碘等，有微弱的清热作用及强心利尿作用，辅以地胆草、马鞭草、益母草，既能清热利水，又擅长祛瘀消肿；七叶一枝花清热解毒；地肤子祛风除湿。该方组方简洁，药专力宏，用治肾炎，甚为适宜。马骥多用清热化湿之品，使肾热去而肿自消。自拟方用清肾消毒饮，疏风清热，利水消肿。效果颇佳。

大医之法三：清热解毒，活血化瘀方

搜索

(1)刘国安验方

药物组成：金银花、蒲公英、猪苓、泽泻、丹参、生地黄、蝉蜕各10g，益母草、车前子、白茅根、白花蛇舌草各15g，赤小豆20g，甘草3g。

功效：解毒祛瘀，利水消肿。

主治：小儿急性肾炎。

［雷作汉．刘国安治疗小儿急性肾炎经验．中医杂志，2009，50(3)：210～211］

病案举例：

陈某，男，8岁，2005年10月初诊。主诉：浮肿，尿少2天。2周前因发热、咽痛在某医院诊为“急性化脓性扁桃体炎”，经西药抗炎对症治疗后好转，2天前出现面且浮肿，继而下肢浮肿，伴乏力、头晕、尿少前来求治。检查：体温（T）37.5℃，心率（P）84次/分，呼吸（P）20次/分，血压（BP）125/80mmHg，咽部红肿，颜面及下肢浮肿，舌质红、苔黄，脉弦数。尿检：蛋白（＋＋），红细胞（＋＋），颗粒管型（＋），血沉60 mm/h，诊断为急性肾炎。中医辨证属阳水，病机为风湿热毒，由表入里，客于脾肾，伤及血络。服药7剂后肿消大半，复查尿常规：蛋白（＋），红细胞（＋），管型少许。守方加生黄芪15g，白术10g，再服7剂，水肿全部消退，后辅以益气健脾养阴之品巩固疗效，连续查3次尿常规无异常（每周1次），疾病痊愈。半年后随访无复发。

(2)郑平东验方

药物组成：太子参15g，炙黄芪15g，生熟地各15g，山药15g，山萸肉15g，茅根15g，碧玉散15g(包)，当归15g，川芎15g，丹参15g，鬼箭羽15g，泽兰15g，玉米须15g，虎杖15g，常法煎服。

功效：清热利水，活血化瘀。

主治：慢性肾炎属阴虚郁热，肾络瘀阻。

［舒静．郑平东巧用药对治疗慢性肾炎蛋白尿经验．江苏中医药，2008，40(10)：24～25］

(3)张君验方

药物组成：鱼腥草15g，倒扣草15g，半枝莲15g，益母草15g，车前草15g，白茅根15g，灯心草1g。

加减：发热恶风加麻黄3g，生石膏20g；小便不利加猪苓10g；浮肿甚者加防己10g；血尿明显者加小蓟10g，旱莲草10g；血压高者加夏枯草6g，决明子6g。

用法：每日1剂，水煎取汁100～200ml，分2次口服。

功效：清热解毒，活血化瘀。

主治：小儿急性肾炎。

[张君．五草汤加味治疗小儿急性肾小球肾炎46例疗效观察．中国中医急症,2009,18(7):1068～1069]

(4)郑健民验方

药物组成:黄芪15g,太子参10g,茯苓10g,金银花15g,黄柏10g,蒲公英15g,白茅根30g,茜草10g,鸡血藤15g,益母草15g,金钱草15g。

功效:益气健脾,清热解毒,活血通络。

主治:急性肾炎湿热内蕴,瘀血阻络。

[郑健民．谈小儿急性肾炎的辨证治疗．河南中医,1988,5:41]

病案举例:

王某,女,7岁。3个月前曾发热、尿频、尿痛,面部微肿。查尿常规:蛋白(+),红细胞(++),白细胞(++),脓球(+)。诊为急性肾炎。经注射青霉素,口服维生素C等药,病情好转,浮肿和蛋白消失,但反复作尿镜检:红细胞10～20个/HP,白细胞6～16个/HP,长期不消。曾经数医诊治,运用金匮肾气丸、六味地黄汤等加减治疗2月余无效。查患儿形体稍瘦,精神、食欲尚好,舌质红、苔薄白,脉沉缓。病属急性肾炎恢复期,此乃湿热之邪蕴结膀胱,损伤络脉,导致瘀血阻络,故尿中红细胞、白细胞长期不消。以上方水煎服,每日1剂。服12剂后,尿镜检正常。

(5)吕璞琪验方

药物组成:丹参、益母草各10～30g,当归、川芎、丹皮、地龙、蝉衣各5～10g,大黄3～6g。大、小蓟各10g,白茅根30g,蒲公英、金银花、茜草各15g。

功效:清热解毒,益气活血。

主治:小儿肾炎属毒热内侵,气血瘀滞。

[吕璞琪．中西医结合治疗小儿急性肾炎28例．浙江中医杂志,1998,5:213]

病案举例:

韩某,男,6岁。1997年4月15日入院。患儿浮肿少尿3天,有皮肤疮毒,发热烦渴,腹胀便干,小便短赤,甚见血尿,颜面肢体浮肿。舌质红、苔黄腻,脉滑数。尿检:蛋白(+++),红细胞(++++),管型(+)。血检:白细胞 14.1×10^9/L，中性 0.72，淋巴 0.20。治拟“参归八物汤”加大、小蓟(各)10g，白茅根 30g，蒲公英、金银花、茜草各 15g。服 5 剂。配合肌注青霉素 480 万 U/d。5 天后浮肿消退，热降便润，尿检：蛋白(+)。原方再进 3 剂，续注青霉素 3 日，复查尿、血常规均在正常范围，停青霉素，原方去大黄、大小蓟，续服 15 剂。以后连续 3 周小便化验均为阴性。

(6)印会河验方

药物组成：当归 15g，赤芍 15g，川芎 9g，丹参 15g，桃仁 9g，红花 9g，蒲公英 30g，紫花地丁 30g，山豆根 30g，土茯苓 30g，白茅根 30g。

功效：活血祛风解毒。

主治：小儿急、慢性肾炎。

[印会河．中医内科新论．太原：山西人民出版社，1983：44]

病案举例：

患儿，女，13 岁。患肾炎 4 个月，常面肿身疼，尿检有红细胞、蛋白、管型。虽经中西药治疗，未能痊愈。经用上方 20 剂后，尿检全部正常。前后共服药 3 月余(每日 1 剂)，疗效巩固告愈。

(7)刘弼臣验方

药物组成：鱼腥草 15g，草豆蔻 30g，半枝莲 15g，益母草 15g，车前草 15g，白茅根 30g，灯心草 1g。

功效：清热解毒，活血化瘀。

主治：小儿肾炎。

[史宇广，单书建．肾炎尿毒症专辑·刘弼臣·鱼腥草治疗小儿肾炎．北京：中国古籍出版社，1991：12]

大医有话说

肾炎主要病机为气机开合失司，瘀血湿浊是病久迁延的重要因素，故诸位均认为：治水肿，虽重在清热解毒利湿，但如临床上病情不能缓解而迁延不愈，应佐以活血化瘀之品。刘国安认为，小儿肾炎蛋白尿的主要病机是本虚标实。脾虚失于统摄，肾虚失于封藏，以脾肾亏虚为本，以湿浊久滞，热毒瘀结为标。脾肾亏虚，水湿不化，阻滞气机，血行不畅，郁久为热成毒，造成瘀血形成，是蛋白尿持续存在的重要因素，治标应以活血化瘀为主。据此消除蛋白尿应“间者并行”，补脾肾助其脏用，以治其本；利湿化浊、清热解毒祛瘀浊，以治其标。方中黄芪、白术、茯苓健脾益气；白花蛇舌草、车前子、赤小豆利湿化浊，金银花、蒲公英清热解毒；益母草、丹参化瘀通脉。郑平东擅用药对：①茅根配伍碧玉散清化湿热。白茅根味甘、性凉，中空有节，故能祛实火，周遭有十二小孔，如同人之十二经络，故能宣通脏腑、畅达经络，兼治外感之热，而利周身之水也；另其味淡，通体玲珑，善利小便淋涩。碧玉散由青黛加六份滑石与一份甘草组成。“六一散”所主治的病症可以概括为热、渴、淋、泻四个字，而碧玉散尚可兼治目赤咽痛、口舌生疮。郑教授认为，不仅仅是淋证，慢性肾炎的病理发展过程也存在“肾虚膀胱热”，不能因虚而否认湿热的存在，故在补虚的基础上亦应注意清利，特别是咽痛、发热之后，毒邪未彻，营热未透，此药对可清营透达，从而达到清化湿热、透泄肾络的治疗效果。②用丹参配伍鬼箭羽活血通络。鬼箭羽的性味功效在《本经》中即有载述，其性寒，味微苦涩，有破血通经、散瘀止痛、解毒消肿的功效，现代药理研究证明鬼箭羽可抑制肾小球炎症与免疫反应。丹参味甘微苦，可活血祛瘀、凉血消痈、除烦安神，《妇人明理论》中称“一味丹参，功同四物”。近年来研究发现凝血机制障碍对肾小球疾病的发生、发展及转归、预后均起着决定性作用。高凝状态即属于血瘀，瘀血贯穿于各证型与病变阶段中，因此郑教授强调慢性肾炎蛋白尿的临床治疗应在辨证论治的基础上适当加用活血化瘀药。鬼箭羽善于破血散结，药力较强，丹参善于活血凉血，药力较弱，两者相配伍，通络活血不留瘀，适用于各种瘀血或瘀血挟热之证，但应用时须谨慎配伍，已有出血或出血倾向者需慎用。③泽兰配伍玉米须化瘀利水。泽兰性微温，味苦、辛，功能活血化瘀、行水消肿。玉米须性平，味甘，民间自古以来用其治疗糖尿病与高血压，其功能利尿、泄热、平肝、利胆。慢性肾炎因长期蛋白流失，多并发水肿，而“水为至阴，其本在肾；水唯畏土，其制在脾”，故医家治疗时常常采用温补脾肾与通调三焦水道的方法。若水肿长期不退，从肺、脾、肾治疗皆无效果者，郑教授认为可适当选用活血药配伍利水药。正所谓“血不利则为水”，“水能病血，血能病水”，气分治疗无效之水肿乃久病瘀血内阻所致，故当于血分求之。泽兰活血行水，配合玉米须利尿泄热，适用于久病不愈、肿实挟瘀之肾病患者。张君方中鱼腥草、倒扣草清热利水消肿；半枝莲清热毒；益母草、白茅根活血化瘀、清热利湿；车前草清热利尿；灯心草清心利水。诸药合用，有清热解毒、活血化瘀之效。热毒既清，瘀血已去，则病症悉除。药理研究表明，方中诸药如益母草、半枝莲、白茅根具有抗凝、扩张血管、改善肾脏微循环和抗变态反应的作用。郑健民多选用凉血化瘀之药，其治水肿，重在清热解毒利湿。对血尿的治疗，宜清热凉血，活血化瘀，早期用大蓟、小蓟、白茅根、茜草、牡丹皮、旱莲草、地锦草等；若血尿持续不消，用当归、赤芍、益母草、丹参、桃仁、红花活血化瘀，祛瘀通络；治变证，贵在通腑降浊，药物可选用大黄、车前子、猪苓、泽泻、陈皮、半夏、竹茹、黄芩、黄连、黄柏等化湿浊，理升降。吕氏常选用活血消水之品，其认为：小儿急性肾炎，属中医"水肿"、"血尿"、"风水"范畴。一般用宣肺利水，清热利湿，健脾化湿等方法治疗。对属毒热内侵，气血瘀滞所致，治以活血化瘀为主，可获良效。方中丹参、益母草活血消水；伍以当归、丹皮、川芎、大黄加强活血化瘀功效；配以地龙、蝉衣祛风解表。现代药理学研究表明：丹参、益母草、当归、川芎等药能扩张血管，改善微循环，用以利尿消肿，恢复肾功能；大黄有减少蛋白尿的作用；地龙、蝉衣有抗过敏、利尿作用。诸药配伍，共奏行血利水之功，适用于治疗血瘀水湿内停所引起的水肿。印会河认为西医所称急、慢性肾炎可以"风水型肾炎"概括，因来势急剧，变化极速，故名为风。病中常出现水肿，则曰水。故风水肾炎泛指所有急、慢性肾炎(尿毒症除外)。风、瘀、毒是急、慢性肾炎的主要病因病机，故施以祛风活血解毒类药，并强调土茯苓消除蛋白尿的作用。其方选益肾汤加减(组方见上)。临床验证取得较好疗效。刘弼臣则重视湿毒为患，多用解毒，稍用活血类药。其认为：小儿肾炎一病，与中医的"水肿病"虽相近似，却不尽相同。现代医学认为该病病因与感染后免疫反应有关，免疫复合物沉积于肾小球血管壁，血管通透性改变而造成血尿、蛋白尿等变化，故在治疗上应配合清热解毒，活血化瘀。自拟鱼腥草汤(组方见上)口服，再根据临床不同证情，分别配合"发汗、利尿、逐水、燥湿、理气、清解、健脾、温化"等八法，灵活配伍，辨证论治，取得较好的临床效果。

大医之法四：清热利湿，解毒凉血方

搜索

(1)李少川验方

药物组成：鲜茅根30g，生地20g，大、小蓟各15g，炒栀子6g，牡丹皮9g，金银花15g，炒黄柏9g，知母9g，藕节炭9g，连翘10g，竹叶5g，滑石10g，甘草6g。

功效：清热利湿，凉血止血。

主治：小儿肾炎属湿热内结，三焦气化失司。

[孙希焕．小儿急性肾炎治验三则．天津中医，1995，3：37]

病案举例：

某患儿，女，8岁。1个月前发现颜面浮肿，尿赤尿少，曾于某医院诊为“急性肾炎”，治疗月余无效而来诊。诊见眼睑无明显浮肿，唯咽部红肿，扁桃体Ⅰ度肿大，右侧可见少许脓性渗出物，舌红苔黄燥，脉弦数。尿检：蛋白(＋＋)，红细胞(＋＋)，白细胞1～2个/HP。方宗小蓟饮子化裁。服上方2周，咽红及扁桃体脓肿已消。上方加减再服2周，诸症消。尿常规转阴。5个月后随访未复发。

(2)张琪验方

药物组成：生地黄25g，小蓟20g，藕节20g，生蒲黄10g，白茅根50g，木通7.5g，滑石15g，白花蛇舌草30g，黄芩10g，侧柏叶10g，甘草5g。

功效：清热利湿，解毒凉血。

主治：小儿肾炎属湿热下注，伤及血络。

[曹洪欣．张琪治疗肾病经验举隅．中医杂志，1991，2：17]

病案举例：

于某，男，12岁。1个月前患急性扁桃体炎后，出现腰酸痛，尿黄，某医院诊为急性肾炎。经用青霉素、链霉素治疗1个月，无明显效果。求诊时见双侧扁桃体红肿，咽痛，腰酸痛，手足心热，尿黄，舌尖红，苔白，脉沉滑。尿常规：蛋白(＋＋)，红细胞20～30个/HP。属湿热下注，伤及血络。治以清热利湿，解毒凉血。处方：白花蛇舌草50g，大黄5g，小蓟50g，生地20g，萹蓄20g，瞿麦20g，木通10g，车前子15g，白茅根50g，甘草10g。连服12剂后，扁桃体肿痛已消，尿常规：蛋白(＋)，红细胞0～2个/HP，其余皆为阴性。继服若干剂，巩固疗效。

大医有话说

本法是针对湿热毒邪引起的肾炎血尿而立。李少川认为：本病病机是在机体肺脾肾偏虚的情况下，外感时邪，湿热下注，热伤阴络，三焦气化受阻，肾失开阖所致。治疗以祛邪为主，或清热疏风，或清热利湿，或清热凉血散瘀。临床若遇全身症状消失,尿蛋白转阴,惟尿检红细胞残留不净,长时间不消,除病久体弱,脾失统制之权外,大都为湿热下注伤及阴络,切莫妄投收涩止血之药,也不宜骤补肾气,而当凉血散瘀,调理脾胃,兼清解余毒。可使血止病愈。也莫以为是炎症,而一派苦寒直折,须注意肺肾脾三脏的相互关系,辨证施治,才能起效。张琪认为:湿热侵犯下焦,灼伤血络可出现血尿,常见肉眼血尿或尿检红细胞满视野。与感染有密切关系,临床观察不少肾炎血尿已消失,一经感染,如上呼吸道感染、尿路感染或皮肤起脓疱疮等,血尿即加重。此时当清热解毒,凉血止血。以上方治之,效佳。故以上两方都应用大量的凉血止血药,如白茅根、大小蓟、藕节等。

大医之法五:健脾益肾,养阴利湿方

搜索

(1)盛国荣验方

药物组成:西洋参 3g,麦冬 9g,五味子 5g,水煎代茶服,每日 1 剂;加茵陈 10g,金银花 10g,猪苓 10g,泽泻 10g,大腹皮 10g,车前子 20g,茯苓皮 20g,砂仁 6g,神曲 6g,陈皮 6g,姜 3 片,琥珀 7g;另取薏苡仁 20g,玉米须 30g,先煎后以汤代水再煎上药,每日 1 剂。

功效:健脾益肾,养阴利湿。

主治:小儿肾炎属脾肾亏虚,水湿内蕴。

[柯联才,陈国源.盛国荣教授治疗慢性肾炎的经验.辽宁中医杂志,1988,12(4):1]

病案举例:

施某,男,6 岁。1 年前曾患急性肾炎,经治疗后浮肿消退,但因扁桃体炎和下肢脓疱疮反复出现浮肿,应用抗生素、大量激素及利尿剂,浮肿未能消退,尿蛋白不见减少。近 1 周来,病情加重,发热烦躁,腹胀腹泻,恶心呕吐,皮肤瘙痒,浮肿加剧,尿每日 50ml。患孩面色㿠白,唇淡无华,语言低微,呼吸急促,烦躁不宁,动则喘促,舌红苔薄黄,脉数。检查:T 39.5℃,血压 10.7/8.0kPa;扁桃体Ⅱ度肿大,心肺无异常,腹大如鼓,腹水征(++),全身高度浮肿。各项生化检查多见异常。尿蛋白(++++),颗粒管型 2~3 个/HP。证为脾肾衰败,浊毒内盛。病属关格危症,急以扶正祛邪,利水消肿。

药用见上。9剂后精神好转，呕吐止，食欲正常，浮肿消退，尿量600ml/d，体温37.5～38℃，上方加知母、青蒿、丹皮以退虚热，续服6剂后，继以五苓散加参、芪巩固2个月，尿检正常。

(2)袁正瑶验方

药物组成：焦白术6g，茯苓12g，山药9g，薏苡仁12g，泽泻5g，石韦9g，蒲公英12g，藕节9g，旱莲草6g，鲜茅根30g，芡实8g。

功效：健脾利水，清热渗湿。

主治：小儿急性肾炎，脾失健运，水湿泛滥。

[袁兆荣，等主编．袁正瑶医术验案集锦．北京：人民卫生出版社，1997：224]

病案举例：

张某，女，5岁。患儿之母发现女儿清晨眼睑浮肿5天，继而小便短少，两下肢亦浮肿，食欲不振，倦怠懒动。尿常规检查：蛋白(＋＋)，红细胞(＋＋)，白细胞(＋＋)，管型少许。追问病史：10天前曾发热、咽痛，经治疗好转。西医儿科诊断："急性肾小球肾炎"，给予"氢氯噻嗪"等药物治疗，效果不显，邀余诊治。检查：面色㿠白，精神欠佳，眼睑及两下肢浮肿。舌质淡、苔白薄，脉象沉而弦。药用上方分2次服。复诊：患儿连服上方6剂，小便量增多，浮肿逐渐消退，精神及食欲较前转佳。尿常规检查：蛋白(＋)，红细胞(＋)。舌苔薄白，脉象沉而缓。处理：以前方去泽泻，加芡实8g以补脾继服。三诊：患儿又服药6剂，精神及食欲恢复如常，浮肿消失。尿常规检查：蛋白(－)、红细胞(－)、管型消失。后每周查尿常规1次，连续3周正常。即停药观察，1年后随访痊愈未发。

(3)张琪验方

药物组成：黄芪20g，党参15g，莲子10g，麦冬10g，地骨皮10g，柴胡10g，茯苓10g，益母草20g，白花蛇舌草20g，甘草10g。

功效：益气养阴兼利湿热。

主治：小儿慢性肾小球肾炎气阴两虚，湿热内蕴。

[曹洪欣．张琪治疗肾病经验举隅．中医杂志，1991，2：17]

病案举例：

刘某，女，9岁。患慢性肾小球肾炎1年余，曾用中西药物治疗未能完全缓解。症见眼睑浮肿，尿色淡黄，腰痛，周身乏力，纳差，口干，舌淡红、苔薄白，脉滑少力。尿量24小时1500～1800ml，排尿后小腹疼痛。尿常规：蛋白(++)，白细胞3～4个/HP，红细胞10～20个/HP，颗粒管型0～1个/HP。治以上方水煎服，每日1剂。服6剂后腰痛、乏力减轻，仍纳少，舌淡红，脉滑。尿常规：蛋白(+)，白细胞0～1个/HP，红细胞2～5个/HP。续以上方去益母草，加黄芩10g，车前子15g，白花蛇舌草改为30g。连服26剂，腰痛、小腹痛消失，眼睑未见浮肿，力气增，舌淡红、苔薄黄，脉滑。尿常规(一)。复去车前子，加赤芍10g，益母草20g，连服10余剂告愈。随访半年未复发。

(4)郑平东验方

药物组成：党参15g，丹参15g，黄芪30g，熟地15g，山药15g，山萸肉15g，石韦15g，米仁根15g，杜仲15g，牛膝12g，当归15g，川芎15g，黑荆芥15g，蒲黄炭(包)15g，常法煎服。

功效：健脾补肾。

主治：慢性肾炎脾肾亏虚。

[舒静．郑平东巧用药对治疗慢性肾炎蛋白尿经验．江苏中医药，2008，40(10)：24～25]

大医有话说

慢性肾炎病程过长多损及脾肾，使脾肾输布、排泄水液之功能日趋恶化，盛国荣、袁正瑶主张健脾益肾，养阴利湿。盛国荣认为：慢性肾炎脾肾多双虚，久而衰败，易感外邪，因虚致实，攻下恐伤其正，护正虑其邪盛，治疗颇为棘手。以扶助脾肾为主，兼以利湿祛邪。方中生脉散以培补元气，茵陈、金银花清除浊毒。因病情错综交杂，水积虽久，若陡然退水，唯恐水退堤决或沟渠堵塞而反不畅，既用渗湿利水之茯苓皮、猪苓、泽泻、薏苡仁、玉米须，又有健脾理气之大腹皮、砂仁、神曲、陈皮，尚伍温运中州之姜及益气护阴的生脉散，使生机渐复。袁正瑶认为：脾肾亏虚，水液输布失调，故肾炎迁延不愈，此时当健脾益肾为主，化湿利水为辅，方中白术补脾燥湿，实脾则能防水泛溢，燥湿则能利小便；茯苓甘淡，健脾利水而渗湿；薏苡仁健脾利湿；山药补脾肺而益肾；泽泻、石韦利水祛湿；蒲公英化脾胃之热毒，亦有消肿之力；藕节凉血、散瘀、止血；旱莲草补肾而止血；鲜白茅根利小便而除伏热，并有凉血、止血之功。张琪认为：慢性肾炎在水肿消退后蛋白尿长期不消失的主要病机是脾气虚弱，清阳不升，精微下注而外溢，而蛋白丢失日久必耗伤阴液，形成气阴两伤之候，以脾气亏虚为主要病机。治以益气养阴利湿热为大法，用药常选用大剂量黄芪30～50g，党参20～30g健脾益气，配以麦冬、地骨皮各15g益阴而退虚热，又制参、芪之温燥；茯苓、车前子、白花蛇舌草利湿清热；柴胡升阳而调畅气机，使补而不滞；常伍芡实、莲子固摄缩泉。以此方药治疗是证，常收奇效。郑平东擅用黄芪配伍怀山药健脾固本。黄芪性温，味微甘，健脾益气，升阳固表，利水消肿；怀山药性平味甘，滋阴利湿，能滑润又能收涩，补肾兼补脾胃。古方消渴丸中即以二药同用，取其补元气而滋真阴，阳升而阴应的功效，治疗慢性肾炎蛋白尿以黄芪配伍怀山药主要是加强健脾补气的作用，正所谓“人之大气旺，自能吸摄全身气化不使下陷”。郑教授认为脾为后天之本，气血生化之源。脾虚失运清阳不升，则谷气下流精微外泄，而补中健脾可运化水谷，升清降浊，从而使肺气得以统摄而制下，肾气得以充沛而藏蛰，故治脾成为通调三焦，控制精微物质外泄的重要环节。郑教授以黄芪配伍山药，正是取其脾肾双补、精气兼收的作用。临床上如见中气下陷之症，可加用党参、白术、柴胡等升提之药；如见肾虚不固之症，可加用金樱子、山萸肉、巴戟肉等温肾收涩之品。

人医之法八：温阳扶正，泻肺逐水方

搜索

(1)林鹤和验方

药物组成：北芪、云苓、枣皮、西党、益母草各9g，赤小豆、半边莲各10g，白花蛇舌草12g，玉米须15g，小叶野鸡尾20g(鲜品)，肉桂7g，大枣5枚。

功效：温肾健脾，解毒化湿。

主治：慢性肾炎脾肾阳虚，内蕴湿毒。

［杨建辉．林鹤和治疗慢性肾炎的经验．江西中医药，1988年03期］

病案举例：

尹某，男，6岁，市酒厂家属，1985年初诊。患者于1985年9月18日突然两眼肿如卧蚕，尿短赤，继则全身浮肿，在某医院诊断为急性肾炎。经西药治疗，浮肿消退，以后每因受凉感冒而复发。近2个月来，尿少、颜面及全身浮肿，按之如泥，纳呆，常自汗出，面色白，大便稀溏，小便稍黄，舌质淡，苔薄白，脉沉细。某医生曾用温阳利水法治疗月余，浮肿不退，尿蛋白（＋＋～＋＋＋）。就诊时，蛋白（＋＋＋），颗粒管型（0～3 个/HP），红细胞（0～5 个/HP），白细胞（2～7 个/HP）。诊断为慢性肾炎。服药 15 剂后，浮肿消退，饮食增加。小便化验：蛋白（＋），管型消失。仍以上方化裁，治疗 3 月余而痊愈。小便化验，尿蛋白连续 3 次阴性，随访 1 年未复发。

(2)岳美中验方

药物组成：党参 12g，白术 12g，山萸肉 12g，山药 12g，车前子 12g，赤芍 12g，泽泻 9g，川芎 9g，巴戟天 6g，补骨脂 6g，肉桂 6g，当归 15g，红花 15g，丹参 15g，益母草 30g。

功效：温补脾肾。

主治：小儿慢性肾炎脾肾阳虚。

［李兴培．岳美中教授临床经验简介．辽宁中医杂志，1986，10(8)：17］

(3)盛国荣验方

药物组成：党参 10g，白术 10g，槟榔 10g，芜荑仁 8g，泽泻 8g，川附子 6g，盐蝼蛄 5 个，使君子 10 枚，金锁匙 6g，猪苓 6g，车前子 14g，雷丸 5g，肉桂粉 1g（冲服）。

功效：温补脾肾，利水驱虫。

主治：小儿肾炎属阴水、虫臌。

［柯联才，陈国源．盛国荣教授治疗慢性肾炎的经验．辽宁中医杂志，1988，12(4)：1］

病案举例：

林某，男，13 岁。因感冒发热，眼睑浮肿，经治疗后感冒愈，但精神萎靡，纳差，时伴腹痛，全身轻度浮肿，大便时溏时干，多次检查尿蛋白（＋＋＋），颗粒管型（＋），红细胞（＋），脓细胞（＋）。曾住院治疗，浮肿时消时起，腹痛纳呆未见缓解，尿检仍异常。先后应用中药五苓散、五皮饮、真武汤等治疗，症状均未能完全改善，病情日趋恶化，渐见恶心呕吐，不思饮食，烦躁不宁，腹部日渐膨胀。诊见患孩面色晦黯，双侧面颊数个虫斑，营养发育较差，精神疲乏，唇淡无华，下唇内数个粒状虫点，全身浮肿，下肢尤甚，按之凹陷不起，腹大如鼓，按之坚实，腹围 75cm，舌红苔薄白，脉虚数。尿检：蛋白（＋＋＋），颗粒管型（＋），红细胞（＋），白细胞（＋＋）。日进液体量 460ml，尿量 500ml，大便常规正常。药用（见上）上方连服 6 剂，烦躁腹痛消失，食欲增进，呕吐止，尿清，每日排出 1300～1700ml，腹围减至 60cm。继用六君子汤合参苓白术散加减，调治月余，诸症悉失。尿检仅有少许蛋白，白细胞 0～2 个/HP。

(4)李浚川验方

药物组成：黄芪 15g，虎杖 12g，党参 15g，白术 10g，白茅根 50g，车前子 15g，小蓟 15g，金银花 15g，山药 15g，益母草 12g，水蛭 9g。

功效：温补脾肾，清利活血。

主治：小儿慢性肾炎，脾肾阳虚，温热内蕴，瘀血阻络。

［刘导民．李浚川教授临证经验举隅．河南中医，1993，13(3)：24］

病案举例：

熊某，女，10 岁。患慢性肾炎 4 年余。经某医院中西药治疗 2 年多未愈。诊见患者面色萎黄，无浮肿，乏力，易感冒，四肢末总觉发凉，小便色深，舌紫、苔薄腻根部黄厚，脉细而迟。尿检：蛋白（＋），红细胞（＋＋），白细胞（＋＋），颗粒管型 1～3 个/HP，球菌（＋＋），红细胞形态不均。此系脾肾阳虚，湿热残留，瘀血阻络之候。治以甘温，参以清利活血。处方见上，服药 15 剂，诸症悉除，体力有增，四肢转温，小便清长。尿检：蛋白（－），红细胞 1～3/HP，白细胞（－）。宗原方稍作更替，连续服 5 个月，症状消失，尿蛋白转阴，红细胞形态正常。随访半年多未复发，病情稳定，多次尿检各项阴性。

大医有话说

慢性肾炎后期脾肾阳虚，护外功能降低，易感外邪而病情反复，可用此法施治。林老主张不论在疾病的各个阶段，根据湿热病邪的轻重，都要注意使用一些清热解毒化湿之品，常选用连翘、蒲公英、石韦、车前草、半边莲、半枝莲、白花蛇舌草、白茅根，特别重用小叶野鸡尾，多用 30g 以上。他指出蒲公英、连翘等过于苦寒之品，不可久用，但半边莲、白花蛇舌草则可用于肾炎的各个阶段，久用亦无伤损脾之害。岳美中认为：慢性肾炎常见脾肾两虚，舌苔白，脉沉缓或沉迟、两尺脉无力，以阳虚为主，应治以温补脾肾。其还认为病久入络，肾有瘀血，故主张在补脾温肾之基础上，佐以活血化瘀，用自拟方剂(见上)长期服用,常获良效,且疗程较单纯温补脾肾明显缩短。其还十分注意大便情况,若大便稀溏,畏寒乏力,系命火式微,可加熟附片;如大便二三日一行,虽属脾肾两虚,亦不宜加附子,用巴戟天、补骨脂、菟丝子温补肾阳。盛国荣认为:慢性肾炎常以肺脾肾不足为内因,外感邪毒,甚至寄生虫感染,使脾之升降运化、肾之水液输布失常。若单从脾肾治疗难以收到满意效果,在治疗过程中须紧紧扣住三个主要环节:一以桂、附、参、术温补脾肾治其本;二以猪、泽、车前渗利困脾之水湿治其标;三则应用一系列驱虫之剂驱除诱因,体现了中医学的辨证施治。并使用蝼蛄治疗臌胀水肿之证。还认为本品乃治标之药,且有小毒,临证运用当权衡虚实之偏颇而酌选补脾培中之剂,相伍为用。李浚川认为:慢性肾炎脾肾阳虚背后往往有湿热隐患。主张治水先治脾肾,并且强调温补脾肾须与清热利尿活血法合用。此类病人除脾肾阳虚证象外,大多尚有邪热内蕴、瘀阻络脉之征。他还认为,湿热瘀血不除是造成慢性肾炎反复发作、病程缠绵,甚至引起尿毒症等的根本所在。因此,推崇以平补脾肾的黄芪、党参、白术等甘温味薄之品与清热解毒、利尿活血的白茅根、车前子、虎杖、石韦、小蓟、益母草、金银花、水蛭等长期同用,直至病情完全缓解。

第9章 白血病，宝宝生命杀手

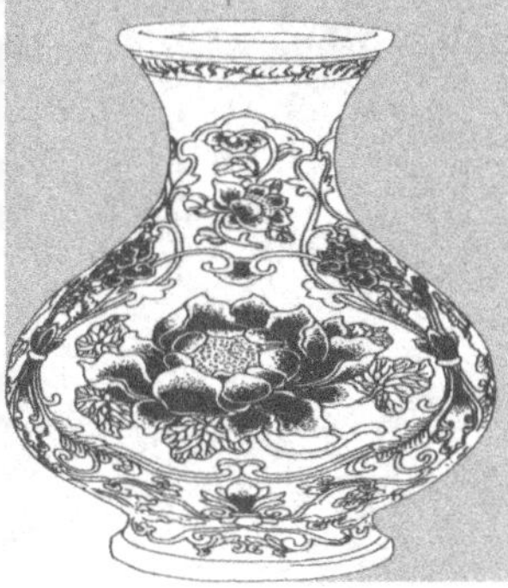

白血病是一类造血干细胞的克隆性恶性疾病。临床上常有贫血、发热、感染、出血和肝、脾、淋巴结不同程度的肿大等表现。根据白血病细胞的成熟程度和自然病程，白血病可以分为急性和慢性两大类。急性白血病的细胞分化停滞在较早阶段，多为原始细胞及早期幼稚细胞，病情发展迅速，自然病程仅数个月。慢性白血病的细胞分化停滞在较晚阶段，多为较成熟幼稚细胞和成熟细胞及少见的毛细胞白血病、幼淋巴细胞白血病等，病情发展慢，自然病程为数年。慢性白血病分为慢性粒细胞白血病（简称慢粒白血病），慢性淋巴细胞白血病（简称慢淋白血病）以及少见的毛细胞白血病、幼淋巴细胞白血病等。以急非淋白血病最多见，慢淋白血病少见。

白血病中医学古代文献中无此病名记载，可归属于“急劳”、“热劳”、“瘟毒”、“血证”、“虚劳”、“癥积”病证范畴。

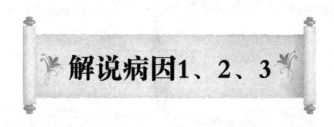

解说病因1、2、3

1. 先天不足

父母体质素虚，致胎儿禀赋薄弱，精血不足，气血亏虚；或胎孕期间起居不慎，外邪及药物所伤，均可损伤胎儿，而致胎弱，生后发病。

2. 饮食不节

饥饱无常，饮食不节，如过食肥甘厚味，或嗜烟酒而成痞，以致脾胃损伤，运化失健，湿浊内生，郁而化热，湿热交蒸，发为此病。

3. 情志失调

忧思伤脾，脾运失健，津液不布，遂聚为痰。郁怒伤肝，肝失疏泄，肝郁气滞，甚则气郁化火，灼津成痰。无论气滞或痰阻，均可使血行失畅，脉络不利，而致气滞血瘀，或痰瘀交阻，渐成此病。

4. 热毒久蕴，精髓被扰

引起白血病的热毒有外来和内生之分。外来邪毒多为时令毒邪，如湿毒、火毒等。内生热毒多由脏腑功能失调，气血阴阳失衡，浊热内滞，郁久蕴毒。或母体罹患热病，热毒内着于胎，蕴蓄不散，深伏精血骨髓，消灼胎儿精血。热毒深伏体内，一旦热毒渐盛或正气被郁，便随之病发。热毒蕴结，损伤脏腑，攻注骨髓，精髓被扰，阴阳气血失调，发为本病。

总之，中医认为白血病的主要病因为热毒和正虚，病性为本虚标实。正气亏虚为本，温热毒邪为标，多以标实为主。病位在骨髓，表现在营血，与肾、肝、脾有关。白血病的成因与正气不足，邪毒内陷血脉，阻碍气血生化；

或因有害物质伤及营血、肾精，累及骨髓，气血生化失常等有关。以发热、出血、血亏、骨痛、癥块等为临床特征；病性多数虚实夹杂，病情危重，预后差。

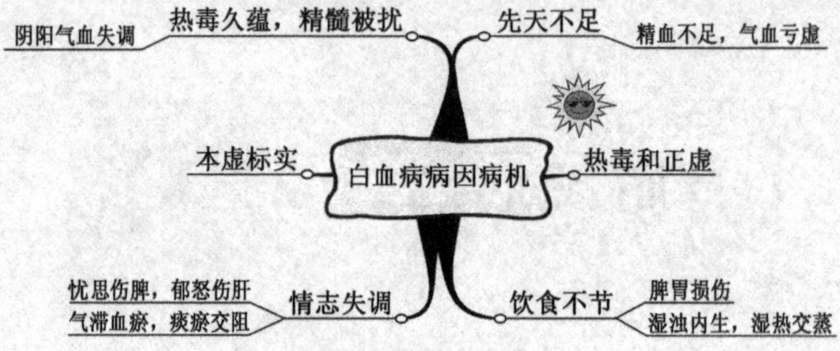

图 9-1　白血病的病因病机

中医治病，先要辨证

1. 热毒炽盛

壮热，口渴多汗，烦躁，头痛面赤，身痛，口舌生疮，咽喉肿痛，面颊肿胀疼痛，或咳嗽，咯黄痰，皮肤、肛门疖肿，便秘尿赤，或见吐血、衄血、便血、尿血、斑疹，或神昏谵语，舌质红绛，苔黄，脉大。治以清热解毒，凉血止血。方以黄连解毒汤合清营汤加减。

2. 痰热瘀阻

腹部癥积，颌下、腋下，颈部有痰核，单个或成串，痰多，胸闷，头重，纳呆，发热，肢体困倦，心烦口苦，目眩，骨痛，胸部刺痛，口渴而不欲饮，舌质紫暗，或有瘀点、瘀斑，舌苔黄腻，脉滑数或沉细而涩。治以清热化痰，活血散结。方以温胆汤合桃红四物汤加减。

3. 阴虚火旺

皮肤瘀斑，鼻衄，齿龈出血，发热或五心烦热，口苦口干，盗汗，乏力，体倦，面色晦滞，舌质红，苔黄，脉细数。治以滋阴降火，凉血解毒。方以知柏地黄丸合二至丸加减。

4. 气阴两虚

低热，自汗，盗汗，气短，乏力，面色不华，头晕，腰膝酸软，手足心热，皮肤瘀点、瘀斑，鼻衄、齿衄，舌淡有齿痕，脉沉细。治以益气养阴，清热解毒。方以五阴煎加味。

5. 湿热内蕴

发热，有汗而热不解，头身困重，腹胀纳呆，关节酸痛，大便不爽或下利不止，肛门灼热，小便黄赤而不利，舌红，苔黄腻，脉滑数。治以清热解毒，利湿化浊。方以葛根芩连汤加味。

6. 瘀血内阻

形体消瘦，面色晦暗，胸骨按痛，胁下癥块按之坚硬、刺痛，皮肤瘀斑，鼻衄、齿衄、尿血或便血，舌质紫暗，脉细涩。治以活血化瘀。方以膈下逐瘀汤加减。

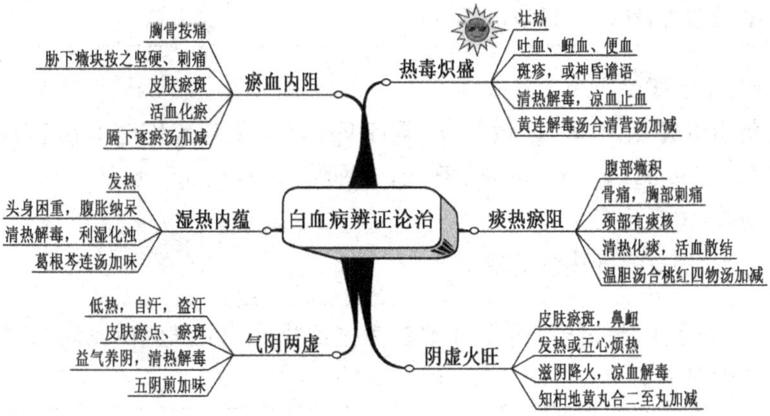

图 9-2 白血病的辨证论治

白血病的大医之法

大医之法一：化瘀方

搜索

(1)李海燕验方

药物组成：蟾酥 0.01g，熟大黄 3g，䗪虫 5g，蚤休 20g。

功效：以毒攻毒，活血化瘀。

主治：白血病毒瘀互结型。

[李海燕，王倩．祛毒化瘀法治疗慢性粒细胞白血病疗效观察．辽宁中医杂志，2007，34(2)：169～170]

(2)王运律验方

药物组成：龙胆草 6g，黄芩、山栀各 9g，太子参 15g，生地 12g，黄连 3g，大黄 9g，三棱 12g，莪术 15g，枳壳 9g，制香附 6g，青黛 3g。

功效：清肝化瘀。

主治：白血病肝热血瘀型。

[王运律，吴正祥．清肝化瘀法为主治疗慢性粒细胞白血病 52 例．辽宁中医杂志，2001，10(28)：601～602]

(3)陈兴东验方

药物组成：枳壳 6g，川连 1.5g，陈皮 6g，生大黄 3g(后下)，白术 10g。

功效：行气导滞，通行大便。

主治：白血病气滞血瘀型。

[陈兴东．下法在防治儿童白血病感染中的应用．江苏中医，2000，21(9)：38]

大医有话说

以上三方均以化瘀为主，但两家各有特点：李海燕认为，慢性粒细胞白血病的发病主要是与“毒瘀”有关。六淫邪气过甚，侵袭机体，或者内伤七情、饮食不节、劳逸失度都会导致脏腑功能紊乱，气血运行失常，气血不能正常运行则停留为瘀滞，出现了瘀血，瘀血积聚体内，则增加了毒邪与机体接触的机会，加重了机体功能的紊乱，就产生了内毒，内毒的产生会损伤人体的正气，使外邪易于入侵，这样就造成了恶性循环。毒与瘀的关系极为密切，瘀可化毒，毒可致瘀，慢性粒细胞白血病过程中毒与瘀血相互搏结而形成的毒瘀是一种常见的病理变化，有毒无瘀不结，无瘀亦不得生疾患。因此，在治疗慢性粒细胞白血病时不仅要消除瘀滞的毒结，而且还要积极地化瘀，化瘀是为了更好地攻毒，两者相辅相成，不能分开。所以祛毒化瘀法应贯穿于疾病治疗的始终，分别采用以毒攻毒和活血化瘀的治法。蟾酥有一定毒性，可治疗“一切恶肿”(《本草纲目》)，以毒攻毒可使毒邪有出路，达到祛毒除癌，破瘀散结的作用；而熟大黄、䗪虫、蚤休“主治一切无名肿毒，攻各种疮毒痈疽”(《滇南本草》)。活血化瘀可以消除髓血瘀滞，畅通血脉，有利于更好地发挥解毒药物的作用，防止瘀毒再次聚结，导致病势的发展恶化。而王运律认为，情志因素是致病主要因素之一，疾病也可以引起情志的波动。“因病致郁”，郁证是最常见症状之一。郁证，首先影响机体的气机，后伤及脏腑的生理功能及血液的运行。肝脏是调畅气机的中枢。肝主疏泄，郁怒不畅，使肝失条达，气失疏泄。“木郁达之”，治疗郁证，宜疏肝解郁，疏通气机，调畅情志。慢性粒细胞白血病属中医积聚等范畴，病因病机为正虚受邪、肝胆实热、气滞血瘀。以清肝化瘀法为主治疗，是以太子参、生地等扶正固本；龙胆草、黄芩、山栀、黄连、大黄、青黛等清肝胆实热；兼有三棱、莪术、制香附、枳壳等理气活血，疏通气机，调畅情志。诸药合用，扶正祛邪、疏肝解郁。同时，在临床中，保持良好的医患关系，鼓励患者树立战胜疾病的信心，正确对待疾病，给予必要的精神援助等，都有利于稳定患者的情绪和病情。陈兴东认为，按张子和云：“在下之病，可泄而出之”，故具有明显感染灶的白血病儿童在化疗过程中重点在于清除病灶，或在化疗同时控制感染灶，防止并发症。方中枳壳、陈皮、白术理气健脾，大黄攻坚泄下，黄连清热解毒。众药配伍，具有缓下之功。从而使便次增加不断泄毒而出，帮助白血病患者安全度过感染危险期。

大医之法二：益气养阴方

搜索

(1)徐瑞荣验方

药物组成：黄芪 24g，太子参、白术、茯苓各 15g，生地 24g，黄精、天门冬、麦门冬各 15g，白花蛇舌草、半枝莲、小蓟、蒲公英各 30g，甘草 10g。

功效：益气滋阴，清热解毒。

主治：白血病气阴两虚型。

[徐瑞荣，刘朝霞，周延峰，等．中西医结合治疗急性髓系白血病疗效观察．辽宁中医杂志，2004，12(31)：1036～1037]

(2)薛广生验方

药物组成：西洋参 6g，石斛 15g，麦冬 9g，黄连 3g，知母 9g，甘草 6g，丹皮 6g，连翘 9g。

功效：养阴生津，清热益气。

主治：白血病气津两伤证型。

[薛广生．气营两清法治疗白血病发热 47 例临床观察．四川中医，2010，28(7)：55～56]

(3)杨高隆验方

药物组成：女贞子 30g，枸杞子 12g，菟丝子 30g，金樱子 30g，黄芪 12g，党参 12g，当归 10g，补骨脂 12g，仙茅 10g，鸡血藤 30g，黄精 15g。

功效：补肾益精，益气养血。

主治：白血病气血两亏证型。

[杨高隆．补肾法治疗白血病前期 2 例．广东医学，1982，3(11)：45～46]

大医有话说

徐瑞荣认为，黄芪味甘，“补气诸药之最”(《本草求真》)，太子参甘平，归脾肺经。能“补脾肺元气”，兼能养阴生津，其性略偏寒凉，属补气药中的“清补”之品；白术、茯苓健脾补中，生地养阴生津，天冬、麦冬养阴润肺，益气生津，以上诸药合用，益气滋阴。白花蛇舌草、半枝莲清热解毒消肿，已被广泛应用于各种癌症的治疗，小蓟凉血止血，散瘀解毒消痈，蒲公英清热解毒，消肿散结，以上诸药合用，能达到益气养阴，清热解毒的功效。薛广生用气营两清的方法进行辨证论治，他认为邪热耗伤气阴用此方疗效较好，方中西洋参益气养阴，兼以清火，为君药；石斛、麦冬助西洋参以养阴清热，共为臣药；黄连、知母、丹皮、连翘清热解毒；甘草调和诸药。诸药合用，使热得以清，气津得复，本方清补并用，既清热又益气养阴，有邪正兼顾，标本兼治之意。徐瑞荣方中补气药较薛广生方中为多，同时运用了一些健脾药。人体造血与心、脾、肾有关。心生血，血为水谷之精，生化于脾，肾藏精，故肾为先天之本，元阴元阳之所系，能滋养、温煦人体五脏六腑，主宰人体生长发育及生殖机能，中医学说又认为肾主骨，脾统血，气血两虚，与脾肾有关。现代医学证明，主要造血器官是骨髓。基于上述理论，结合本病的临床症状，可见肾脾起主导作用。杨高隆运用补肾运脾为主的治疗原则，选用补肾益精类中药，如女贞子、金樱子、枸杞子，此方是从朱丹溪的“五子衍宗丸”化裁而来，并用仙茅、补骨脂等加强温肾壮阳，佐以党参、黄芪、当归、鸡血藤等运脾益气血，因而取得满意疗效。

大医之法三：清热解毒方

搜索

(1)方宝华验方

药物组成：水牛角15g，生地15g，丹皮10g，赤芍10g，银花12g，连翘12g，豆豉12g，生山栀15g，紫草30g，蒲公英30g，白术15g，生黄芪15g，茯苓15g，生薏苡仁30g，碧玉散30g(包)，焦山楂10g，焦六曲10g，谷麦芽各30g。

功效：清热解毒凉血。

主治：白血病热毒炽盛证。

［朱美华．方宝华治疗白血病医案二则．中医文献杂志，2002，32(3)：38］

(2)王永瑞验方

药物组成：青黛 90g，雄黄 10g。

功效：清热解毒，化瘀消癥。

主治：白血病热毒壅盛证。

药物制作：将上述药物研磨后装胶囊，或以熟地为赋形剂做成片剂，每片 0.3g。

［周霭祥，姚宝森，郑金福．青黄散治疗慢性粒细胞白血病 25 例近期疗效观察．中西医结合杂志，1981，1(1)：16～18］

大医有话说

方宝华认为慢性粒细胞白血病为温热病邪入营之证，遵循“入营犹可透热转气”的治则，用清营汤合栀子豉汤加减。方中用水牛角代犀角，丹皮、赤芍、紫草与生地合用，清热解毒凉血；用栀子豉汤加银花、连翘、蒲公英，既有透热转气的功效，又增加了清热解毒的作用；生黄芪、茯苓、薏苡仁健脾助运，用焦山楂、焦六曲、谷麦芽和胃消导，以免清热之品有碍胃之弊；碧玉散清热利湿，使邪有出路。以上诸药合用有清热解毒凉血之功。而王永瑞在清热的同时，侧重以散瘀消癥。他认为，解毒是针对病因，化瘀消癥是针对病理改变和证候，方中青黛味咸寒，可消肿散瘀，凉血解毒；雄黄味辛温，可解百毒，消积聚，化腹中之瘀血，两药并用，则有清热解毒，散瘀消癥的作用。

大医之法四：滋阴降火方

搜索

(1)周仲瑛验方

药物组成：升麻二两，当归一两，蜀椒一两，甘草二两，炙鳖甲一片，雄黄半两。

功效：滋阴降火，清热解毒。

主治：白血病阴虚火旺型。

［陈健一．周仲瑛辨治白血病经验．上海中医药杂志，2010，44(7)：14～15］

(2)张宛冬验方

药物组成：熟地 24g，山萸肉 12g，山药 12g，泽泻 9g，丹皮 9g，白茯苓 9g，黄柏 6g，知母 6g。

功效：滋补肝肾，养阴清火。

主治：白血病阴虚火旺型。

［张宛冬，张军民，郭磊，等．六味地黄丸治疗白血病临床体会．河南中医，2007，27(11)：76］

大医有话说

周老认为，对于阴虚瘀毒型白血病此方(升麻鳖甲汤)切中病机，可获良效。升麻鳖甲汤出自张仲景《金匮要略》其载："阳毒之为病，面赤斑斑如锦纹，咽喉痛，吐脓血。五日可治，七日不可治，升麻鳖甲汤主之。阴毒之为病，面目青，身痛如被杖，咽喉痛。五日可治，七日不可治，升麻鳖甲汤去雄黄、蜀椒主之。"本方古代用来治疗感染疫毒之病症，周老认为取其意，可用来治疗白血病、系统性红斑狼疮及脓毒血症等危急疑难病症。方中升麻、甘草清热解毒；鳖甲、当归滋阴养血；雄黄、蜀椒解毒辟秽。张宛冬认为，此证以阴虚为本，火动为标，治宜滋阴补肾为主，"壮水之主，以制阳光"。方中重用熟地黄，味甘纯阴，主入肾经，长于滋阴补肾，填精益髓，为君药。山茱萸酸温，主入肝经，滋补肝肾，秘涩精气；山药甘平，主入皮经，"健脾补虚，涩精固肾"(《景岳全书》)，补后天以充先天，同为臣药。君臣相协，不仅滋阴益肾之力相得益彰，而且兼具养肝补脾之效。肾为水脏，肾元虚衰每致水浊内停，故又以泽泻利湿泄浊，并防熟地之滋阴恋邪；阴虚阳失所制，故以丹皮清泄相火，并制山茱萸之温；茯苓淡渗脾湿，既助泽泻以泄肾浊，又助山药之健运以充养后天之本，俱为佐药，六药合用，滋阴补肾。

第10章 小心呵护宝宝，远离贫血困扰

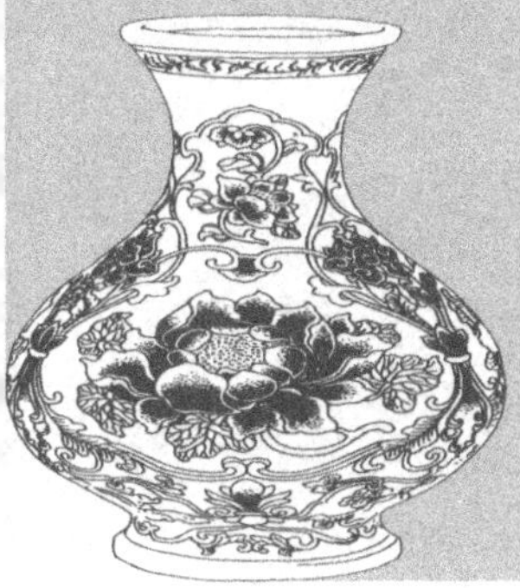

贫血是一组综合征，不是一种独立的疾病，可由很多原因引起，很多疾病可伴有贫血。外周血液单位体积中血红蛋白浓度、红细胞计数和(或)红细胞比积低于正常最低值者称为贫血。其中血红蛋白浓度较为重要。贫血的诊断标准:我国成年男性：RBC<4.0×10^{12}/L；Hb<120g/L；Het<40%。我国成年女性：RBC<3.5×10^{12}/L；Hb<110g/L；Het<35%。其主要临床表现为皮肤黏膜苍白或苍黄、头晕乏力、纳呆、烦躁不安等。多发生在6个月至3岁的婴幼儿。本病不仅影响儿童的生长发育，严重者还影响其行为、智力以及对疾病的抵抗力。本病属中医“血虚”范畴，根据贫血的轻重程度，又分属于“萎黄”、“黄胖”、“疳证”、“虚劳”等病证。

解说病因1、2、3

1. 脾胃虚弱

饮食水谷为血液带钢以化生的物质来源，然而水谷必须借助胃府的受纳腐熟及脾脏的运化方能化为血液。“中焦受气取汗，变化而赤，是谓血”，脾胃为后天之本，气血生化之源。饮食不节或饥饱失调操脾胃，或情志不畅、肝郁乘脾，或素体禀赋不足，均可导致脾胃虚弱，运化失职，气血生化乏源而致贫血。

2. 失血过多

脾失统血，肝不藏血，血不搬走经而外溢，或阴虚火旺，迫血妄行，导致反复吐血、衄血、咳血、便血、崩漏，失血过多，终致贫血。

3. 虫积

饮食不洁，钩虫侵入人体，虫积肠内，扰乱胃肠气机，脾胃受损，运化失司，气血生化不足，虫积体内，大量吸食水谷精微，气血乏源，均可导致贫血。

4. 肾精亏虚

《张氏医通》云：“气不耗，归精于肾而精，精不泄，归精于肝而化清血。”《侣山堂类辨》云：“肾为水脏，主藏精而化血。”《诸病源候论》云：“精藏精，精者，血之所成也。”以上说明精血同源，可以相互转化。若先天禀赋不足、后天失养或房劳过度等原因导致肾脏虚衰，则肾精不足，精不化血，血液生成不足而见贫血。

缺铁性贫血病位主要在脾、肾，与心、肝也有一定的关系。脾胃虚弱，不能“受气取汁，变化而赤”是本病发病的关键。《黄帝内经》云：“中焦受气取汁，变化而赤是谓血。”脾为后天之本，气血生化之源，脾虚不能化气生血是本病的主要病机。

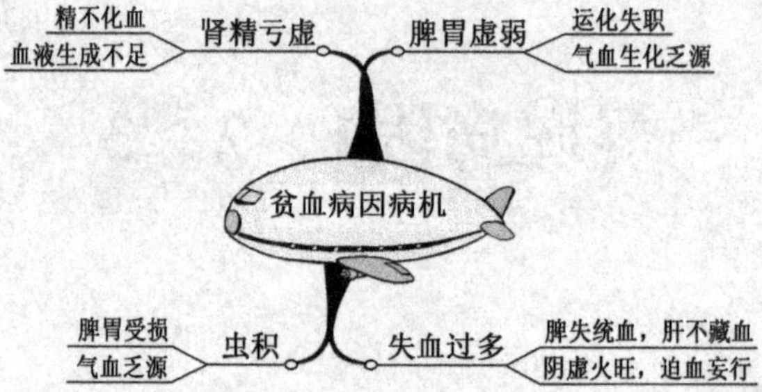

图 10-1　贫血的病因病机

中医治病，先要辨证

1. 脾胃虚弱

面色苍黄，口唇黏膜爪甲苍白，不思饮食，体倦乏力，大便溏泄，舌质淡，苔薄腻，脉细无力。治以健脾和胃，益气养血。方以参苓白术散加减。

2. 心脾两虚

面色萎黄或苍白，发枯易脱，倦怠无力，食少纳呆，心悸气短，头昏目眩，唇黏膜苍白，爪甲色淡，舌质虚胖，苔薄白，脉细弱。治以补脾养心，益气生血。方以归脾汤加减。

3. 肝肾阴虚

面色苍白，两颧嫩红，目涩耳鸣，腰腿酸软，头晕目眩，潮热盗汗，口舌干燥，指甲枯脆，肌肤不泽，舌红少苔，脉细数。治以滋养肝肾，补阴养血。方以左归丸加减。

4. 脾肾阳虚

面色苍白，口唇淡白，畏寒肢冷，食少便溏，或夹不消化食物，发育迟缓，精神萎靡，少气懒言，舌质淡，舌体胖，脉沉细无力。治以温补脾肾，益气养血。方以右归丸加减。

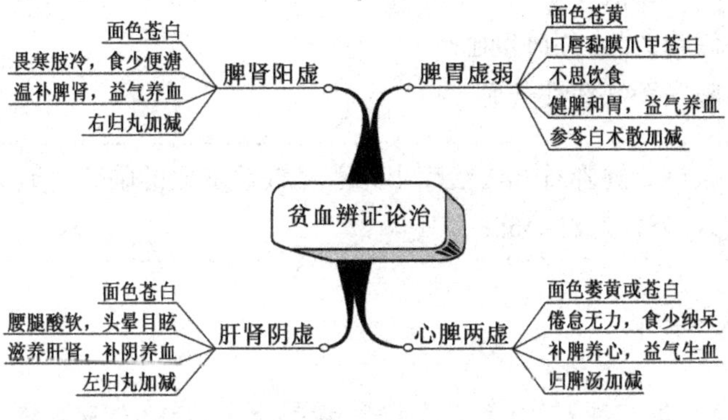

图 10-2 贫血的辨证论治

贫血的大医之法

大医之法一：健脾益气方

搜索

(1)钟美娟验方

药物组成：党参、白术、茯苓、黄芪、当归、陈皮制成糖浆。

用法：7 岁以下，每次 10ml，一日 2 次，7 岁以上，每次 10ml，一日 3 次，连服 4 周。

功效：健脾益气养血。

主治：脾虚型缺铁性贫血。

[钟美娟．健脾益气养血法治疗小儿缺铁性贫血 40 例．上海中医药杂志，1995，7：19～20]

(2)温振英验方

药物组成:生黄芪15g,党参12g,白术9g,陈皮9g,熟地10g,黄精10g,当归12g,白芍10g。

功效:健脾益气,补血生血。

主治:脾虚型缺铁性贫血。

[温振英.健脾益气法治疗小儿营养缺铁贫血的临床研究.中西医结合杂志,1987,7(8):469~471]

大医有话说

以上两方各有特点,前方重在健脾益气为主,后者健脾益气,补血生血并重。钟美娟认为缺铁性贫血属中医学"血虚"、"萎黄"范畴。由于小儿喂养失宜,损伤脾胃,或饮食偏嗜,化源缺乏,或禀赋不足,久病大病致脾胃功能低下,或诸虫寄生,耗伤气血,皆可使脾胃不能运化水谷精微,气血生化乏源,气血不足而产生贫血。临床诸症皆因脾胃虚弱,气血不足所致。治疗应旨在改善脾胃运化吸收功能,促进水谷精微化生气血。重点运用健脾益气养血,以黄芪、党参补气,茯苓的淡渗,白术的健脾运湿相配伍,使补气而不滞湿,促进脾胃运化机能。由于气能生血,用黄芪、党参的补气,以资生血之源,而当归的补血才能得力。现代药理研究提示,党参、白术、茯苓有改善物质代谢,促进造血功能和调节免疫。党参含有铁、钴、铜等多种微量元素,可能具有明显提高血红蛋白含量的药理作用。当归是补血活血要药,其补血作用是通过增加外周红细胞、血红蛋白、白细胞及骨髓有核细胞数而实现。黄芪可以调节免疫,同时能促进各类红细胞生成、发育和成熟。诸药合用具有健脾益气养血之功效。温振英认为中医早有"脾为生血之源"和"血液营养五脏六腑"理论的记载,但治疗缺铁性贫血(血虚证)一般采用补血法,多用当归补血汤、四物汤等。遇有脾虚腹泻者始用四君子汤健脾治疗。对没有腹泻症状者,则根据发病原因单纯采用健脾益气法治疗,健脾药和补血药均有促进小肠吸收的功能,与中医"血液营养五脏六腑"、"气血同源"的论点相符,并体现中医"标"、"本"治疗的关系。故而温老健脾益气选用四君子汤加减为主,补血选用四物汤加减为主。两方组合后更能体现标本兼治的理念。

大医之法二：健脾和胃方

搜索

(1)吴翰香验方

药物组成：硝矾片，药用硝石、绿矾、麦粉等份，另加淀粉适量，压制成片，每片重0.3g(自制中成药)。加味异功散，药用党参12g，白术9g(或用苍术6g，怀山药12g)，茯苓12g，炙甘草6g，陈皮9g，鸡内金6～9g，神曲12～15g。

用法：硝矾片每日3次，每次5片，饭后服；加味异功散每日1剂，早、晚分2次服，水煎服。

功效：健脾养胃生血。

主治：脾胃虚弱型缺铁性贫血。

[陆平．硝矾片合异功散加味治疗缺铁性贫血28例．上海中医药杂志，1985，10：28～29]

(2)赵坤元验方

药物组成：健儿蜜，经药厂制成糖浆后，每100ml中，含党参、白术、茯苓、怀山药、山楂各10g，大枣5枚，蜂蜜50g，硫酸亚铁2g。

用法：＜1岁5ml/次，1～3岁10ml/次，3～8岁15ml/次，＞8岁20ml/次，日服3次。

功效：健运脾胃，补血生血。

主治：脾胃虚弱型缺铁性贫血。

[赵坤元．健儿蜜治疗小儿缺铁性贫血52例疗效观察．新中医，1991，(5)：30～31]

大医有话说

以上两方各有特点，前方适用于中、重度贫血，后方适用于小儿轻度贫血。吴翰香认为中医学文献所载的“食劳气黄”、“食劳疳黄”、“黄肿”、“黄病”等疾患，临证都有肤色萎黄、毛发直指、四肢虚肿等见症，其症与现代医学的缺铁性贫血相似。吴老治疗多用异功散合硝矾片为主。关于异功散加味，其中的党参、白术、陈皮、鸡内金、神曲等味有促进消化道吸收铁质的作用，硝矾片是根据《金匮要略》中硝石矾石散制成的片剂。张仲景用其治疗“女劳疸”，我们用它治“黄肿”。其中绿矾一味，据《本草纲目》记载，有“消积滞、燥脾湿、化痰涎、除胀满黄肿疟利，风眼口齿诸病”作用，天然者内含带7个结晶水的硫酸亚铁。绿矾毕竟与硫酸亚铁片有所不同，其本身尚含有铜、铝、镁、锌等其他微量元素，其中铜和锌，对造血功能有促进作用。有关绿矾治疗“黄肿”的记载颇早，宋代的《重修政和经史证类备用本草》有论述，元代的《卫生宝鉴》中也用它来治疗食劳气黄。上述说明我国使用绿矾治疗“黄肿”是一个传统疗法。硝矾片中的硝石，内服能清脾润肠，治脘腹胀满、大便秘结。可见用硝矾片既有补充铁质、促进造血的功能，又有通滞之功用。加用异功散，助消化道吸收铁质，有相辅相成之用。上药服后大便色黑，可能是由于服用的绿矾在机体内没有完全被吸收，剩余的绿矾经碱性消化液的作用而将粪便染成黑色。这与硫酸亚铁片治疗本病有相似之处。赵坤元认同《灵枢·决气篇》“中焦受气，取汁变化而赤是谓血”。脾为后天之本，有消化水谷，吸收津液，补充气血之生理功能。脾气健运则气血充盛，脾气虚弱则气血不足。小儿脾常不足，若肥甘失调，饮食不洁，最易损伤脾气，化源不足是形成营养性贫血的主要原因。所以调补脾胃，补益气血，滋其化源就成为治疗的关键。以怀山药、党参益气健脾；白芍、大枣、蜂蜜滋养气血，且防党参温燥之弊；当归养血活血，合用则气血双补；茯苓、陈皮、山楂调补脾胃，开胃进食。现代药理学研究认为，党参含有维生素 B_1、维生素 B_2、葡萄糖、生物碱、皂甙等成分，能兴奋中枢神经，使精神振奋，消除疲乏，增加红细胞和血红蛋白，并能增强体力；白术含挥发油和维生素 A，能促进人体所需要的蛋白质合成，升高白细胞，促进体重增加及体力增强；茯苓、怀山药既是药物，又是食物，有助消化作用；大枣含有蛋白质、有机酸，维生素 A、维生素 B、维生素 C、AMP 活性物质，以及人体所需要的微量元素铁、钙、磷；山楂含脂肪酸、山楂酸等，能提高蛋白酶活性，增强消化功能。诸药合用，增强小儿消化吸收功能，提高血红蛋白、红细胞、白细胞，从而改善小儿贫血状态。

大医之法三：健脾补肾方

搜索

(1)杨秀清验方

药物组成：黄芪 30g，鸡血藤 30g，山药 30g，党参 12g，熟地 12g，枸杞子

12g，白术10g，当归10g，菟丝子10g(另包煎)，茯苓15g，阿胶15g(烊化冲服)，鹿角霜15g。

功效：健脾益肾生血。

主治：脾胃虚弱兼肾虚型缺铁性贫血。

[杨秀清．补脾益肾法治疗缺铁性贫血85例．陕西中医，1989，10(9)：392]

(2)周炜验方

药物组成：南沙参15g，炒党参15g，丹参15g，仙灵脾10g，仙鹤草10g，焦三仙10g。

加减：气虚明显者加炙黄芪15g，炒白术6g；大便干结者加炒白芍10g，制大黄3～6g；夜寐不宁者加何首乌、夜交藤各10g。

功效：健运脾胃，补肾生血。

主治：脾肾亏虚型缺铁性贫血。

[周炜．三参五仙汤治疗小儿营养性贫血．吉林中医药，1991，4：24]

大医有话说

以上两方各有特点，杨秀清认为本病日久必出现脾胃虚弱而兼有肾虚，为生化乏源而致。现代医学研究证明茯苓、白术能促进红细胞生成；当归、鸡血藤补血养血；鹿角霜、熟地、枸杞益肾填精；山药平补肾气；鹿角霜、菟丝子又温壮肾阳使阳生阴长。现代药理研究证明，阿胶、黄芪含多种氨基酸，有加速血流中红细胞和血红蛋白生成的作用；党参可使白细胞、红细胞、血红蛋白显著增加；熟地可刺激造血系统，增加红细胞、白细胞；陈皮中的挥发油对胃肠有温和的刺激作用，能够促进消化液分泌，排除肠内积气。全方共奏补脾益气，益肾填精，气旺血生之目的。周炜认为小儿缺铁性贫血或责之挑食偏食，或责之喂养不当，日久食积脾胃，运化少权，气血生化无源。三参五仙汤旨在消食健脾助运，以资气血生化之源，益气壮阳，补气生血。方中南沙参养胃以助脾运，补脾不碍脾；党参益气健脾以助生血；丹参一味“功同四物”；仙灵脾壮阳补肾；仙鹤草消宿食，散中满；焦三仙消食导滞，助运生新。合方共奏健脾消食，益气补血之功。

大医之法四:运脾方

搜索

(1)余继林验方

药物组成:黄芪15g,党参12g,白术12g,麦芽15g,内金8g,炒扁豆12g,炒苡米15g,砂仁3g。

功效:健脾益气生血。

主治:脾气虚弱型缺铁性贫血。

[余继林.补益中气法治疗小儿缺铁性贫血的临床观察.中国中西医结合脾胃杂志,1998,6(2):114~115]

(2)张穗验方

药物组成:党参、白术、茯苓、甘草、黄芪、山药、麦冬、五味子、龙骨、牡蛎、龟板、大枣、鸡内金、硫酸亚铁、维生素C。

功效:健脾益气养血。

主治:脾虚血弱型缺铁性贫血。

[张穗.健脾生血冲剂治疗小儿缺铁性贫血100例.中国中西医结合杂志,1995,9:563~564]

大医有话说

余继林认为本病在中医学中属"气血不足"范畴,其病理变化主要为脾失健运,不能化水谷生精微而成。小儿脾常不足,运化机能比较柔嫩,加之饮食不能自节,稍腻则滞,稍多则伤,以致中焦气机不得斡旋,气血生成受阻。治疗关键在于使脾气的运化功能恢复正常。必须从补益中气入手,使中焦脾胃升降相司,纳运相配的生理功能得到恢复,才能达到"治病求本"的目的,也是从根本上防止病愈后复发的关键。本方由局方"参苓白术散"变化而来,方中黄芪、党参、白术重在健脾益气,以助运化;麦芽、内金消食开胃以助受纳;炒扁豆、炒苡米健脾止泻;砂仁行气和中。诸药配伍,补益中气,纳运自强,阴血自生。张穗采用健脾生血冲剂治疗小儿缺铁性贫血,患儿中医辨证为脾虚血弱型，脾虚则运化水谷精微功能不足，胃弱则受纳腐熟功能失常，致气血生化乏源而生贫血，只有通过提高患儿脾胃运化功能，使脾气健，胃气旺，气血生化有源，使贫血得以恢复。党参含有铁、铜等微量元素，能增加消化液的分泌，刺激造血系统，使血红蛋白、红细胞增加；白术能增加消化系统分泌，刺激造血系统，升高红细胞及血红蛋白，提高淋巴细胞化率；茯苓、甘草、黄芪、山药健脾益气生血；麦冬、五味子酸敛养阴；龙骨、牡蛎、龟板取其收敛固涩；红枣甘润，性质平和，归脾经，既能补脾生血，又有益气生津，还能养心安神。鸡内金能促进胃腺分泌，是健运脾胃之良药；维生素C能促进硫酸亚铁的吸收。诸药组合后，脾健运，血得生。

第11章 让人担忧的病毒性心肌炎

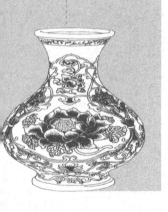

病毒性心肌炎是一种与病毒感染有关的局限性或弥漫性炎症性心肌疾病，是最常见的感染性心肌炎。近年来发现多种病毒可引起心肌炎，其中以肠道病毒如柯萨奇B族病毒、流感病毒、风疹病毒、水痘病毒、腺病毒等引起的心肌炎最多见。本病以学龄前期及学龄儿童多见，预后大多良好，除少数迁延不愈，一般均在6～12个月内恢复。但少数可发生心力衰竭、心源性休克等。

本病属中医“风温”、“心悸”、“怔忡”等范畴。

解说病因1、2、3

小儿素体正气亏虚是发病之内因，温热邪毒侵袭是发病之外因。病变部位主要在心，常涉及肺、脾、肾。该病是由内因和外因相互作用而产生。

外因包括有“温邪”、“毒气”等外邪以及产生外邪的非时之寒暑、疾风淫雨、山岚瘴气等岁时不和的环境因素。关于外邪，《温疫论》中记载有：“然此气无形可求，无象可见，况无声复无臭，何能得睹得闻？人恶得知是气也。”该书作者吴又可显然是将不能直视到，又不能听到、嗅到的物质定义为气。即他认为气的众多内涵中包含有极为微小物质的一个层面，而使人致病的气则属于“毒气”。

中医认为该病病机为：易患本病之人多为年轻未达筋骨隆盛、本气尚未充满之时或素体禀赋不足之人。或因肺卫失司，感受温热病邪；或为脾胃适逢亏欠，感受湿热疫毒。凡为热邪，皆具耗气伤阴的特点。热耗气于心脉，则致心气虚衰，并可继发气虚帅血无力的气虚血瘀之变。这一类病症表现有心悸怔忡，气短懒言，神疲乏力，胸痛胸闷，舌红或暗，脉软少力或结代。热伤阴于心血，则可使心阴不足，表现为五心烦热，口干及心神不宁、夜寐欠安，脉细数，舌红少津等症。

总之，本病以禀赋不足或心肺脾肾有不同程度亏虚为本，温热邪气、湿浊瘀血为标，正邪交争，相互作用，形成了不同类型的病理过程。当温热或湿热病邪耗气伤阴至极，则又可变生阳虚阴衰的阴阳两虚重症，临床表现为喘息胸满不得卧，浮肿乏力不能行，脉虚结代或迟缓。

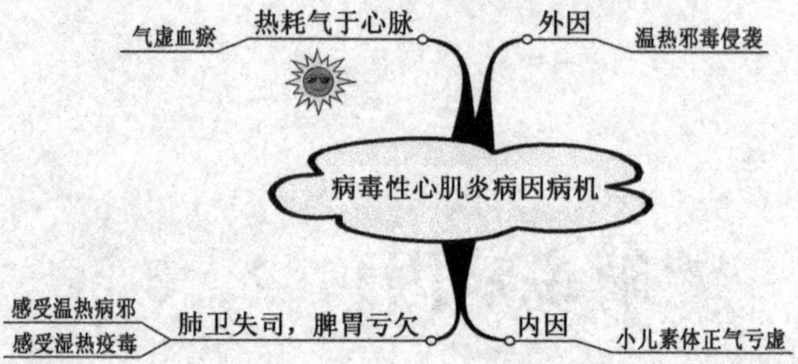

图 11-1 病毒性心肌炎的病因病机

中医治病，先要辨证

1. 风热犯心

主证：心悸、高热，伴有咽痛、有汗、恶寒，舌红苔薄白，脉浮数或促。治法：解毒护心，佐以养阴。方药：银翘散加减。

2. 气阴两虚

主证：心悸、胸闷、疲乏、气短、失眠、易惊恐、手足心热，舌淡红、苔薄白。脉弱或细弱或沉弱。治法：益气养阴，安神镇静。方药：炙甘草汤合生脉散加味。

3. 心阳虚弱

主证：心悸、胸闷、疲乏、气短、失眠、易惊、手足心热、纳呆懒言或畏寒肢冷，唇紫息微，舌淡红、苔厚白，脉缓、迟。治法：温振心阳，宁心复脉。方药：桂枝甘草龙骨牡蛎汤加减。

4. 气滞血瘀

主证：气阴两虚证加胸闷痛、颜面晦黯无光泽，或颜面㿠白眼圈焦黑，舌隐青或有瘀斑，脉结代或涩。治法：益气养阴，理气化瘀。方药：生脉散合血府逐瘀汤。

5. 痰浊中阻

主证：气阴两虚证加舌体胖大有齿痕，苔白腻，脉弦滑或沉滑。治法：益气养阴，化痰通络。方药：生脉散合导痰汤。

病毒性心肌炎在急性期经积极恰当的治疗，大多数患者预后良好，但仍有一部分患者病程迁延不愈，转为慢性阶段，以心之气阴两虚最为多见，在气阴两虚中以偏阴血虚者居多。"因温邪时毒，伤人阴血津液为常，阳气耗损为其变"。临床初起辨证为阳气偏虚者，经益气温阳为主治疗后，转为偏阴血虚者，屡见不鲜。阳气虚易效，而阴血虚最难治，此符合温热病中后期多见阴血津液亏损的一般规律。如若辨证不准确，治疗失误，不但心体俱伤，而且肺脾肾因失心血濡养，其气已伤，痰浊瘀血等物理产物接踵而至，阻塞经络，又加重心伤。在此虚损的基础上，已无卫外之能，外来之温热邪毒又不断侵及，使疾病反复加重而不愈，终至危候，预后不良，在此阶段如能权衡其标本缓急，亦可收效。总之，病毒性心肌炎之预后与其脏腑亏损程度及标证治疗当否，有密切关系。

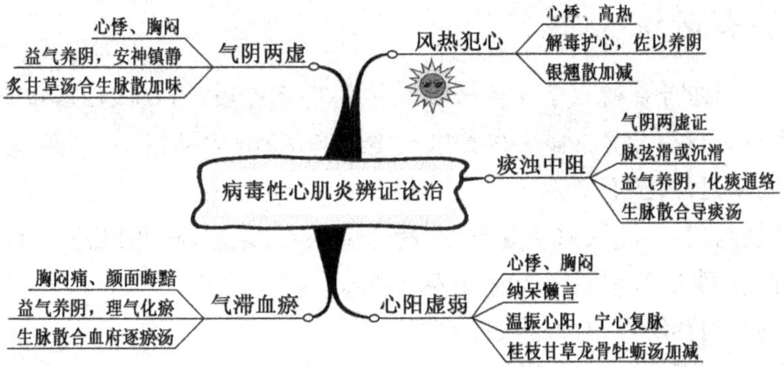

图 11-2 病毒性心肌炎的辨证论治

病毒性心肌炎的大医之法

大医之法一：清热解毒方

搜索

(1)陈宝义验方

药物组成：清心解毒汤，药选银花、连翘、野菊花、大青叶、栀子、生地、玄参、赤芍、黄连、黄芪、甘草。

功效：清热解毒，养阴活血。

主治：病毒性心肌炎疫毒伤心型。

大医有话说

该法的治疗目的在于肃清余邪或控制反复感染，以期减轻对心肌的损害。在遣方用药时要适当配伍养阴益气和凉血化瘀之品。

(2)柳月霞，王亚文验方

药物组成：银翘散和参麦散方，药选金银花、连翘、板蓝根各10g，桔梗、竹叶各5g，沙参10g，麦冬10g，五味子6g。

功效：清热解毒，益气养心。

主治：病毒性心肌炎急性期。

［柳月霞，王亚文．辨证治疗小儿病毒性心肌炎63例．实用中医内科杂志，2005，19(3)：231］

(3)冯雪影验方

药物组成：益心解毒汤加味，药选黄芪、丹参、人参各30g，金银花、贯众、板蓝根各15g，炙甘草6g。

功效：清热解毒，益气活血。

主治：病毒性心肌炎疫毒伤心型。

[冯雪影,吴海霞,张辉. 益心解毒汤治疗小儿病毒性心肌炎36例. 陕西中医,2009,30(7):811~812]

大医有话说

黄芪、炙甘草益心气、充血脉,丹参活血补血以促血行,板蓝根解余毒之未清。现代药理证实,丹参具有调整心率、改善微循环的作用;黄芪能增加体内自然杀伤细胞的活性,抑制病毒的复制,增强和调节免疫功能;板蓝根对多种病毒均具有抑制作用;黄芪、金银花、贯众、板蓝根等均有明显的抗病毒作用,其中黄芪可诱导细胞产生干扰素,对病毒DNA的复制有较强的抑制作用。许多临床及实验研究均表明,中药如黄芪、丹参、人参等具有较强的强心作用,可以明显改善心肌炎患者心脏的收缩功能,提高患者的生存质量。

大医之法二:益气养阴方

搜索

(1)陈宝义验方

药物组成:养心复脉饮,药选黄芪、沙参、麦冬、五味子、玉竹、黄连、丹参、赤芍、桂枝、炙甘草。

功效:补益心气、养阴复脉。

主治:病毒性心肌炎气阴虚损型。

大医有话说

病程多数在3至6个月之间,部分病儿由于病情迁延其病程可在6个月以上。治疗上,自当重在强心复脉。此时由于"宗气不行,血为之涩",心搏无力,血运滞涩,亟须配伍活血化瘀之品以达到强心复脉的目的。

(2)高敏验方

药物组成:玉丹荣心丸,药选玉竹、五味子、丹参、降香、大青叶、苦参、甘草等中药组成。

功效:益气养阴,活血化瘀,清热解毒。

主治:病毒性心肌炎气阴虚损型。

[高敏，王宏，郭又嘉．玉丹荣心丸治疗儿童病毒性心肌炎40例．中国民间疗法，2004，12(7)：45]

大医有话说

小儿病毒性心肌炎多由感染病毒发病，中医认为系邪毒耗损心脉气血所致，患儿多表现为气阴两虚。玉丹荣心丸由玉竹、五味子、丹参、降香、大青叶、苦参、甘草等中药组成。其中玉竹甘平滋阴，五味子酸温敛阴，甘草甘平益气，合用有益气养阴之功。丹参苦、微温，具有活血养血化瘀之功，其攻瘀而不伤正；降香辛香温，理气散瘀，令气行则血行，两药共具活血化瘀之功。大青叶、苦参苦寒入心，清热解毒以祛邪毒。

(3)王秀玲验方

药物组成：黄芪炙甘草汤加减，药选黄芪10～30g，炙甘草6～10g，麦冬5～10g，五味子3～6g，苦参2～6g，丹参10～20g。

功效：益气养阴，活血化瘀。

主治：病毒性心肌炎气阴虚损型。

[王秀玲，盛选方．黄芪炙甘草汤配合西药治疗小儿病毒性心肌炎42例．河南中医，2005，25(5)：39～40]

大医有话说

方中黄芪补气升阳，益气固表，炙甘草加之黄芪补气之力，两药均为君药；麦冬益气养阴，滋养心脉；丹参活血化瘀；五味子收敛气阴；苦参调节心律。诸药合用有调节免疫，增强机体抗病能力的作用。临床应用根据表现可随症加减，如病的早期可加用金银花、板蓝根以增加抗病毒的效力。

大医之法三：气血双补，温阳通脉方

搜索

柳月霞，王亚文验方

药物组成：归脾汤合真武汤加减，药选黄芪10g，人参6g，炙附子5g，当

归10g,白术10g,龙眼肉6g,丹参10g,茯苓10g,炙甘草6g。

功效:气血双补,温阳通脉。

主治:病毒性心肌炎心脾两虚、阳气亏损型。

[柳月霞,王亚文.辨证治疗小儿病毒性心肌炎63例.实用中医内科杂志,2005,19(3):231]

大医之法四:化瘀通脉方

搜索

(1)陈宝义验方

药物组成:通脉逐瘀汤,药选黄芪、丹参、赤芍、当归、桂枝、生地、枳壳、柴胡、瓜蒌、降香、甘草。

功效:养血活血,化瘀通络。

主治:病毒性心肌炎心脉瘀阻型。

[贺爱燕,胡思源.陈宝义教授对小儿病毒性心肌炎的中医理论认识和辨治经验.陕西中医,2010,31(2):204~205]

大医有话说

适用于以心脉瘀阻、阴血亏虚为主要病机的心肌炎各期和后遗症。病程多数在6个月以上,常为迁延型心肌炎,或为慢性阶段,或为后遗症,有明显心脏扩大或心律失常者,病情多数较重。活血化瘀对于改善心肌供血,提高心脏泵血功能,使扩大的心脏回缩,都有较好的疗效。对于重度心律失常,化瘀通脉法也具有一定的治疗作用。

(2)柳月霞,王亚文验方

药物组成:瓜蒌薤白半夏汤合血府逐瘀汤,药选瓜蒌10g,薤白6g,半夏5g,桂枝6g,当归6g,丹参10g,元胡6g,甘草5g。

功效:活血化瘀,宽胸理气。

主治:病毒性心肌炎痰湿内阻、气滞血瘀型。

［柳月霞，王亚文．辨证治疗小儿病毒性心肌炎63例．实用中医内科杂志，2005，19(3)：231］

(3)王历菊验方

药物组成：三参复律汤，药选台参、沙参、苦参各10g，丹参、生地各15g，甘松9g，炙甘草10g。

功效：益气活血。

主治：病毒性心肌炎气滞血瘀型。

［王历菊，杨惠萍．三参复律汤治小儿病毒性心肌炎早搏30例．四川中医，2002，20(8)：60］

大医有话说

由于心律失常是病毒性心肌炎的主要体征之一，早搏又是心律失常最为常见的类型，所以治疗本病必须以扶正为主，兼顾祛邪。三参复律汤以台参为主，补益心气，气行则血行；沙参滋阴，以养心阴；苦参，现代药理研究认为有抗心律失常作用，其含苦参碱可以治疗心律失常；丹参活血化瘀，降低血液黏稠度，对心律有调节作用；生地滋阴养血，且与苦参合用，去其邪热；炙甘草益气补中，化生气血，辛润复脉；甘松行气解郁。全方益气养阴，活血化瘀，调节心律，使心气复而心阳通，心血足而血脉充，达到调和气血阴阳的目的。

(4)张士卿验方

药物组成：参芪柴胡饮加减，药选人参10～30g，柴胡6～10g，黄芩6～10g，半夏3～6g，丹参15～30g，黄芪15～45g，生姜6g，大枣10g，甘草3～5g。

加减：表证未解，加金银花、连翘、大青叶；痰湿内蕴，加陈皮、枳壳、茯苓；气阴两虚，加五味子、沙参、太子参，重者改西洋参；气滞血瘀，加赤芍、川芎、当归、元胡。

功效：调和少阳，益气活血。

主治：病毒性心肌炎痰湿内阻、气滞血瘀型。

[马蕾,刘恩远．张士卿教授治疗小儿病毒性心肌炎后遗症经验．中医儿科杂志,2005,1(1):1～2]

大医有话说

张教授认为小儿肺常不足,卫外功能较弱,加之小儿肌肤娇嫩,腠理稀疏,故易感外邪,出现发热,恶寒,头痛,鼻塞,流涕等肺卫症状。中医认为邪之所凑,其气必虚。小儿感邪后正气易虚,正气虚一则可复感外邪而使症状加重,二则无力驱邪外出;三则易生痰湿、血瘀。小儿脾常不足,外感邪气致其更虚,故而导致水谷运化失常。水反为湿,谷反为滞。湿浊停滞,聚则成痰,不仅出现食欲不振,而且年长儿可述咯痰量多,年幼儿可闻及喉中痰声辘辘,可见舌苔厚腻等痰湿内阻之征象。心肺相邻,同居上焦,肺朝百脉,辅心行血,邪滞不去,又易内舍于心,耗损气血造成心气不足,血不养心。出现气短、乏力、心慌、心悸、胸闷或痛以及头晕目眩等症。鉴于上述之病理变化,张教授选用瓜蒌薤白半夏汤为主方取其开胸、理气、化痰涎之功效。另根据血瘀的轻重而选用不同的活血药,胸痛不明显、舌质正常或稍暗者,可加入丹参。如若胸痛明显,舌质暗有瘀点者,加入当归、赤芍、降香、川芎、桃仁、红花等。见到心电图有早搏,脉结代,可在主方的基础上加入苦参、丹参、党参、鹿衔草,或合用炙甘草汤。因气虚而自汗出者可合用玉屏风散以扶正敛汗。若见舌淡苔润滑,形寒肢冷等气血亏虚之象时,可合用归脾汤加减。小儿舌红,苔白腻或黄腻者合用温胆汤或黄连温胆汤。若小儿烦躁,易发脾气,可合用栀子豉汤以清心除烦。舌红,苔少或无苔,纳呆者可加入北沙参、麦冬、生地黄、玉竹、白薇等以滋肺胃之阴。

第12章 看看中医怎么治疗流行性脑脊髓膜炎

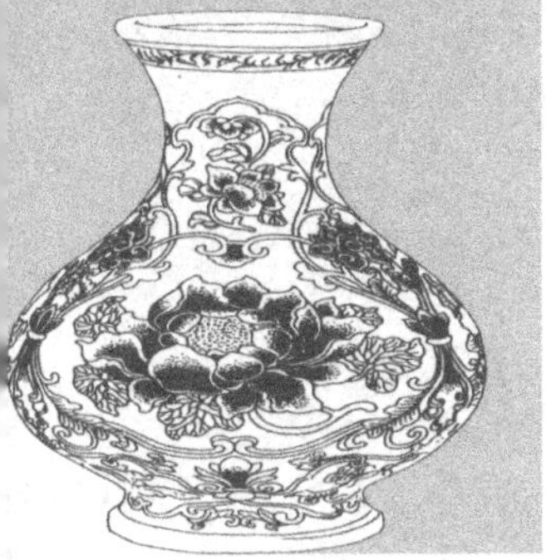

流行性脑脊髓膜炎是由脑膜炎双球菌引起的化脓性脑膜炎（简称流脑）。致病菌由鼻咽部侵入血循环，形成败血症。外因主要为感受温疫邪毒，若人体正气不足，不能抗御温邪，即可发病。小儿脏腑娇嫩，气血未充，更易感染，最后局限于脑膜及脑脊髓膜，形成化脓性脑脊髓膜病变。主要临床表现有发热、头痛、呕吐、皮肤瘀点及颈项强直等脑膜刺激征。脑脊液呈化脓性改变。

解说病因1、2、3

本病外因主要为感受温疫邪毒,若人体正气不足,不能抗御温邪,即可发病。小儿脏腑娇嫩,气血未充,更易感染。

温热疫病之邪首先侵入人体,多从口鼻而入,故称"温邪上受,首先犯肺",致卫气郁阻,皮毛开合不利,肺失宣降,出现发热、恶寒、咳嗽等肺卫征象,邪犯太阳经脉,则出现颈项强直。但本病卫分症状极短且不显,迅速传入气分,临床多见卫气同病。如发病即见高热、烦渴、有汗不解,多属于伏寒化热的伏气温病。卫气分邪热不解,热邪化火,入于营分、血分,出现气营同病,营血同病,气营有热,心神被扰则壮热,神昏谵语,咽燥口渴。热亦化火犯胃,火性上炎,则头疼、呕吐频频,甚则呈喷射性呕吐。邪入营血,热毒炽盛,里气壅闭,毒气不得外透,而出现发斑,或吐血便血。本病热象偏重,极易化火化燥伤阴、病初即见肺胃津伤的口渴、唇燥、颈强,病的末期往往消灼肝肾之阴,出现抽搐、瘈疭、惊厥甚至角弓反张。重症流脑多起病急骤,热毒直迫营血,迅速出现"逆传心包",出现神昏谵语,惊厥抽搐,或全身瘀斑迅速扩大及出血等。因邪热疫毒炽盛,病情进展急剧,邪毒蒙闭清窍,阳气不过四末,出现壮热,剧烈头痛,频繁抽搐,四肢厥冷,胸腹灼热,面赤气粗,牙关紧闭等热甚厥深的窍闭证。或正气不足,邪毒沟陷致阳气暴脱,出现面色青灰,大汗出,血压下降,呼吸衰微,肢冷脉厥,甚至气不摄血、全身瘀斑迅速增多或出血、衄血。

中医治病,先要辨证

(1)卫气同病:头疼,恶寒发热,无汗或少汗,心烦,口苦而渴,呕吐,颈疼

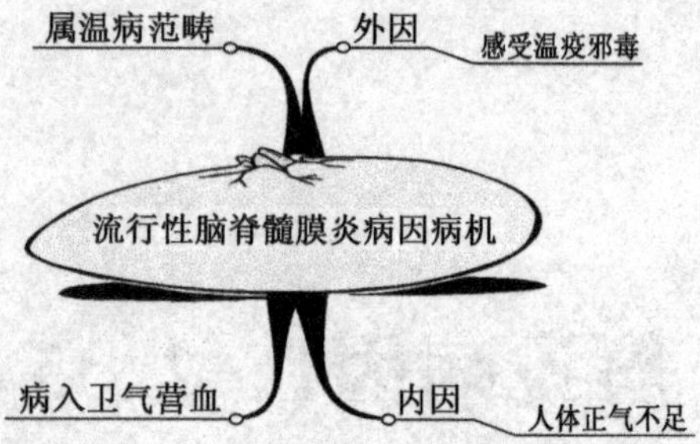

图 12-1　流行性脑脊髓膜炎的病因病机

且强直，肌肉酸疼，小便短赤，舌质红，苔薄白或薄黄，脉浮数或滑数。

治则：疏表清里，疏表达邪。

方药：白虎汤加味。

(2)气血两燔：高热，夜间为甚，咽燥口渴，心烦躁扰不宁，时有谵语，头疼如裂，呕吐，频繁抽搐，肢体厥逆。

治则：清气凉营，息风镇惊。

方药：清营汤或清瘟败毒饮加味。

(3)热入营血：头疼呕吐，身灼热，躁扰不安，昏狂谵妄，斑疹紫黑或吐衄便血，舌深绛，脉数。

治则：清营凉血，息风止痉。

方药：犀角地黄汤加味。

(4)闭证：身热肢厥，神昏谵语，或嗜睡昏蒙、舌謇。

治则：清心开窍，凉血息风。

方药：清营汤配服安宫牛黄丸、紫雪丹、至宝丹。

(5)脱证：面色苍白，发绀，四肢厥逆，出冷汗，神情淡漠或烦躁，甚至不省人事，脉微欲绝或乱，肢体强直，呼吸短促。

治则：阴阳双补，固脱回厥。

方药：参附龙牡汤合生脉散。

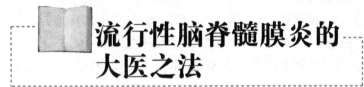

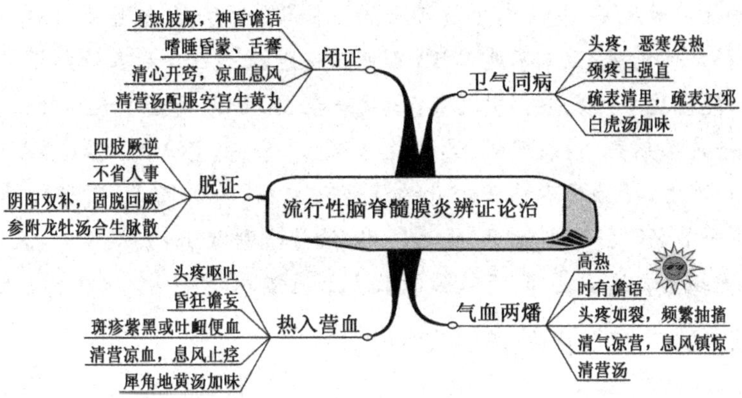

图 12-2 流行性脑脊髓膜炎的辨证论治

流行性脑脊髓膜炎的大医之法

大医之法一：解表清理温经方

搜索

瞿冷仙验方

药物组成：麻黄（去节）10g，桂枝 10g，杏仁 10g，熟附片 10g，炙甘草 10g，生石膏 45g，红枣 6 枚，鲜生姜 8 片。

用法：每剂 2 小时服 1 次。

功效：解表里温经。

主治：“太阳少阴两感于寒”之温病。

大医有话说

本方选自《儿科医案》，适合治疗患者症状为：突然发热、恶寒，无汗，头痛，项强，伴呕吐宿食、痰涎，周身遍布紫斑，神智时清时昧，且伴心烦口渴欲饮，咽喉红肿，四肢逆冷，舌红苔薄白，脉浮缓。该方方中用麻黄、桂枝、生姜辛温发汗以散风寒，能使内热随汗而泄。甘草、生姜、大枣甘温补脾胃、益阴血，以补热伤之津；无津不能作汗，又可以充汗源。石膏甘寒清解里热，与麻黄配伍能透达郁热。杏仁配麻黄，一收一散，宣降肺气利于达邪外出。诸药配伍，一是寒热并用，表里同治，侧重于“于在表者，汗而发之”；二是发中寓补，汗出有源，祛邪而不伤正。此为青龙汤之效，另加附子，附子则有“回阳救逆第一品药”之称，与甘草、生姜同用，治疗吐利汗出，手足厥冷，又可温通经络，逐经络之寒湿之邪，有较强的散寒止痛作用。

大医之法二：息风止痉，清热凉血方

搜索

(1)区玉湖验方

药物组成：紫雪丹 0.5g，另处方：黄芩、栀子、玄参、丹皮、菊花各 10g，竹茹、钩藤、知母各 5g，石膏 15g，甘草 3g，全蝎 1 条。

用法：将药煎到半碗分 3 次服用，隔 1～2 小时服用 1 次，服完为止，2 剂。另紫雪丹 1.5g，分 3 次，早、中、晚各服 1 次。

功效：息风止痉，清热凉血。

主治：热郁内闭，引动肝风。

大医有话说

本方选自《儿科医案》，适宜治流脑之重证，患者症状：神智昏迷，双目上视，颈项强直，身热灼手，无汗，呼吸不均，抽搐呕吐频繁，皮肤瘀斑点点。舌质红绛，脉数，指纹紫暗。方中先以紫雪丹开窍息风，紫雪丹由石膏、寒水石、磁石、滑石、犀角、羚羊角、木香、沉香、元参、升麻、甘草、丁香、朴硝、硝石、麝香、朱砂等 16 味药物配制而成(目前各地配制不同，药味和药量各有出入)，具有清热解毒，镇痉息风，开窍定惊之效，可治疗温热病发展过程中之热邪炽盛，内陷心包，伤及津液，引动肝风之证。方中石膏、滑石、寒水石清热泻火；羚羊角凉肝息风；犀角清心凉血解毒；升麻、玄参、炙甘草清热解毒；朴硝、硝石清热散结；麝香开窍醒神；木香、丁香、沉香宣通气机，以助开窍；朱砂、磁石、金箔重镇安神。

(2)张榕等验方

药物组成:黄连 9g,黄芩 6g,黄柏 6g,栀子 9g。

加减:兼夹新感,加银花、连翘;头痛加石决明、天麻、杭芍、蒺藜;便秘合承气汤;壮热烦渴加麦冬、石膏、竹叶;痰涎壅盛合涤痰汤;狂乱谵语加紫雪丹或牛黄丸;神智昏迷加菖蒲、远志、鲜竹茹;四肢抽搐加全蝎、僵蚕、钩藤;衄血斑疹加丹皮、生地。

功效:清热透邪,涤痰开窍,息风镇痉。

主治:流行性脑脊髓膜炎。

[张榕,黄冠雄.黄连解毒汤治疗流行性脑脊髓膜炎.福建中医药,1960,05:195~196]

大医有话说

本方治疗流脑,属"春温伏邪",因"伏气由内而发,治之者以清里热为主",故以大苦大寒的黄连解毒汤为主方。本病证乃火毒充斥三焦所致。火毒炽盛,内外皆热,上扰神明,故烦热错语;血为热迫,随火上逆,则为吐衄;热伤络脉,血溢肌肤,则为发斑;热盛则津伤,故口燥咽干;热壅肌肉,则为痈肿疔毒;舌红苔黄,脉数有力,皆为火毒炽盛之证。综上诸症,皆为实热火毒为患,治宜泻火解毒。方中以大苦大寒之黄连清泻心火为君,兼泻中焦之火;臣以黄芩清上焦之火;佐以黄柏泻下焦之火;栀子清泻三焦之火,导热下行,引邪热从小便而出。四药合用,苦寒直折,三焦之火邪去而热毒解,诸症可愈。若夹新感,则在原方上加上辛凉透邪的药物。

大医之法三:泻火解毒,清热养阴方

搜索

江韵樵验方

药物组成:龙胆草 9~15g,大青叶 9~12g,连翘 9~12g,山栀 6~9g,黄芩 6~9g,黄连 3~4.5g,石膏 15~30g,丹皮 6~9g,生地 9~15g,玄参 9~12g,天麻 6~9g,钩藤 9~12g,石决明 15~30g,杭菊花9~12g,水煎服。

加减:呕甚者加赭石、竹茹;抽搐剧烈者加全蝎、地龙;角弓反张者加僵蚕、蜈蚣;神昏者酌用神犀丹、紫雪丹、安宫牛黄丸等;虚脱者用独参汤等。

功效：泻火解毒，清热养阴。

主治：流行性脑脊髓膜炎。

[江韵樵，王琦. 龙胆清脑汤治疗流行性脑脊髓膜炎37例的临床小结. 江苏中医，1965，12：22～23]

大医有话说

龙胆草苦寒泻火，有杀菌消炎之效，曾有用以单味煎服预防本病而取得满意效果者；大青叶、连翘、山栀、黄芩、黄连皆为清热解毒之品，协同抗菌其效更著；石膏退热；丹皮凉血；生地甘寒、玄参咸寒皆为养阴之味；天麻、钩藤、石决明、菊花为平肝息风之用。本方对于流脑热盛之时，用之当有著效，若初起则非所宜，至于神昏闭脱宜于加减法中求之。

中医针灸疗法

1. 卫气同病

取穴：曲池、合谷、大椎、列缺、少商、尺泽。配穴：项强头痛配风池、风府、太阳；恶心呕吐配内关。毫针刺，用泻法。

2. 气营(血)两燔

取穴：大椎、曲池、曲泽、委中、十二井穴。配穴：神昏谵语配人中、涌泉、百会；四肢抽搐配印堂、风府、太冲；角弓反张配身柱、陶道；烦躁不安配劳宫、少府；喉间痰鸣配丰隆。毫针刺，用泻法。

3. 脱证

取穴：百会、气海、关元、内关、足三里。配穴：气息微弱配素髎、会阴；大汗淋漓、四肢厥冷配中脘、神阙。毫针刺，用补法。耳穴疗法：取穴：神门、皮质下、心、脑、耳尖。配穴：高热配上屏尖，四肢抽搐、角弓反张配枕，恶心呕吐配贲门，气息微弱配下屏尖。耳尖点刺放血，其余穴均用强刺激，留针15～20分钟，每日1～2次。

灸疗法　取穴：神阙、会阴、涌泉、百会、关元。灸法多用于脱证。采用艾条悬灸。每次20～30分钟，以局部皮肤微红灼烫为度。每日2次。皮肤针疗法：取颈部和背部督脉与膀胱经，重度叩刺，以微出血为度。叩刺之后再拔以闪火罐。每日1～2次。

第13章 流行性腮腺炎，中医从根治

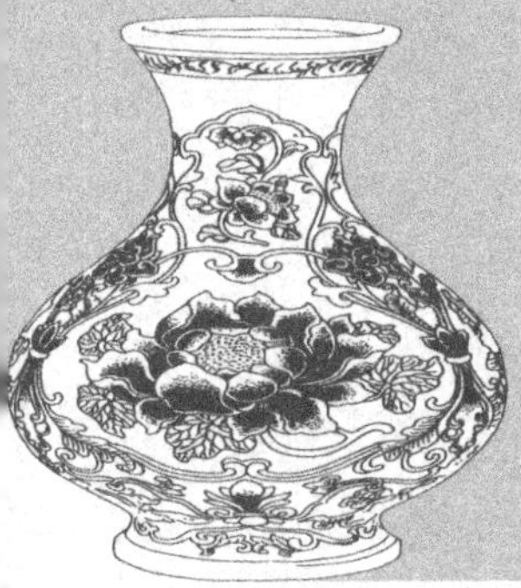

流行性腮腺炎是由腮腺炎病毒引起的一种急性传染病，以发热、耳下腮部肿胀疼痛为主要特征。本病一年四季均可发生，以冬春两季易于流行。多发于3岁以上儿童，2岁以下婴幼儿少见。本病一般预后良好。少数患儿因素体虚弱或邪毒炽盛，可见邪陷心肝，毒窜睾腹之变证。感染本病后可终生免疫。

流行性腮腺炎潜伏期12~22天。在腮腺肿大前6天至肿后9天从唾液中可分离出腮腺炎病毒，故本病传染期为自腮腺肿大前24小时至消肿后3天。

解说病因1、2、3

流行性腮腺炎发生的原因为感受腮腺炎时邪所致。在气候变化，腮腺炎流行期间易被传染。当小儿机体抵抗力下降时，时邪乘虚侵入致成痄腮。

流行性腮腺炎的主要病机为邪毒壅阻足少阳经脉，与气血相搏，凝滞于耳下腮部。《疮疡经验全书·痄腮毒》记述："此毒受在牙根耳听，通过肝肾气血不流，凝滞颊腮，此是风毒症。"指出了本病的病因和病机特点。

1. 邪犯少阳

时邪病毒从口鼻而入，侵犯足少阳胆经。胆经起于眼外眦，经耳前耳后下行于身之两侧，终止于两足第四趾端。邪毒循经上攻腮颊，与气血相搏，凝滞于耳下腮部，而致腮部肿胀疼痛，邪毒郁于肌表，而致发热恶寒；邪毒郁阻经脉，关节不利，则致咀嚼不便；邪毒上扰清阳，则头痛；邪毒内扰脾胃，则致纳少，恶心，呕吐。

2. 热毒壅盛

时邪病毒壅盛于少阳经脉，循经上攻腮颊，气血凝滞不通，则致腮部肿胀、疼痛，坚硬拒按，张口咀嚼不便；热毒炽盛，则高热不退；邪热扰心，则烦躁不安；热毒内扰脾胃，则致纳少，呕吐；热邪伤津，则致口渴欲饮，尿少而黄。

足少阳胆经与足厥阴肝经互为表里，热毒炽盛者，邪盛正衰，邪陷厥阴，扰动肝风，蒙蔽心包，可见高热、抽搐、昏迷等症，此为邪陷心肝之变证。足厥阴肝经循少腹绕阴器，邪毒内传，引睾窜腹，可见睾丸肿胀、疼痛，或少腹疼痛等症，此为毒窜睾腹之变证。肝经热毒壅滞乘脾，还可出现上腹疼痛、恶心呕吐等症。

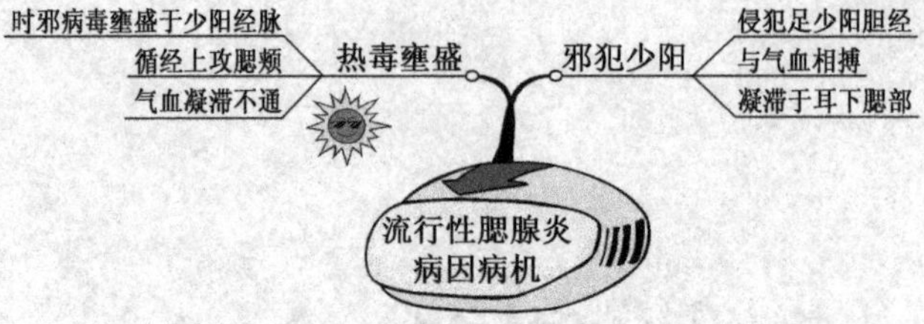

图 13-1　流行性腮腺炎的病因病机

中医治病，先要辨证

1. 邪犯少阳

轻微发热恶寒，一侧或两侧耳下腮部漫肿疼痛，咀嚼不利，或有头痛、咽红、纳少，舌质红，苔薄白或薄黄，脉浮数。治疗以疏风清热，散结消肿为主。方以柴胡葛根汤加减。

2. 热毒壅盛

高热，一侧或两耳下腮部漫肿疼痛，坚硬拒按，张口咀嚼困难，或有烦躁不安，口渴欲饮，头痛，咽红肿痛，颌下肿块胀痛，纳少，大便秘结，尿少而黄，舌质红，苔黄，脉数。治疗以清热解毒，软坚散结为主。方以普济消毒饮加减。

3. 邪陷心肝

高热，耳下腮部肿痛，坚硬拒按，神昏，嗜睡，项强，反复抽搐，头痛，呕吐，舌红，苔黄，脉弦数。治疗以清热解毒，息风开窍为主。方以清瘟败毒饮加减。

4. 毒窜睾腹

腮部肿胀消退后，一侧或两侧睾丸肿胀疼痛，或脘腹疼痛，少腹疼痛，痛时拒按，舌红，苔黄，脉数。治疗以清肝泻火，活血止痛为主。方以龙胆泻肝汤加减。

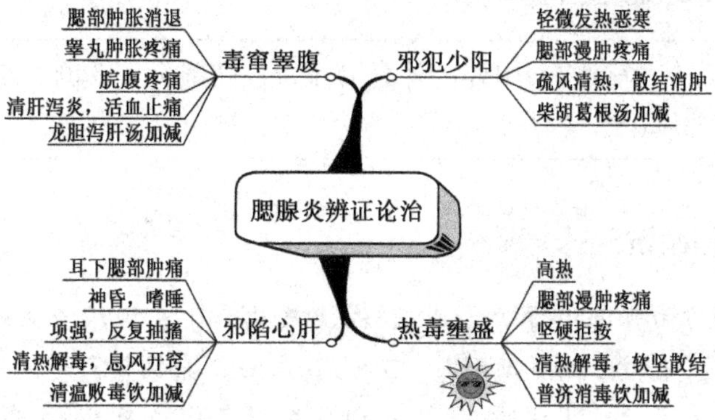

图 13-2　流行性腮腺炎的辨证论治

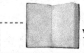

流行性腮腺炎的大医之法

大医之法一：清热解毒，疏通阳明方

搜索

(1)彭波等验方

药物组成：黄芩、黄连各 15g，连翘 10g，板蓝根 20g，马勃 5g，牛蒡子、薄荷各 10g，升麻 5g，柴胡、桔梗、赤芍、生甘草各 10g。

功效：清热解毒，疏风散邪。

主治：痄腮湿热壅盛阳明。

［彭波，马丽君，姬丽伟．普济消毒饮加减治疗腮腺炎 120 例．辽宁中医杂志，2001，28(7)：427］

(2)李秉涛等验方

药物组成：牛蒡子、僵蚕、板蓝根、赤芍各 12g，薄荷、甘草各 6g，白蒺藜、连翘各 15g，银花 20g，钩藤 10g，桔梗 8g。

功效：清温解毒，化痰散结。

主治：痄腮湿热壅盛。

[李秉涛，符彦成．中药内外合治流行性腮腺炎186例．四川中医，2003，21(5)：60]

大医有话说

以上两方由普济消毒饮加减，普济消毒饮为李东垣治疗大头瘟的主治方。“普者，广也；济者，救助也”。腮腺炎，是由腮腺病毒引起的流行性传染性疾病。中医学称之为痄腮，认为是由风温病毒由口鼻而入，塞阻少阴经，郁而不散，留络为肿毒。少阳经脉绕耳而行经脉壅滞，气血不畅，致以耳垂为中心漫肿。清代温病学家认为，本病的发生是由于“四时邪毒之气感于人也”，或由于“风热湿痰所生”，并认识到具有传染性。普济消毒饮治风热疫毒，使风热之邪宜疏散，疫毒之邪宜清解。病位在上，病势向外，又宜因势利导，疏散上焦风热之邪，清解心肺头面之疫毒。故彭波等以此方清热解毒，佐以疏散风热，重用黄连、黄芩清泄上焦之热毒为主；牛蒡子、连翘、薄荷味轻清，辛凉宣泄，疏散上焦头面风热为辅；玄参、马勃、板蓝根、桔梗、甘草清利咽喉，增强清热解毒作用；陈皮理气而疏通壅滞，使气血疏通则邪无藏身之地，有利于肿毒消散；升麻、柴胡升散火邪，疏散风热，此即“火郁发之”之意，使郁热疫毒之邪宣散透发，且升麻善清解时令疫病之毒，柴胡善解郁散结；去僵蚕，因此药可引起过敏反应；加赤芍，取其行瘀止痛，凉血消肿之功。而李秉涛等以“牛蒡解肌汤”、“普济消毒饮”为基础化裁成清温解毒饮。方中银花、连翘、板蓝根清温解毒；牛蒡子、薄荷、白蒺藜疏散风热；僵蚕化痰散结；配钩藤息风镇痉，可防患儿高热惊厥；赤芍清热凉血，散瘀止疼；桔梗祛痰利咽，载诸药上行；甘草调和诸药。全方共奏清温解毒、化痰散结之功效。

(3)范德斌验方

药物组成：生石膏50～100g(先煎)，粳米30g(先煎)，葛根、柴胡、赤芍、紫丹参各15g，知母、黄芩、银花、连翘、板蓝根、玄参、枳实、陈皮、甘草各10g。

功效：清热解毒，活血消肿。

主治：痄腮湿热壅于阳明。

[范德斌．白虎清热活血汤治疗痄腮238例．四川中医，1998，16(1)：48]

(4)张守胜验方

药物组成：贯众、板蓝根各15g，金银花、牛蒡子、蒲公英、连翘各12g，党参、白术、黄芩、焦三仙各10g，生甘草、柴胡各6g，黄连5g。

功效：清热解毒，调理脾胃。

主治：痄腮湿热壅于阳明。

[张守胜．贯蓝煎剂治疗儿童流行性腮腺炎184例．四川中医，2003，21(6)：65]

大医有话说

痄腮病因病机系外感风温，胃热上乘，郁结少阳、阳明之络，至络脉失和，气血凝滞，郁结于耳下，发为本病。故上两方均以清热解毒，活血消肿为主要治则。白虎汤为清热生津之圣方，黄芩、银花、连翘、板蓝根清热解毒，玄参清热养阴、解毒散结，赤芍、紫丹参清热凉血，活血消肿，柴胡、葛根透表泄热，枳实、陈皮理气行滞，诸药合用，可内清外透，行气活血，使全方清热解毒，活血消肿效彰。“贯蓝煎剂”方中贯众、板蓝根、金银花、连翘、黄芩、黄连、蒲公英清热解毒；柴胡、牛蒡子疏散少阳风热；风热必伤脾胃，故以党参、白术、焦三仙、甘草扶正祛邪，帮助消化，顾护脾胃。全方共奏疏风清热，解毒消肿，调理脾胃之功效。

大医之法二：清热解毒，疏通少阳方

搜索

(1)吕树平验方

药物组成：柴胡、葛根各9g，板蓝根15g，黄芩、牛蒡子、桔梗各9g，金银花、连翘各12g，夏枯草、赤芍各9g，僵蚕6g。

功效：清热解毒，散结止痛。

主治：痄腮热毒蕴结少阳。

[吕树平．柴胡葛根汤加减治疗流行性腮腺炎96例．浙江中西医结合杂志，2009，19(3)：167～168]

(2)钱玉萍验方

药物组成:柴胡、连翘各10～18g,板蓝根15～25g,蒲公英10～15g,赤芍、连翘、桔梗各6～12g,制半夏3～9g,生甘草3～6g。

功效:和解少阳,清热解毒。

主治:痄腮热毒蕴结少阳。

[钱玉萍.和解少阳清热解毒法治疗流行性腮腺炎156例.浙江中医杂志,2006,41(4):197]

(3)赵玲验方

药物组成:荆芥、柴胡、黄芩、赤芍、僵蚕、大贝母各6g,野菊花、大青叶各10g,蒲公英、紫花地丁各9g,元参5g。

功效:清热解毒,消肿止痛。

主治:痄腮热毒蕴结少阳。

[赵玲.荆柴解毒汤治疗痄腮110例.四川中医,1999,17(3):42]

大医有话说

中医认为本病的病因系外感风温时毒之邪,内有积热蕴结,两者互结壅阻少阳经脉,郁而不散,结于腮部。故采用和解少阳、清热解毒之法治疗。上三方均以柴胡、黄芩清利少阳。吕树平以《医宗金鉴》中柴胡葛根汤治疗痄腮,方中柴胡、黄芩清利少阳;牛蒡子、葛根、桔梗疏风利咽;金银花、连翘清热解毒;板蓝根专解温毒;夏枯草、赤芍疏肝散结;僵蚕祛风通络消肿。全方共奏清热解毒、软坚散结、消肿止痛之功。钱玉萍认为柴胡为少阳经主药,轻清升散疏邪透表,使半表之邪得从外宣;黄芩善清少阳之火使半里之邪得从内彻;半夏开痰结,散浊气;连翘、蒲公英清热解毒,消痈散结;板蓝根、赤芍清热凉血消肿;桔梗为诸药之舟楫,载之上行。而赵玲以荆柴解毒汤治疗之,方中荆芥、柴胡、黄芩透表泄热;元参、赤芍凉血消肿;僵蚕消痰散结;大青叶、蒲公英、紫花地丁、野菊花清热解毒;大贝母消肿散结。

大医之法三：清热解毒，疏通少阳、阳明方

搜索

(1)杨君兴验方

药物组成：黄芩、牛蒡子、僵蚕、夏枯草各8g，金银花、丹参各6g，桔梗3g，公英、板蓝根各10g，大黄5g。

功效：清热解毒，活血散结。

主治：痄腮湿热壅盛于少阳、阳明。

[杨君兴．解毒散结汤治疗流行性腮腺炎141例．陕西中医，2003，24(3)：250～251]

(2)牟玉书验方

药物组成：柴胡、白芷、大力、花粉各9g，夏枯草、板蓝根、连翘、银花藤各15g。

功效：疏风清热解毒，软坚化痰消肿。

主治：痄腮湿热犯少阳、阳明。

[牟玉书．连翘散坚汤治疗痄腮125例．四川中医，1999，17(11)：42]

(3)冯桂华验方

药物组成：板蓝根15g，大青叶、连翘、柴胡、公英各10g，陈皮8g，黄芩、夏枯草、升麻、半夏各6g，甘草3g。

功效：清热解毒，消肿散结。

主治：痄腮湿热壅盛于少阳、阳明。

[冯桂华．流腮饮治疗小儿流行性腮腺炎30例．陕西中医，2002，23(11)：992]

大医有话说

本病的发生如《外科正宗·痄腮》所述："痄腮乃风热湿热痰所生，有冬温后天时不正，感发传染者，多两腮肿痛，初发寒热。"故医家对本病的发生

多责之阳明、少阳外感风温，内蕴痰热，二者合邪，相互搏结，蕴热毒于阳明、少阳之络，生于耳下而发此病。故临床多见患者耳垂一侧或两侧漫肿，胀痛，张口不利，咀嚼不爽或发热恶寒，心烦作呕，舌红，苔薄黄或腻，脉浮数或滑数。故治疗应紧扣"疏、散"二字。以疏风清热解毒，软坚化痰消肿。解毒散结汤中黄芩、金银花、牛蒡子、公英、板蓝根均可疏解热邪，清热解毒；大黄既可清热活血，又能泻热通便，达釜底抽薪之目的；夏枯草苦泄辛开，既清热，又能散结聚、消坚凝、开郁结；丹参活血消肿；僵蚕宣气滞、除结肿、散瘀阻；佐以桔梗引经之用，可载药上行。连翘散坚汤中，柴胡苦辛、微寒，其功和解少阳，退热解郁，为治疗少阳证之要药；白芷祛风燥湿，又能消肿止痛；大力疏风散热，解毒消肿；花粉清热生津、消肿；夏枯草清火散结；连翘清热解毒消肿、散结；银花藤、板蓝根清热解毒。流腮饮中板蓝根、大青叶、连翘、公英、黄芩清热解毒；柴胡、升麻、夏枯草清热散结；陈皮、半夏和胃止呕；川芎活血止痛；甘草清热和中，诸药合用则清热解毒，软坚散结。综观三方，清热解毒，活血散结。

大医之法四：清热解毒方

搜索

(1)韩雨顺验方

药物组成：双花、菊花、公英、地丁、天葵子。

功效：清热解毒，消肿散结。

主治：痄腮邪热内伏。

［韩雨顺．五味消毒饮加减治疗流行性腮腺炎42例临床观察．黑龙江中医，2003，4(18)：34］

(2)安文验方

药物组成：双花10～15g，川贝6～9g，白芷6～9g，连翘6～15g，防风6～9g，赤芍6～9g，当归3～6g，炒皂刺3g，炙穿山甲3g，花粉6～9g，陈皮6～9g，甘草3g，板蓝根10～15g。

功效：清热解毒，活血散结，消肿止痛。

主治：痄腮邪热内伏。

[安文．仙方活命饮并外敷仙人掌治疗流行性腮腺炎31例报告．山东医药，2000，40(14)：65]

大医有话说

中医认为流行性腮腺炎，是由于风温病毒从口鼻而入，壅阻少阳经络，郁而不散，结于腮颊所致。故上两方均以清热解毒为主。五味消毒饮中双花、菊花、公英、地丁、天葵子清热解毒、消痈散结，腮腺漫肿而迟迟不消者，加昆布、海藻。睾丸肿痛者，加龙胆草、荔枝核、川楝子。仙方活命饮中，双花清热解毒，当归、赤芍、白芷活血散瘀止痛，山甲、皂刺通络，花粉、川贝清热散结生津，防风透外邪，陈皮理气，甘草解毒和中，原方中乳香、没药味邪难闻，儿童不宜接受，故不用，加连翘、板蓝根以增清热解毒散结之力，使肿胀之腮腺肿消热清。

大医之法五：单方外治

搜索

(1)徐炜验方

方法：取鲜地丁(根)2根，用水洗净切碎后，用鸡蛋2个搅拌均匀后水煎服2次即可。

功效：清热解毒，软坚消肿

[徐炜．地丁煎服治疗小儿痄腮15例．中国民间疗法，2005，1：65]

(2)曹仁义验方

方法：瓷碗内倒少量食醋，将土茯苓一枚磨醋成浓汁，浸湿纱布块缚于肿胀的腮腺部位，每日换药4次。

功效：清热解毒，健脾除湿。

[曹仁义．土茯苓治疗流行性腮腺炎．中医杂志，2001，42(11)：647]

(3)杨家贵验方

方法:外搽威灵仙 20g 浸泡液,每 2～3 小时 1 次,外搽 5 日。

功效:祛风湿,通经络。

[杨家贵．威灵仙治疗流行性腮腺炎．中医杂志,2006,47(7):491]

大医有话说

痄腮是因感受风温邪毒,壅阻少阳经脉,与气血相搏,凝滞耳下腮部引起的时行疾病。地丁性寒,具有清热解毒、软坚消肿之功效。土茯苓,味甘淡而平,甘可解毒,淡可分消,又能益脾胃,通肝肾,使土旺湿除,以及"以走窜消克为能事,积湿停痰,血凝气滞,诸实宜之"之威灵仙治疗流行性腮腺炎。而痄腮发生如《外科正宗·痄腮》所述:"痄腮乃风热湿热痰所生",故外用地丁、土茯苓、威灵仙治疗痄腮,每获疗效。

大医之法六:复方外治

搜索

痄腮的治疗需内外结合,必要时配合外敷、针灸、涌吐等法。外敷:痄腮治疗的重要方法。陈实功治疗痄腮时应用"外敷如意金黄散",王肯堂治痄腮外用"芙蓉敷方"、"神效方"等。顾世澄列出治疗痄腮的外敷诸方及用法,如"肥皂同砂糖捣敷,纸盖留顶出气","黄柏、铅粉各等份,研匀凉水调敷","霜后丝瓜煅存性,猪胆汁调敷","扁柏叶捣汁,调蚯蚓泥搽上"等。涌吐:涌吐痰涎,使邪毒从上而出。程国彭认为,"颈肿之极,须用橘红淡盐汤吐去其痰"而祛邪,而俞根初亦认为,"咽痛喉痹者,急用生桐油和皂荚末少许,白鹅翎蘸以扫喉,探吐痰涎以开痹"。

(1)魏艳,王玉美经验

取穴:光彩或率谷。

功效:清热散结,活血止痛。

[魏艳,王玉美．灯火灸法治疗急性腮腺炎 200 例．中国民间疗法,2005,13(3):24～25]

(2)朱寅圣经验

取穴：患侧角孙穴。

功效：通经络活，行气止痛。

[朱寅圣．“火柴灸”治疗流行性腮腺炎336例．时珍国医国药，2006，17(10)：2027]

大医有话说

由于儿童生理上有“稚阳未充”、“稚阴未长”之特点，易受时令之邪所伤。所有的患者均以发热、腮腺肿痛为首发症状而就诊。而采用灯火灸法起清热散结，疏通经络，活血祛瘀，祛风解毒之功效。火柴灸属灯火灸的范畴，朱寅圣在从灯火灸治疗流行性腮腺炎中得到启发而发明了火柴灸法，该疗法是基于经络穴位和“以火泻者，疾吹其火”相结合的作用，其中手技是关键。

第14章 名医教你如何摆脱恼人麻疹

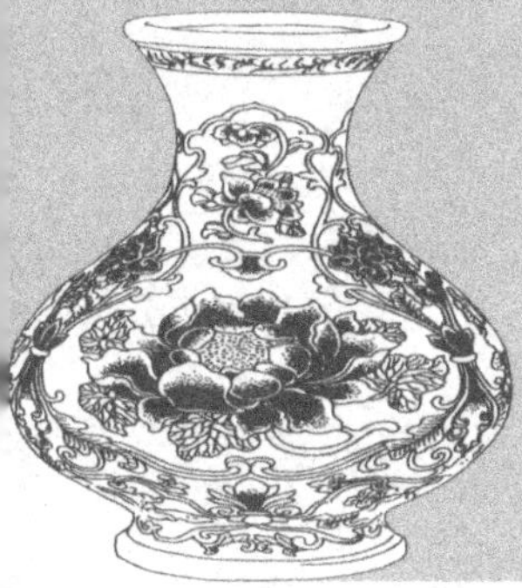

麻疹是儿童常见的呼吸道传染病之一，其传染性很强，6个月~5岁小儿发病率最高。临床上以发热、咳嗽、流涕、目红泪多、口腔麻疹黏膜斑及全身布发红色丘疹为特征。麻疹患者是唯一的传染源，患儿从接触麻疹后7天至出疹后5天均有传染性，通过喷嚏、咳嗽和说话等由飞沫传播。病后可获得终身免疫。常见的并发症有喉、气管、支气管炎、肺炎、营养不良、维生素A缺乏症等。较少见但病情严重的有心肌炎、结核病恶化，以及神经系统病变。典型麻疹可分为四期：潜伏期、前驱期、出疹期、恢复期。在无合并症发生的情况下，食欲、精神等症状也随之好转，疹退后，皮肤留有糠麸状脱屑及棕色色素沉着，7~10天痊愈。轻症麻疹病程约1周。重症麻疹见高热，中毒症状重，伴惊厥、昏迷等，病情危重，死亡率高。

解说病因1、2、3

麻疹的主要发病原因为感受麻毒时邪。麻毒时邪从口鼻而入，侵犯肺脾。肺主皮毛，属表，开窍于鼻，司呼吸。毒邪犯肺，早期邪郁肺卫，宣发失司，临床表现为发热、咳嗽、喷嚏、流涕等，类似伤风感冒，此为初热期。脾主肌肉和四肢，麻毒入于气分，正气与毒邪抗争，驱邪外泄，皮疹透发于全身，并达于四肢，疹点出齐，此为见形期。疹透之后，毒随疹泄，麻疹逐渐收没，热去津伤，进入收没期。这是麻疹顺证的病机演变规律。麻疹以外透为顺，内传为逆。若正虚不能托邪外出，或因邪盛化火内陷，均可导致麻疹透发不顺，形成逆证。如麻毒内归，或毒邪乘机袭肺，灼津炼液为痰，痰热壅盛，肺气闭郁，则形成邪毒闭肺证。麻毒循经上攻咽喉，疫毒壅阻，咽喉不利，而致邪毒攻喉证。若麻毒炽盛，内陷厥阴，蒙蔽心包，引动肝风，则可形成邪陷心肝证。少数患儿血分毒热炽盛，皮肤出现紫红色斑丘疹，融合成片；若患儿正气不足，麻毒内陷，正不胜邪，阳气外脱，可出现内闭外脱之险证。此外，麻毒移于大肠，可引起邪热下利；毒结阳明，可出现口疮、牙疳；迫血妄行，可导致鼻衄、吐血、便血等证。

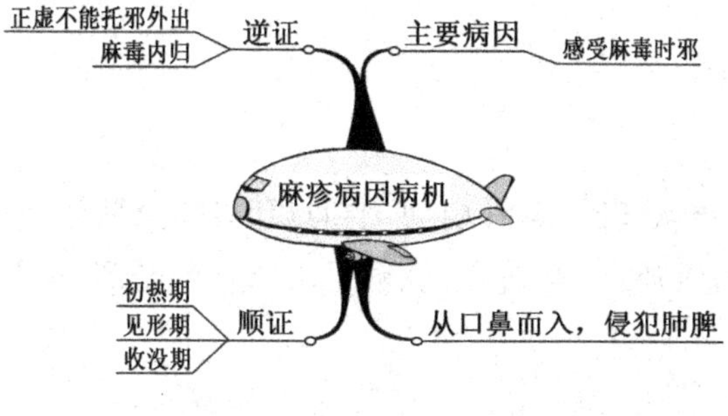

图 14-1 麻疹的病因病机

中医治病，先要辨证

(一)顺证

1. 邪犯肺卫(初热期)

发热，微恶风寒，鼻塞流涕，喷嚏，咳嗽，两眼红赤，泪水汪汪，倦怠思睡，小便短赤，大便稀溏。发热第 2～3 天，口腔两颊黏膜红赤，贴近臼齿处见微小灰白色麻疹黏膜斑，周围红晕，由少渐多。舌苔薄白或微黄，脉浮数。治以辛凉透表，清宣肺卫。方以宣毒发表汤加减。

2. 邪入肺胃(见形期)

发热持续，起伏如潮，阵阵微汗，谓之“潮热”，每潮一次，疹随外出。疹点先见于耳后发际，继而头面、颈部、胸腹、四肢，最后手心、足底、鼻部都见疹点即为出齐。疹点初起细小而稀少，渐次加密，疹色先红后暗红，稍觉凸起，触之碍手。伴口渴引饮，目赤眵多，咳嗽加剧，烦躁或嗜睡，舌质红，舌苔黄，脉数。治以清凉解毒，佐以透发。方以清解透表汤加减。

3. 阴津耗伤(收没期)

疹点出齐后，发热渐退，咳嗽渐减，声音稍哑，疹点依次渐回，皮肤呈糠麸状脱屑，并有色素沉着，胃纳增加，精神好转，舌质红少津，苔薄净，脉细软或细数。治以养阴益气，清解余邪。方以沙参麦冬汤加减。

(二)逆证

1. 邪毒闭肺

高热烦躁，咳嗽气促，鼻翼扇动，喉间痰鸣，疹点紫暗或隐没，甚则面色青灰，口唇发绀，舌质红，苔黄腻，脉数。治以宣肺开闭，清热解毒。方以麻杏石甘汤加减。

2. 邪毒攻喉

咽喉肿痛，声音嘶哑，咳声重浊，声如犬吠，喉间痰鸣，甚则吸气困难，胸高胁陷，面唇发绀，烦躁不安，舌质红，苔黄腻，脉滑数。治以清热解毒，利咽消肿。方以清咽下痰汤加减。

3. 邪陷心肝

高热不退，烦躁谵妄，皮肤疹点密集成片，色泽紫暗，甚则神昏、抽搐，舌质红绛起刺，苔黄糙，脉数。治以平肝息风，清营解毒。方以羚角钩藤汤加减。

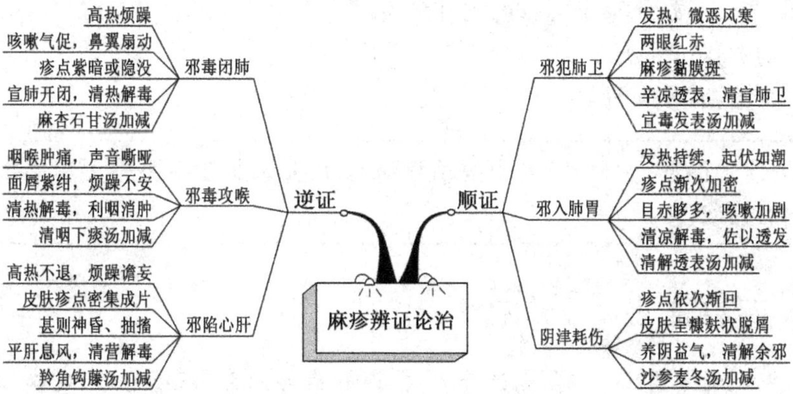

图 14-2 麻疹的辨证论治

麻疹的大医之法

大医之法一：轻清宣透方

搜索

(1)钱育寿验方

药物组成：荆芥 10g，牛蒡子 10g，蝉衣 9g，桑叶 9g，薄荷 6g，连翘 10g，防风 9g，瓜蒌 9g，通草 6g。

加减：若汗少苔腻者可加豆豉；若为寒邪所束，疹出困难，苔白者则去连翘、桑叶加苏叶、防风；若正气不足疹出不畅者加参芪以扶正透托。

功效：宣表透达。

主治：麻毒时邪郁于肌表型。

[朱考礼．钱育寿老中医诊治麻疹经验．四川中医，1995，7：9～10]

(2)程仲颐验方

药物组成：葛根 10g，升麻 15g，防风 10g，荆芥 10g，薄荷 10g，前胡 10g，连翘 12g，芫荽子 9g，蝉衣 9g，生甘草 6g。

功效：疏表透疹。

主治：麻疹疹前期。

[朱福贵．程仲颐老中医治疗麻疹十法．浙江中医药大学学报，1981，3(2)：14]

大医有话说

以上两方均从辛凉解表透疹为主，因麻毒为阳毒，以透为顺，故以"麻不厌透"、"麻喜清凉"为指导原则。因为本病病原是麻毒时邪，治疗目的在于驱邪透达于外，故在麻毒未曾尽泄之前总以透疹为要。透疹两家各有特点：钱育寿认为透疹宜取清凉，辛凉透邪解热，不可过用苦寒之品，以免伤正而外邪内陷。故而用药宜轻清宣透，以达到宣发麻毒阳邪，而不致伤脾胃之阳气。荆芥味辛性温，祛风解表，能助麻疹透发；牛蒡子辛苦而寒，主要有透发和清泄两种功效；蝉衣透发而有清热的作用，故其主要为疏风热；桑叶善于散风热而泄肺热；薄荷轻清凉散，能助麻疹透发，又有祛风止痒作用；连翘清热解毒，透热达表；防风祛风解表，胜湿解痉；瓜蒌清肺胃之热而化痰散结；通草清热利水。诸药共伍，共奏清轻透疹之效。麻疹初起多发高热，治疗因势利导，用轻清宣透法使汗微出，利于疹邪外达。程仲颐认为疹前，或疹初以辛平疏解表邪，轻清透发疹子，使疹毒疏透尽发于肌表是为第一要义。方中升麻散阳明风邪，升胃中清阳，解毒透疹是为君药；葛根轻扬升散，开腠理以发汗，升津液以除热，是为臣药，二药配合，不但增强辛凉之功，而且加强透疹解毒之功。荆芥、防风、薄荷解肌清热，助升麻、葛根透疹除热；前胡理肺祛痰、畅肺气止咳；连翘清泄上焦之热，芫荽子发表透疹，甘草解毒和中。全方共奏解表透疹，止咳利咽之功。

大医之法二：清热解毒方

搜索

(1)李曼君验方

药物组成：桑叶 12g，菊花 12g，金银花 9g，连翘 6g，甘草 6g，紫草 9g，牛蒡子 9g，蝉蜕 3g，葛根 6g，升麻 6g。芫荽新鲜 100～150g 水煎当茶饮，日数次。芫荽 100～250g，水煎泡洗双手、双足，每日 2 次。

功效：清热解毒，发表透疹。

主治：邪犯肺胃。

[李曼君，等．清解透表汤合芫荽内服外用治疗小儿麻疹 27 例疗效观察．甘肃中医，1999，12(5)：33]

(2)王玉玲验方

药物组成：银花 12g，连翘 12g，牛蒡子 9g，蝉衣 9g，薄荷 9g，大青叶 10g，鲜芦根 12g。

加减：若口渴甚加花粉，下利疹出不透加葛根。

功效：清热解毒，透疹。

主治：麻疹将透或已透之际，邪从火化。

[谢兆丰．王玉玲老中医治疗小儿麻疹的经验．辽宁中医杂志，1982，12(2)：18～19]

大医有话说

麻疹发病的机理为麻毒时邪，从口鼻而入，侵犯肺脾，麻毒外透，故见出疹。其治疗法则应清热解毒，发表透疹。以上两方都是清热解毒透疹为主。李曼君认为麻疹时邪为阳毒，务必使阳毒清解外透为要，《医宗金鉴》曰“凡麻疹出，遗透彻，宜先用发表，使毒尽达于肌表”，“麻不厌透，务必使腠理开，微汗出，使麻毒外达，外达为顺”。故投以清解透表汤内服，芫荽内服、外用，其奏清热解毒，发表透疹之效。方中桑叶、菊花、金银花、甘草辛凉清热解毒，紫草凉血透疹，蝉蜕发表透疹，芫荽辛香行之。本方中有施今墨老中医两对对药经验的运用。葛根、升麻伍用最擅长透达疹毒，对麻疹透发不畅，用此药因势利导。连翘、牛蒡子伍用并走于上，清热解毒，止痛，祛风止痒，宣透疹毒之力倍增。诸药合用之则达“疹出毒解则无忧”之目的。王玉玲认为在麻疹将透或已透之际，邪从火化。用清热解毒法，以防毒火上炎灼肺。方用加减银翘散。银花味甘性寒，气味芳香，既可清透疏表，又能解血分热毒；连翘性凉味苦，轻清上浮，清热解毒，散结消痈；牛蒡子散风热而透疹；蝉衣疏风清热透疹；薄荷疏散风热而透疹；大青叶清热解毒，凉血；鲜芦根清肺胃热，生津止渴。本方对高热、咳嗽气粗者用之最宜。《麻疹会通》说：“麻非胎毒，皆属时行，气候暄热，传染而成。”王老认为麻毒时邪，从口鼻而入，侵犯肺脾。时邪犯于肺卫而发高热，麻毒出于肌表故见皮疹。麻疹病毒须由内达外，由里出表而解，故治疗不离宣透解毒。

大医之法三：养阴清肺方

搜索

(1)傅淑清验方

药物组成：沙参 10g，麦冬 5g，玉竹 9g，扁豆 10g，天花粉 9g，桑白皮 9g，枇杷叶 9g，杏仁 6g，川贝 9g，甘草 6g。

加减：热未退清者，可加连翘、地骨皮；口渴唇燥者加石斛、知母；咳嗽痰多者加川贝母、法半夏等；咽喉疼痛者加玄参、马勃；纳少者加生谷芽、麦芽、山楂；大便干燥者加瓜蒌仁、火麻仁；大便溏稀者加山药、薏苡仁。

功效：清火滋液，清养肺胃。

主治：邪热稽留肺胃。

[高晓静，等．傅淑清辨治麻疹经验介绍．江西中医药，2006，37(283)：6～7]

(2)朱锦善验方

药物组成：沙参 10g，天冬 10g，桑白皮 9g，知母 6g，川贝 9g，杏仁 6g，天花粉 9g，黄芩 9g，枇杷叶 9g。

加减：若咽喉疼痛，加玄参、马勃；大便干结，加全瓜蒌、火麻仁、郁李仁；低热盗汗，加地骨皮、银柴胡；虚烦少寐，加连翘、栀子、黄连清心，加五味子、酸枣仁、柏子仁安神；食欲不振，加生山楂、生谷麦芽。

功效：养阴清肺。

主治：肺胃阴伤。

［朱锦善．中医儿科临证心法——麻疹．中国农村医学，1998，26(1)：4～6］

大医有话说

以上两方都是麻疹善后的常用方。傅淑清认为疹为温邪，必伤津炼液，麻疹全过程容易化热化火。到麻疹后期，热伤阴液，则宜养阴为主，佐以清解余邪，方选沙参麦冬汤加减。沙参润肺止咳，养胃生津；麦冬味甘气凉，长于滋燥泽枯，养阴生津；玉竹味甘长于养阴，补而不腻；扁豆补脾而不滋腻，化湿而不燥烈；天花粉清热生津；桑白皮的药理作用证实有利尿作用，故而热从小便出；枇杷叶泄热苦降，既能清肺气而止咳，又可降胃逆而止呕；杏仁降气止咳；川贝性凉而有甘味清肺化痰，兼有润肺之功；甘草补肺胃之气。傅老认为临床上对于年幼患者或素体脾胃虚弱者，在养阴益肺的同时，必须注意顾护脾胃，以防出现麻疹后泄泻或痢疾，这也是本方的特点。朱锦善认为《杂病源流犀烛》中的宁肺汤对麻疹后期热伤肺胃之阴很好。沙参润肺止咳，养胃生津；天冬甘寒清润，润肺止咳，养阴生津；桑白皮泻肺平喘，利水消肿；知母性味苦寒而不燥，上能清肺，中能凉胃，下能泻肾火，配以黄芩增强泻肺火之力；川贝润肺止咳化痰，清热散结；杏仁止咳定喘，润肠通便；天花粉清热生津养阴；枇杷叶清肺止咳，和胃降逆。从本方的组方可以看出，朱锦善更注重养阴清肺。

大医之法四：宣肺开闭方

搜索

(1)吴光烈验方

药物组成：麻黄 3g，杏仁 6g，石膏 20g，甘草 6g，黄芩 9g，紫草 9g，黄连 9g，牛蒡子 9g，连翘 10g。

功效：宣肺化痰，清热解毒。

主治：麻毒闭肺。

[吴盛荣．吴光烈老中医治疗麻疹经验．中医函授通讯，1993，5：34～35]

(2)汪德云验方

药物组成：麻黄4g，石膏15g，杏仁9g，黄芩9g，板蓝根9g，金银花9g，青黛10g，前胡10g，甘草3g，桔梗9g。

功效：宣肺透邪，清热解毒。

主治：麻毒闭肺。

[汪德云．《麻疹活人全书》治法在临床运用的体会．江西中医药，1995，26(2)：32～33]

大医有话说

以上两方都是麻毒闭肺的主方麻杏石甘汤的加减。吴光烈认为麻疹的变证和逆证多因气血不和，脉络壅塞不通，疹毒郁滞于五脏。当疹毒不能顺利从外透解，而内陷于里则变为逆证。麻毒闭肺时只有使麻疹外出，喘咳才能平息。方中麻黄宣肺解表而平喘；石膏清泄肺胃之热而生津；杏仁降利肺气平喘而不助热；金银花清热解毒；前胡清热化痰止咳；甘草益气和中；黄芩清热化痰止咳；紫草清热解毒消斑；桔梗宣肺祛痰升载诸药。诸药合用，共奏清热解毒、宣肺平喘之效。吴老认为：气粗腹胀伴便结可通。所以必要时可以加生大黄。现代名老中医蒲辅周在《麻疹治疗经验》中说："因毒热壅滞者，鼻扇，手足凉，无汗，烦渴，谵语，疹色紫赤暗滞，宜用三黄石膏汤表里双解之……病邪在里则下之，下法是急性热病常用之法。"麻疹肺炎多发生在麻疹既出内陷的时候，即已内陷，再要使其从表宣透并非易事。在这种情况下采用通腑泄热因势利导，泻大肠以清肺热，配以宣肺清热、表里双解，常可取得较好疗效。汪德云认为早期多见肺气郁闭，进而热毒内盛，煎熬津液成痰。疹毒之发，与血分关系密切。心主血，肺主气，气行则血行，血滞则气亦滞，故临床治以泻肺降气，清热透疹；中期用活血药以行其气，一方面为毒邪打开出路，一方面帮助解毒药发挥作用；后期麻毒内陷，当以照顾小儿正气为主，使正胜邪却，麻毒得除。近年来，对活血化瘀方药作用原理的研究也表明，活血化瘀药可改善全身及局部的血液循环。本方中麻杏石甘汤出自《伤寒论》，具有宣肺开闭、清热解毒之功效。方中麻黄宣肺平喘；石膏清泻肺胃之热;杏仁苦降助麻黄止咳平喘;金银花、连翘清热解毒;前胡清热化痰止咳;板蓝根、青黛清热解毒凉血消斑;甘草调和诸药。热甚加黄芩、鱼腥草清肺热;咳嗽喘促加葶苈子、桑白皮、苏子泻肺定喘;喉中痰涎壅盛加天竺黄、鲜竹沥清热涤痰;疹出不畅加芦根、葛根、蝉蜕、牛蒡子以发表透疹;疹色紫红、疹点密集成片加生地黄、牡丹皮、赤芍、紫草以凉血活血。

大医之法五:利咽消肿方

搜索

(1)王玉玲验方

药物组成:连翘10g,薄荷9g,桔梗9g,甘草6g,蝉衣9g,牛蒡子9g,蒲公英9g。

功效:辛凉清散,透疹清咽。

主治:风热疫邪郁遏于肺胃二经,邪毒上攻咽喉。

[姜润林.王玉玲老中医治疗小儿麻疹并发症的经验.浙江中医学院学报,1988,12(5):30~35]

(2)朱锦善验方

药物组成:栀子10g,豆豉9g,金银花12g,薄荷9g,牛蒡子9g,马勃6g,蝉蜕9g,僵蚕9g,水牛角3g,连翘9g,甘草6g,适加玄参、浙贝、板蓝根、山豆根、蚤休、蒲公英,可配合六神丸服。

加减:若大便秘结不通,加大黄、玄明粉,通下启上。

功效:清热解毒,利咽消肿。

主治:麻毒攻喉。

[朱锦善.中医儿科临证心法——麻疹.中国农村医学,1998,26(1):4~6]

大医有话说

以上两方都是治疗麻毒攻喉的方子,但是各有特点。王玉玲认为麻疹初期,常并发咽炎。症见咽喉红肿疼痛,咳声嘶哑。此由风热疫邪郁遏于肺胃二经,邪毒上攻咽喉所致。治宜辛凉清散,透疹与清咽并行不悖。内服翘荷汤或银翘散加减。蝉衣、薄荷伍用名曰“二味消风散”，施今墨老中医用其治疗皮肤疾病。取其轻清祛风透达之效。连翘清热解毒，消痈散结；桔梗载药上行；甘草补脾胃之气；牛蒡子清热解毒，利咽透疹；蒲公英清热解毒。以上诸药共奏清肺胃二经，利咽消肿之效。朱锦善认为麻毒攻喉有咽喉红肿疼痛，声音嘶哑，盛则咽喉糜烂者，治宜清热解毒，利咽消肿。清咽栀豉汤是麻毒攻喉重症的良方。方中栀子清热泻火，凉血解毒；豆豉解表除烦；金银花清热解毒；薄荷疏风清热，利咽透疹；马勃清热解毒利咽；蝉蜕散风热，利咽喉；僵蚕息风解痉，疏散风热；化痰散结配牛蒡子；甘草可散风祛痰而利咽喉；水牛角清营血解热毒；连翘清热解毒。以上各药组合后偏于利咽消肿。

大医之法六：平肝息风方

搜索

(1)邓锦生验方

药物组成：生地 9g，麦冬 6g，连翘 9g，山栀子 9g，桑叶 9g，北杏仁 9g，荆芥 9g，甘草 3g，羚羊角 1g(先煎)。

功效：清心惊肝，透营转气。

主治：麻毒内陷厥阴。

[杜同仿．邓锦生老中医治疗麻疹逆证经验．新中医，1993，4：4～5]

(2)刘炯夫验方

药物组成：羚羊角 1g，钩藤 9g，桑叶 6g，菊花 9g，生地 9g，贝母 6g，玄参 9g，丹皮 6g。另加紫雪丹 1 支送服。

功效：清热解毒，清心开窍，凉肝息风。

主治：麻疹毒陷心肝证。

[张天富．刘炯夫老中医诊治麻疹经验简介．江西中医药，1982，2：17～20]

大医有话说

以上两方在治疗麻毒内陷厥阴方面各有特点。邓锦生认为，麻疹中后期出现逆证，其原因主要有二：一为热毒过盛，正气不支，致麻毒内陷；二为治疗不当，过用苦寒，冰伏其毒，麻毒内陷营血，耗伤阴血。麻毒内陷多犯手、足厥阴（心包、肝），而且多有不同程度的气阴虚弱、津液亏耗的表现。治疗上要抓住三个关键：一要养阴救津，“留得一分津液，便有一分生机”；二要透营转气，促使内陷营血分的麻毒向气、卫分透达；三要清心宫、平肝热，以安神定搐；三者要相兼而行，临床上可根据具体证情而定。生地甘寒，性凉而不滞，质润而不腻，清热生津，凉血止血；配麦冬可清热生津；连翘、山栀子清热泻火，凉血解毒；桑叶疏散风热，清肝明目；北杏仁降气止咳，润肠通便；荆芥祛风解表止血；羚羊角善清肝火，解热毒，且能平肝息风而镇痉，功效颇佳；甘草调和诸药。刘炯夫认为热毒过盛，窜入厥阴，引动肝风，症见高热神昏，四肢抽搐，甚则角弓反张，舌绛少苔，脉弦细而数，指纹青紫。治宜凉肝息风，佐以开窍，常用羚角钩藤汤化裁。羚羊角平肝息风，清热明目；钩藤清肝热，平肝息风；桑叶、菊花疏散分热，清肝明目；生地、玄参滋阴凉血，清热解毒；丹皮清热凉血，活血散瘀；贝母清热化痰止咳。紫雪丹清热开窍，镇痉安神。

第15章 水痘，最喜欢侵扰宝宝的病魔

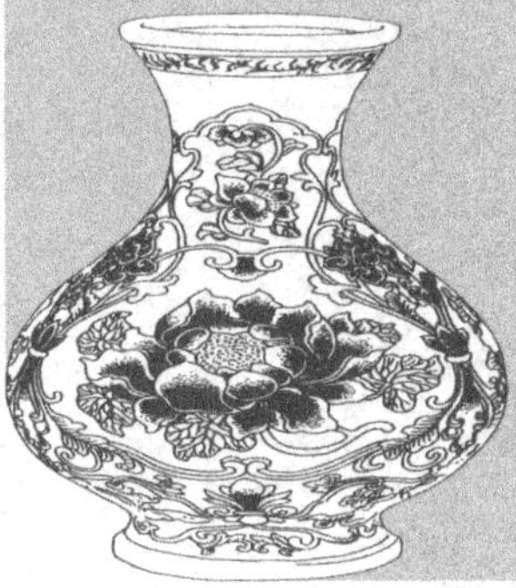

水痘是一种由水痘–带状疱疹病毒引起的传染性很强的出疹性传染病，主要通过患者飞沫和皮肤接触传播，有高度传染性，常见于小儿。临床特点为皮肤、黏膜相继、分批出现斑疹、丘疹、水疱疹和结痂等皮疹。各期皮疹同时存在，呈向心性分布。本病分为潜伏期、前驱期和发疹期三期，常见并发症有继发性细菌性感染、水痘脑炎和原发性水痘肺炎。

解说病因1、2、3

中医认为外感时行风温湿热邪毒是引起水痘发病的主要原因。冬春之季，时行风温湿热邪毒袭于肺卫，肺失宣肃，湿热相搏，透于肌肤，发为水痘。小儿肺脏娇嫩，肺主皮毛，开窍于鼻而属卫，温邪上受，合风温湿热邪毒为患，首先犯肺，肺常虚而卫外不足，不能抗邪于外，则易为风温湿热邪毒所侵袭，因此，正不胜邪是水痘发病的主要内在原因。

水痘病变部位主要在肺脾。肺主皮毛，脾主肌肉，时行风温湿热邪毒，经口鼻而入，蕴郁于肺脾。时邪袭肺，且与内湿相搏，而出现发热、流涕、水痘布露等症。

1. 邪伤肺卫

水痘时邪从口鼻而入，蕴郁于肺。肺司宣发肃降，外邪正气抗邪外出，时邪夹湿透于肌表，正盛邪轻，则致水痘稀疏，疹色红润，疱浆清亮，随后湿毒清解，疱疹结痂向愈。

2. 毒炽气营

若小儿素体虚弱，加之感邪较重，调护不当，邪盛正衰，邪毒炽盛，则内传气营。气分热甚，致壮热，烦躁，口渴，面红目赤；毒传营分，与内湿相搏外透肌表，则致水痘密集，疹色暗紫，疱浆混浊。

小儿感受水痘时邪后，若邪毒炽盛，易毒热化火，加之小儿肝常有余，心火易炎，邪毒易于内陷，可出现壮热不退，神志模糊，甚至昏迷、抽搐等症，此为邪毒内陷心肝之变证。小儿肺脏娇嫩，感邪之后，若邪毒内犯，闭阻于肺，肺失宣肃，出现高热、咳嗽不爽，气喘、鼻翼扇动、口唇青紫等症，此为邪毒闭肺之变证。

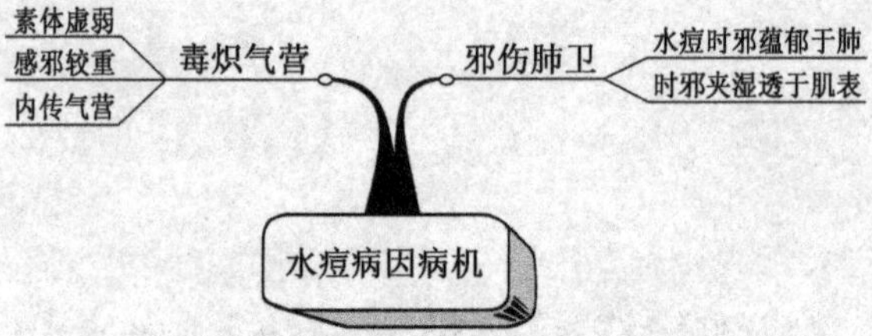

图 15-1　水痘的病因病机

中医治病，先要辨证

1. 邪郁肺卫(风热轻证)

起病较急，发热轻微，或无发热，鼻塞流涕，喷嚏、咳嗽，1～2 天即可出现疹，大小不一，疹色红润，疱液清亮，疱根盘处红晕不著，皮疹稀疏，斑疹、丘疹、疱疹、结痂常呈分批出现，躯干为多，头面、四肢较少，肌肤瘙痒，舌苔薄白，脉象浮数。治以疏风清热，佐以解毒渗湿。方以银翘散加减。

2. 气营两燔(毒热重证)

壮热烦躁，口渴欲饮，面赤唇红，口舌生疮，疱疹稠密，疱质红晕较著，疹点红色，或见紫暗，疱液混浊，牙龈红肿、疼痛，大便干结，小便短赤，舌质红赤、舌苔黄糙，脉数有力。治以清热凉营，佐以解毒。方以清营汤加减。

3. 毒陷心肝

高热不退，头痛呕吐，迷糊嗜睡，或昏迷抽搐，疱稠液浊，疹色紫暗，舌质红绛、舌苔黄厚，脉数有力。治以清热解毒，镇惊息风。方以清胃解毒汤加减。

4. 毒染痘疹

发热不退，疱疹破溃，疱液混浊，或见流出脓液，皮肤焮红肿痛，甚则溃烂、坏疽，舌质红绛、舌苔黄厚，脉数有力。治以清热解毒，消肿止痛。方以仙方活命饮加减。

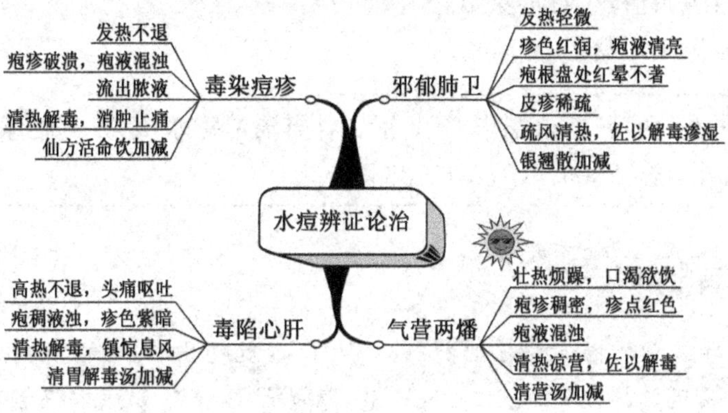

图 15-2 水痘的辨证论治

水痘的大医之法

大医之法一：疏风清热，祛湿凉血方

搜索

(1)陆素娟等验方

药物组成：银花 9g，连翘 9g，牛蒡子 9g，薄荷 4.5g，蝉衣 6g，防风 9g，紫花地丁 10g，大青叶 10g，生甘草 3g。

功效：辛凉透表，清热解毒。

主治：风热挟湿。

[陆素娟，沈炎．中药内服加洁尔阴外搽治疗儿童水痘 81 例．浙江中医药大学学报，2007，31(4)：477]

(2)朱杰等验方

药物组成：金银花、连翘、牛蒡子、茵陈、赤芍、鸡苏散(包)、生薏苡仁各 10g，藿香、炒黄芩各 6g，白豆蔻 3g。

功效：疏风清热，解毒除湿。

主治：湿热内蕴。

[朱杰，杨巧萍，余德华，等．银翘甘露汤治疗水痘43例临床观察．中医儿科杂志，2009，5(3)：31～33]

大医有话说

中医学认为水痘是由于时邪从口鼻而入，蕴郁于肺，与湿相搏于肌表而发病。多属风热挟湿证，治以疏风透表、清热解毒。陆素娟以银翘散加减治疗，方中银花、连翘辛凉透表，清热解毒；防风、薄荷、牛蒡子、蝉衣疏散风热，透热外出，并有止痒之功；紫花地丁、大青叶清热解毒；生甘草清热解毒，调和诸药。而朱杰等在银翘散基础上，合甘露消毒丹化浊利湿，清热于湿中，渗湿于热下，俾湿化热清，气机畅利，并随症加减。方中金银花、连翘疏风清热；牛蒡子兼能解肌透疹；薏苡仁、藿香、白豆蔻宣畅气机；茵陈、鸡苏散通利湿热；赤芍凉血消斑；黄芩清热解毒。诸药合用，可使表热得清，水湿得化，风去毒解，则痘疹自除。

(3)赵荣验方

药物组成：冬桑叶、连翘、金银花、黄连、板蓝根、紫花地丁、蝉衣、赤芍、木通、野菊花。

功效：疏风清热，解毒凉血。

主治：邪犯肺卫。

[赵荣．银翘解毒汤治疗小儿水痘的临床观察．儿科药学杂志，2007，13(6)：46]

(4)徐光宇验方

药物组成：金银花、连翘、牛蒡子、虎杖、薏苡仁、黄芩、佩兰、板蓝根各10g，甘草5g。

功效：清热祛湿。

主治：邪犯肺卫。

[徐光宇．银翘祛湿汤治疗小儿水痘78例．吉林中医药，2004，24(11)：20]

大医有话说

水痘系时邪袭肺，且与内湿相搏而致。故治疗应以疏风清热解毒，并辅以利湿。上两方均是以清热解毒利湿为法。赵荣的银翘解毒汤方中以冬桑叶、蝉衣疏散风热，透疹止痒；银花、连翘、板蓝根、黄连、野菊花、紫花地丁清热解毒，赤芍清热凉血；木通利水渗湿，诸药合用，有明显的协同作用。现代药理研究表明，上述药物多有广谱抗菌作用以及显著的抗炎与解热作用，野菊花、紫花地丁有确切的抗病毒作用，蝉衣镇静止痒，金银花、连翘还有促进白细胞吞噬的作用，从而有利于病情恢复。徐光宇的银翘祛湿汤方中以金银花、连翘清热解毒；牛蒡子疏风散热；虎杖、薏苡仁清热利湿；黄芩清热燥湿；佩兰芳香化湿；板蓝根凉血解毒，以防邪犯营血；甘草调和诸药。上药共用，邪毒解而内湿除，从而取得良效。现代药理研究表明，金银花、连翘、牛蒡子、虎杖、薏苡仁、黄芩、佩兰、板蓝根均有抗病毒的作用。

(5)杨桂霞验方

药物组成：青黛30g，板蓝根、金银花、鱼腥草、白鲜皮各12g，地骨皮、蝉蜕、淡豆豉各10g，苦参6g。

功效：清热解毒透疹。

主治：邪热入里而外透于皮肤。

[彭勇霞．中药治疗水痘28例．实用中医药杂志，2002，18(3)：27]

大医有话说

中医认为水痘因时行邪毒(主要为风热和热毒)从口鼻入，蕴郁肺脾。方中以青黛、板蓝根为君药以清热解毒，祛除病邪；佐以金银花以助祛邪解毒之功；蝉蜕、淡豆豉为臣药以透痘毒外出，疏散风热；并以苦参、白鲜皮祛风止痒；地骨皮可清血中之热毒；鱼腥草为使引热毒从小便出。故而风热可疏，热毒得解，邪去正胜，水痘自除。板蓝根对水痘病毒有较强的作用，且可以使正常的皮肤具有抗病毒、抗细菌感染的能力，使病灶局限，水痘立即皱缩，减少组织液渗出，减少水痘破损。药理研究表明板蓝根对病毒及化脓性细菌、肠道致病菌均有较强的抑制作用，在临床中已被广泛应用。

大医之法二：清热凉营，解毒除湿泄热方

搜索

(1)李绍良验方

药物组成：苦杏仁、牛蒡子、六一散、竹叶、金银花、连翘、升麻、紫花地丁各10g，薏苡仁20g，白豆蔻4g，野菊花、蒲公英各12g。

功效：清气泄热，解毒除湿。

主治：气营两燔，湿毒蕴结。

［李绍良．三仁解毒汤治疗水痘38例．新中医，2000，32(2)：51］

(2)龙贤林验方

药物组成：银花15g，连翘10g，苦杏仁10g，牛蒡子10g，竹叶10g，薄荷6g，升麻10g，苡仁15g，白豆蔻5g，滑石18g，厚朴10g，蒲公英15g，野菊花15g，甘草3g。

功效：清热凉营解毒，除湿泄热。

主治：气营两燔，湿毒蕴结。

［龙贤林．银翘散合三仁汤治疗水痘78例．四川中医，2007，25(10)：90］

大医有话说

三仁解毒汤由《温病条辨》三仁汤、《医宗金鉴》五味消毒饮加减而成。三仁汤原治湿温初起，卫气同病，湿重于热之证。功为宣畅气机，清利湿热，故适用于水痘时邪在卫、气之证，但全方清热轻而重于化湿，虽有宣上、畅中、渗下，使湿热之邪从三焦分消之功，其目的在于分清上下，达到“湿去热孤”，然无清热解毒之力。三仁汤中杏仁苦辛轻开上焦肺气，盖肺主一身之气，气化湿亦化；白蔻仁芳香苦辛，行气化湿；苡仁甘淡渗利湿热；半夏、川朴行气除湿；滑石、白通草、淡竹叶增强渗利湿热之功。诸药相合，宣上畅中渗下，使湿利热清，疱疹痒止，痂干痂落而速愈，是治疗水痘应有速效的方剂。五味消毒饮功在清热解毒，消散痈疮，擅治各种疔毒，痈疮疖肿，故用在水痘

治疗取其清热解毒。银翘散为温病初起而设，以清热解毒、解表之功见长，除湿之力则无，因此是一切外感风热及温病初起的良方。所以三仁汤和五味消毒饮或银翘散两方合用，其功自倍。

(3)赵萍等验方

药物组成：蜡梅花、银花、菊花、连翘、板蓝根、黄连、地丁草、蝉衣、赤芍、木通、甘草。

功效：清热凉营以渗湿。

主治：毒炽气营。

［赵萍，陈燕萍．蜡梅解毒汤治疗小儿毒热重证型水痘62例．江苏中医药，2003，24(3)：27～28］

大医有话说

验方蜡梅解毒汤中有蜡梅花、银花、菊花、连翘、黄连等大队清热解毒之品；辅以地丁草、赤芍、板蓝根凉血解毒；木通利水渗湿；甘草解毒和中；蝉衣一味应用尤妙，不仅取其祛风止痒之效，盖水痘由风热时邪兼夹湿邪为患，风为阳邪，治宜宣散，然湿为阴邪，又不易过散，故用蝉衣轻透风热，达邪外出。

(4)李财明验方

药物组成：金银花6g，连翘10g，大青叶10g，败酱草6g，甘草3g。

功效：清热解毒，清营凉血。

主治：水痘中期毒炽气营。

［李财明．中医治疗水痘心得．青海医药杂志，1998，28(6)：51］

大医有话说

本方银花性寒味甘，归肺胃心脾经，气味芳香，清风温之热，清血中热毒。连翘性味苦微寒，归心脾三焦经，轻清而浮，善清心去上焦之热，清热解毒，消肿散结，对热毒郁结的斑疹有较好的疗效。银花、连翘同用共为清热解毒，而银花清上半身之热，连翘清全身躯干之热。大青叶苦咸而大寒，归心肝胃三经，具有清热解毒，凉血消斑的功效，可用于温热疫毒，时疫斑疹等，能清热凉血，为解毒要药，能清肝胆实火，又能入血分而散血热，善治斑疹。败酱草，味苦辛而寒，归胃大肠肝三经，清毒热瘀滞，肠胃湿热。大青叶偏用于全身热病发斑疫毒，败酱草为清毒热瘀滞要药，二药合用可清热毒、散血热。甘草，归十二经，解毒，调和诸药。此方剂特点是：清热解毒、凉血，使热毒清、疫毒散，达到疗效。

大医之法三：凉血透疹方

搜索

(1)莫长城等验方

药物组成：生地、天花粉、红紫草各9～12g，连翘、桔梗、防风、蝉蜕、淡竹叶各6～9g，灯心草3扎，甘草3g。

功效：清热凉血，祛风止痒，解毒透疹。

主治：水痘，热入营血。

[莫长城，杨少华．中药内服、外洗治疗小儿水痘45例疗效观察．实用中西医结合临床，2007，7(1)：60～61]

(2)陈义春等验方

药物组成：石膏、知母各12g，牛蒡子、升麻、葛根、浮萍各10g，水牛角、丹皮、紫草、甘草各6g。

功效：清气凉营，解毒透疹。

主治：水痘，热入营血。

[陈义春，吴隆庆．加减化斑汤治疗水痘236例．中国民间疗法，2002，10(7)：30]

大医有话说

以上两方均用于水痘热入营血重症，但各有侧重。莫长城等拟凉血清痘汤加减，并配以祛风解表，清热透疹的中药外洗。方中生地、天花粉、红紫草具有清热凉血，生津止渴，解毒透疹功效，连翘、淡竹叶、灯心草清热解毒，泻心火；桔梗清热宣肺，配以甘草利咽，防风、蝉蜕祛风止痒。外洗方中地肤子、苦参、白鲜皮、荆芥、蝉蜕解毒止痒，野菊花、金银花热解毒，赤芍清热凉血、活血透疹。中药内服清热凉血，疏风透疹，外洗方祛风止痒，清热透疹。此方侧重于热在血分。而陈义春等采用《温病条辨》化斑汤加减治疗本病。方中石膏、知母、水牛角清肺胃之热，咸寒清热，转气透卫；牛蒡子、升麻、葛根、浮萍辛凉清热，解毒透疹，使邪毒外解以防内陷内攻；紫草、丹皮清热凉血，解毒止痒。并将原方中玄参减去，以水牛角易犀牛角。诸药合用，使疹透毒解，水痘消除。此方侧重于热在气营。

大医之法四：水痘恢复期药方

搜索

(1)王大文验方

药物组成：党参 12g，黄芪 10g，当归 12g，金银花 10g，白术 10g，白芍 10g，连翘 12g，白芷 8g，黄连 3g，生谷芽 10g，生甘草 5g。

功效：温养气血，清泄余毒。

主治：余毒未清，结痂回斑，体质虚弱者。

［董汉良．水痘的中医辨治——访王氏痘麻科第三代传人王大文先生．中国社区医师，2008，24(351)：39～41］

大医有话说

现代水痘其病原是带状疱疹病毒，所以针对病毒需采用截断之法，以抑杀病毒药物治之，制止病原，控制病情。当病势控制，疱疹干瘪，红肿清退，结痂脱落，说明火毒清解。此时宜温补，补其脾胃之气，调补气血，生肌护肤，托解余毒，这时使用温补之品，如党参、黄芪、白术、当归、白芍、熟地才符合“痘宜温补”的法则。

(2)孙谨臣验方

药物组成：银花、玄参、麦冬、生地黄、人中黄、牡丹皮、地骨皮、紫草、生白芍、石斛、紫丹参、鲜竹叶。

功效：养阴润燥，凉血败毒。

主治：水痘恢复期阴虚血燥，余毒未清。

[孙浩．孙谨臣老中医诊治小儿水痘的经验．中国临床医生，2001，29(4)：19]

大医有话说

水痘的治疗要明确以下两点：①明确病性，重在清解。《医宗金鉴·痘疹心法要诀》谓："水痘皆因湿热成"。其病因病理属于风、热、湿三气淫于肺脾，发于肌肤。孙谨臣老中医认为水痘之风热湿集中表现在出疹上，是水痘症(状)、因、机的综合反映，其中热(毒)是发病之本。故对本病的治疗，无论是在出疹期和疹后期，都主张以清热解毒为主。②重视后期，加以调理。水痘重症在出疹期对小儿脏腑气血津液的损耗较大，疹后干痂尚未完全脱落，皮肤瘙痒欠润，有的患儿两唇干裂出血，甚至龈舌生疮，口臭，便结。此缘阴虚血燥，余毒未清，可以应用以上药方。

大医之法五：水痘各期药方

搜索

(1)李蔷华验方

药物组成：

湿毒方(内服方)：蜡梅花、丹皮、赤芍各6g，金银花、菊花各9g，萆薢12g，土茯苓20g，荆芥、甘草各3g。

天疱洗剂(外洗方)：板蓝根15g，大飞扬、地胆头、银花藤各30g。

功效：疏风清热，解毒利湿。

主治：水痘各期。

[李蔷华，赵春玲．内服外洗治疗小儿水痘46例．中国民间疗法，2003，11(8)：31～32]

大医有话说

中医认为外感时行风温湿热邪毒是引起水痘发病的主要病因。治疗以疏风清热、解毒利湿为主。湿毒方中金银花、菊花、蜡梅花疏风清热解毒；荆芥祛风止痒；丹皮、赤芍清热凉血；革薢、土茯苓解毒祛湿；甘草调和诸药并可解毒。诸药合用，有外解肌表，内清湿浊之功，使其毒解痘清而病愈。

（2）郭润英验方

药物组成：银花 10g，连翘 10g，栀子 10g，板蓝根 15g，丹皮 10g，大青叶 15g，青黛 5g，滑石 15g，土茯苓 15g，苍术 10g，苦参 10g，甘草 10g。

功效：清热解毒、除湿、凉血消斑。

主治：邪毒蕴郁肺脾，犯卫入营。

［郭润英．中药内服外洗治疗水痘 200 例．中医外治杂志，1999，8(5)：31］

大医有话说

水痘为时邪挟湿，热毒从口鼻而入，由卫到气，甚至传营而发病。其治疗方法，笔者根据多年的临床经验，认为无论是何种证候，总以清法为主，及早控制其热毒症状，不得囿于“在卫用汗”、“是疹必透”之说，贻误病情，使病情加重或生变证。自拟解毒消痘方中银花、连翘、栀子、板蓝根辛凉解表，清热解毒；苦参、土茯苓、苍术、滑石清热除湿；丹皮、青黛、大青叶清热凉血消斑；青黛善治口腔黏膜水痘疱疹；甘草清热解毒、调和药味。诸药协同，其毒解痘清而病愈。

大医之法六：清热解毒，健脾祛湿方

搜索

（1）黄建群验方

药物组成：荆芥、防风各 3～6g，苡仁、银花、连翘各 10～15g，牛蒡子、紫草各 6～10g，蝉衣 3～5g，白鲜皮、地肤子各 8～12g，生甘草 3g。

功效：清热解毒，透疹祛湿。

主治：热毒挟湿内侵肺脾。

［黄建群．清热解痘汤治疗水痘 186 例．实用中医药杂志，2002，18(6)：10～11］

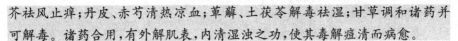

(2)许林英验方

药物组成：黄芩、茯苓、泽泻各6g，黄连、神曲、白术各5g，大黄、枳实各3g。

功效：清热解毒祛湿，健脾消食。

主治：湿热邪毒内侵脾胃。

[许林英，严仲才．枳实导滞汤加减治疗水痘126例．陕西中医，2006，27(4)：436～437]

大医有话说

作者认为本病多因脾胃素弱，脾失健运，内易积滞生湿，湿邪内留，湿从热化，湿热内蕴，复感时行邪毒，邪侵肺脾，发于肌肤而为水痘。湿热邪毒为其主要致病因素。临床治疗以清热解毒祛湿为主，辅以健脾消食。清热解痘汤方中荆芥、防风、蝉衣祛风宣毒，除湿透疹止痒；银花、连翘清热解毒以泻里蕴之热；白鲜皮、地肤子清热燥湿，祛风止痒；紫草凉血解毒；牛蒡子清热解毒，外透其毒，内泻其热；苡仁淡渗利湿；生甘草解毒调和药性。诸药共奏透邪疏表，清热解毒，渗淡止痒之功。枳实导滞汤（《内外伤辨惑论》）以三黄泻心汤、枳术汤为基础，加健胃利湿之品而成。方中黄连、黄芩、大黄清热泻火，解毒燥湿；枳实行气消积；神曲消食健胃；白术健脾燥湿；茯苓、泽泻渗利湿热。全方具有解毒祛湿，健脾消食，祛邪而不伤脾胃之特点。脾胃健运，湿邪易化，病邪易祛，则疾病易于康复。大黄是通腑泻热排毒的主药，即使是大便正常亦可应用，只要用之得当，湿热邪毒从大便而去，对退热、水痘干燥结痂，取效快速，水痘易于早愈。

大医之法七：外洗方

搜索

(1)黄俊勇验方

药物组成：银花40g，连翘40g，野菊花30g，蛇床子30g，地肤子30g，黄柏20g，千里光30g，苦参30g，苍术30g，板蓝根30g，贯众30g。

功效：清热解毒利湿。

［黄俊勇．自拟银连外洗液治疗水痘66例临床观察．四川中医，2005,23(2):69］

大医有话说

中药外洗方中银花清气血热毒为主，连翘泻火解毒，野菊花、千里光、板蓝根、贯众均有清热解毒之功，配合使用，其清热之力尤强。蛇床子、地肤子、黄柏、苦参、苍术五药合用达到清热燥湿止痒之效，使热去湿除。诸药合用具有清热解毒、化湿止痒作用，故疗效较好。现代医学认为水痘是由水痘-带状疱疹病毒引起，药理研究表明：银花、连翘、野菊花具有抗病原微生物和（或）抗内毒素作用，对疱疹病毒有抑制作用；千里光、苦参、苍术、板蓝根、贯众有抗病原微生物作用，故采用银连外洗液疗效好。

(2)张磊验方

药物组成：冰片、薄荷冰各10g，大黄粉100g。上药共研极细末即成冰黄散。将冰黄散剂15g，甘油5g加入饱和石灰水中，制成100ml混合液。

功效：止痒解毒收敛。

［张磊，王微．冰黄搽剂治疗水痘．新中医，2007,39(1):60］

大医有话说

治疗方中薄荷、冰片能迅速缓解瘙痒症状；大黄清热解毒收敛，效专力宏；熟石灰水有收敛作用。诸药共奏止痒、解毒、收敛之功，可助水疱消退。

第16章 赶走手足口病，中医对症治

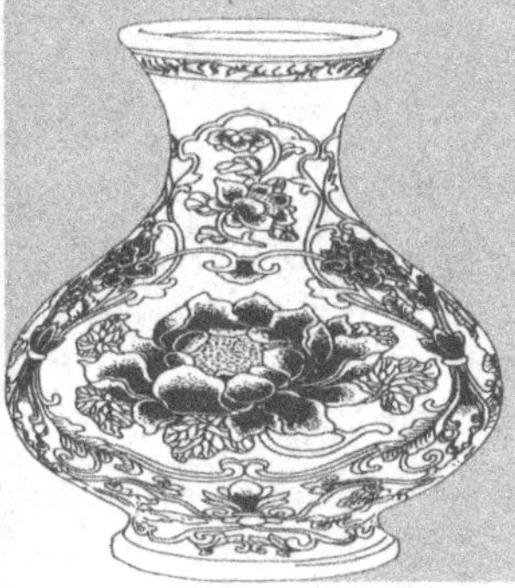

手足口病是由感受手足口病时邪引起的急性发疹性传染病。柯萨奇病毒和肠道病毒是导致手足口病的主要病原体。临床以手足掌跖、臀及口腔疱疹为特征。一般预后较好，经数天到1周痊愈，本病潜伏期约2~6天，病程4~7天，最长10天。少数重症可因邪毒留心，或内陷心肝而出现变证，甚或危及生命。

古今中医文献对本病无专门论述。根据其具有夏秋季流行、低热、手-足-口疱疹伴食欲不振等临床特征，当属中医温病“湿温”范畴。

解说病因1、2、3

本病是由外感时行邪毒所致，其病变脏腑主要在肺脾。肺主宣发肃降，司呼吸，外合皮毛，开窍于鼻，为水之上源；脾主四肢肌肉，司运化，开窍于口，为水谷之海。时行邪毒由口鼻而入，内犯于肺，下侵于脾，肺脾受损，水湿内停，与时行邪毒相搏，蕴蒸于外，则发本病。

1. 邪犯肺脾

小儿肺脏娇嫩，不耐邪扰；脾常不足，易受损伤。若调护失宜，时行邪毒由口鼻而入，则伤及肺脾。肺气失宣，卫阳被遏，则发热、咳嗽、流涕。脾气失健，胃失和降，则纳呆、恶心、呕吐，或泄泻。肺脾受损，水湿内停，与时行邪毒相搏，熏灼口腔则口咽部发生疱疹，甚或破溃疼痛、流涎拒食。因邪毒初犯，病势轻浅，故疱疹仅现于手足肌肤及口咽部，分布稀疏，全身症状轻浅。

2. 湿热蒸盛

若素体虚弱，或感邪较重，邪盛正衰，湿热蒸盛，内燔气营，外灼肌肤，则壮热、口渴、面赤心烦、溲赤便结、疱疹稠密，波及四肢臀部，甚或邪毒内陷而见神昏谵语、抽搐等。若湿热留滞不去，内犯于心，气阴暗耗，心神被扰，则可出现心悸气短、胸闷乏力、虚烦不眠等，严重者可因阴损及阳，心阳虚脱而危及生命。

中医治病，先要辨证

手足口病为外感疾病，并可以导致脏腑气血病变，故辨证上以卫气营血

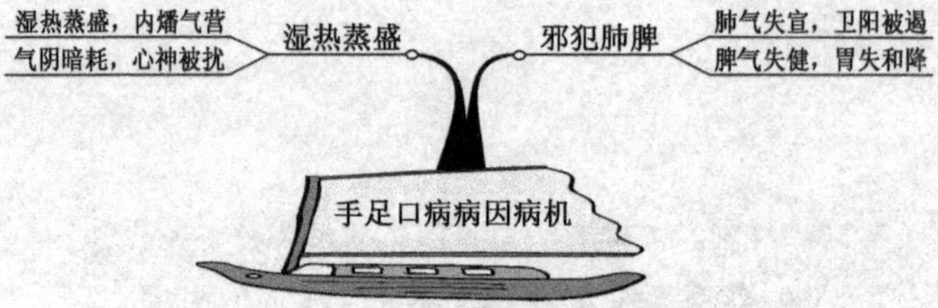

图 16-1　手足口病的病因病机

辨证结合脏腑辨证和病性辨证。

本病治疗以清热祛湿解毒为基本原则。轻证治以宣肺解表，清热化湿；重证治以清气凉营，解毒祛湿。出现邪毒内陷或邪毒犯心者，又当配伍清心开窍、息风镇惊，益气养阴、活血祛瘀等法。

1. 邪犯肺脾

发热轻微，或无发热，流涕咳嗽，咽红疼痛，或纳差恶心，呕吐泄泻，约1～2天后或同时出现口腔内疱疹，破溃后形成小的溃疡，疼痛流涎，不欲进食。随病情进展，手足掌心部出现米粒至绿豆大小斑丘疹，并迅速转为疱疹，分布稀疏，疹色红润，根盘红晕不著，疱液清亮，舌质红，苔薄黄腻，脉浮数。治以宣肺解表，清热化湿。方以甘露消毒饮加减。

2. 湿热蒸盛

身热持续，热势较高，烦躁口渴，口腔、手足、四肢、臀部疱疹，分布稠密，或成簇出现，疹色紫暗，根盘红晕显著，疱液混浊，口臭流涎，灼热疼痛，甚或拒食，小便黄赤，大便秘结，舌质红绛，苔黄厚腻或黄燥，脉滑数。治以清热凉营，解毒祛湿。方以清瘟败毒饮加减。

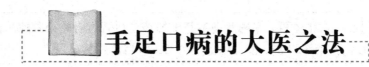

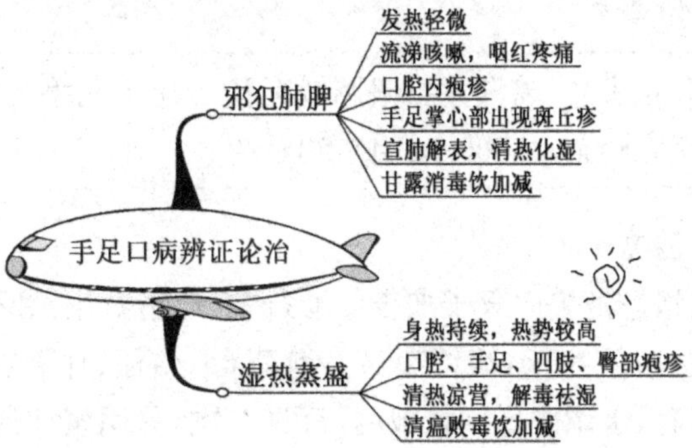

图 16-2 手足口病的辨证论治

手足口病的大医之法

大医之法一：清热祛邪，疏散肺经方

搜索

(1)张建花验方

药物组成：金银花 6g，连翘 6g，竹叶 5g，生地黄 5g，板蓝根 10g，元参 5g，石膏 12g，知母 5g，蝉蜕 3g，生滑石 5g，甘草 3g。

功效：清热解毒，凉血祛湿。

主治：邪犯肺卫证。

[张建花．自拟清热解毒方治疗小儿手足口病 28 例临床观察．卫生职业教育，2010，28(1)：147～148]

(2)任丽辉验方

药物组成：金银花 10g，连翘 10g，竹叶 10g，生地黄 10g，大青叶 10g，板蓝根 15g，白茅根 10g，石膏 15g，知母 9g，蝉蜕 5g，滑石 6g。

功效：清热利湿，解毒透疹。

主治：邪犯肺卫证。

［任丽辉，崔素芝，高淑兰．银翘解毒汤治疗小儿手足口病86例临床观察．中医儿科杂志，2006，2(4)：28～29］

(3)杜玉琳验方

药物组成：银翘散去牛蒡子加杏仁滑石方，药用银花、滑石各15g，连翘、荆芥穗、淡豆豉、杏仁各8g，淡竹叶12g，薄荷6g，桔梗、甘草各3g。季德胜蛇药每次6颗，捣碎，水调成稀糊状服用，每日2次，另用蜜醋调制季德胜蛇药成糊状外敷疱疹处。

功效：清热解毒祛湿。

主治：邪犯肺卫证。

［杜玉琳，张建丽．银翘散去牛蒡子加杏仁滑石方合季德胜蛇药治疗小儿手足口病22例．浙江中医杂志，2009，44(5)：337］

大医有话说

由于时疫外邪，从口鼻而入，内引伏蕴之湿热，邪正交争，发于肌表，故表现为肺卫症状，为毒邪郁于肺卫兼挟湿之表证。治以辛凉解表、清热化湿为主。湿热疫毒郁于肺卫，其时疫疹初现，透而未彻，宜辛凉解表，助疹透发，即“在卫，汗之可也”之意，疹透则邪有外达之路。疫毒挟湿，又宜辅以清热化湿，使湿热分消，不致胶结，如是则表解，热清，湿化。所以以上三方均以银翘散合六一散加减治疗本病本证。方中金银花、连翘辛凉透邪、清热，具有辟秽解毒之功，为疮家要药；竹叶助连翘清心火、除烦，善治口腔溃疡；石膏、知母清泄肺胃气分之热；生滑石祛湿敛疮；大青叶、板蓝根善解瘟疫时毒，助金银花、连翘清热解毒；生地黄、元参清热、凉血、滋阴，使补阴不恋邪；蝉蜕疏散肺经风热，透疹止痒；甘草调和诸药。

大医之法二：清热泻火利湿方

搜索

(1)江育仁验方

药物组成：黄连、黄芩、山栀子、野菊花、蒲公英、白术、赤茯苓、金银花、紫花地丁、绵茵陈、生甘草。

功效：泻火清热，解毒利湿。

主治：湿热蕴脾，疫邪蒸郁。

[江育仁，张奇文．实用中医儿科学．第2版．上海：上海科学技术出版社，2005]

大医有话说

由于患儿素有脾胃湿热蕴伏，复加湿疫毒邪入侵，两者互加，湿热毒气，熏蒸交结，留恋气分不解，外发肌肤，上炎于口，缘脾主四肢，开窍于口也。以疱疹为主，乃湿热之象。湿热蕴伏脾胃，疫邪引动，蒸郁而成本证。治宜泻火清热，使脾胃之热解除；更辅以解毒利湿，使湿去热清，不致交结熏蒸为患。泻火包括心、脾、三焦之火，苦寒直折；解毒，宜清热消散，以解除结热之火毒。选用黄连解毒汤合五味消毒饮加减，常用黄连、黄芩、山栀子、野菊花、蒲公英、白术、赤茯苓、金银花、紫花地丁、绵茵陈、生甘草。口腔疱疹多者，加用生地、灯心草、独脚柑；下肢、臀部疱疹明显者，加用黄柏、怀牛膝；水疱瘙痒，渗液较多，加地肤子、白花蛇舌草、白鲜皮以清热解毒，燥湿止痒；高热者，加青黛、寒水石、知母、连翘以清胃热；便秘者，加大黄以泻火清热。

(2)陈令江验方

药物组成：黄连3g，栀子3g，黄芩6g，石膏15g，丹皮6g，生地6g，茯苓6g，灯心草6g，大青叶15g，板蓝根15g。

功效：清热泻火，利湿健脾。

主治：心脾积热。

[陈令江，郇玉帮．中药治疗手足口病36例．中国民间疗法，2004，12(2)：45]

大医有话说

中医认为本病由湿热疫毒引起，患儿外感时邪，内蕴湿热，留于肺脾心三经，内外合邪，发而为病。病邪由口鼻而入，口鼻为肺脾之通道，肺主皮毛故初起邪毒犯肺，舌为心之苗，足太阴脾经上行挟咽，连舌本，散舌下，邪毒循经上攻则见口舌疱疹；脾主四肢，主肌肉，邪透肌表，故疹发手足。总之，本病外因时邪疫毒，内因湿热，位在心肺脾三经，故治宜清心脾之积热。清热泻脾散中黄连、黄芩清热泻火、燥湿解毒；石膏、栀子合用则心脾两清，内郁之热缓解，上炎之火得散；丹皮、生地凉血散瘀，清热宁络养阴；大青叶、板蓝根合用清热解毒、凉血利咽消斑；茯苓利水渗湿，健脾安神；灯心草利尿通淋，清心除烦。用于治疗手足口病的发热、皮疹疗效显著。

大医之法三：清热解毒化湿方

搜索

(1)段桂芹验方

药物组成：藿香 9g，石菖蒲 9g，黄芩 6g，连翘 9g，滑石 18g，薏苡仁 12g，通草 3g，薄荷 9g，炒杏仁 3g，半夏 6g，蝉蜕 6g。

加减：发病初期，邪袭肺卫，加金银花 9g，牛蒡子 9g 以清热解表，宣肺利咽；口腔溃疡期，毒热伤阴，去薄荷、蝉蜕加芦根 12g，生地 12g，竹叶 6g 以清热凉血，滋阴生津。

功效：清热解毒化湿。

主治：湿热蕴脾。

[段桂芹，段竹梅．中药治疗小儿手足口病 38 例．时珍国医国药，2000，11(6)：543]

大医有话说

中医认为手足口病乃因外感时邪病毒与内蕴湿热相搏于气分，发于肌表而成。可分为邪袭肺卫（潜伏期）、毒在气分（典型症状期）、毒热伤阴（口腔溃疡期）、脾胃并伤（恢复期）四个阶段。临床主要表现为发热，厌食，口腔内起多个小疱疹，后成溃疡，手、足或臀部先见丘疹，后转为米粒大小的疱疹。早期可伴喷嚏流涕等表证，后因口腔溃疡疼痛而流涎，哭闹拒食。治疗当以清热解毒，芳香化湿为主。方中藿香、石菖蒲芳香化湿，开泄气机为主药；黄芩、连翘清热解毒为辅药；滑石、通草清热利湿；薏苡仁健脾，渗利湿热；取半夏辛开之力以助化湿；杏仁善开上焦肺气，气化湿热；更用薄荷、蝉蜕以辛凉透热，可使湿热之邪从表而散。诸药合用，共收湿除热清，毒解疹消之效。

(2)刘志桢验方

药物组成：金银花7g，野菊花5g，蚤休7g，板蓝根10g，黄芩7g，黄连2g，土茯苓10g，栀子8g，知母8g，天花粉5g，生地10g，玄参5g，丹皮10g。

功效：清热解毒利湿，清心泻脾。

主治：湿热蕴蒸。

[刘志桢．中西医结合治疗小儿手足口病疗效分析．中国现代药物应用，2010，4(13)：152～153]

大医有话说

方中金银花清热解毒，辛凉轻透以泄风热；野菊花、蚤休清热解毒；板蓝根清热解毒透表；黄芩清热燥湿，泻火解毒；黄连清热燥湿；土茯苓淡渗利湿，使水道畅通；知母清除脾胃之热；天花粉清热泻火；生地清热泻火；丹皮清营泄热。诸药合用，具有清热解毒利湿，清心泻脾，解毒利湿之功。另外现代药效学研究已证实金银花还有广谱的抗菌作用和提高免疫力的功效。

(3)周慧贞验方

药物组成：大青叶10g，黄芩6g，连翘6g，大黄3g，竹叶10g，薄荷1.5g，牛蒡子10g，地肤子6g，牡丹皮6g，甘草3g。配合清开灵针剂。

功效：清热解毒，祛湿凉血。

主治：心经热盛。

[周慧贞．清开灵合中药治疗小儿手足口病44例．福建中医学院学报，2003，13(3)：9～10]

大医有话说

中医学认为是心经热盛发为口疮。《小儿卫生总微论方·唇口病论》曰"风毒湿热，随其虚处所著，搏于血气，则生疮……"。指出因其发病部位不同，故疱疹、丘疹可出现于手、脚、臀部乃至全身，但以手心、足底多见。引发"口疮"的主要病因是脾胃积热或心火上炎，临床以实证为多。治宜清热解毒，祛湿凉血。方中黄芩、连翘、大黄、竹叶、薄荷、甘草清热解毒，通腑泻火，使里热下达，"口疮"缓解，实有"上病下取"之功；牛蒡子、薄荷、大黄功能疏风宣肺透疹，为专治手足皮疹要药；地肤子清热利湿；丹皮凉血清热，大青叶清实热，具有抗病毒作用。清开灵针剂由板蓝根、金银花、水牛角、胆酸等组成，具有抗病毒、抑菌、增强免疫力的功能。针药并用，疗效显著，病程缩短，无明显毒副反应，患儿较易接受。

(4)徐荣验方

药物组成：大青叶10g，菊花6g，金银花5g，紫草6g，葛根10g，薄荷2g，竹叶6g，蝉蜕3g，牛蒡子4g，甘草5g，杏仁5g，佩兰4g。

功效：清热解毒，解表透疹。

主治：湿热蕴结，心火炽盛。

[徐荣，邓燕艺，卢雄才，等．中药手足口病一号方治疗手足口病278例．中国中西医结合杂志，2010，30(6)：662～663]

大医有话说

根据手足口病的症状及特点，一般将其归属中医学"温病"、"湿温"、"湿毒"、"时疫"等范畴。多数医家认为本病的病因为外感时邪疫毒，内伤湿热蕴结，心火炽盛；病位在肺、脾、心三脏；其基本病机为外感时邪疫毒，卫表被遏，肺气失宣，症见发热、咳嗽、流涕等，由于素体湿热内蕴、心经火盛，内外交争，心经之火上蒸于口舌，脾胃湿热熏蒸于四肢，则发为疱疹。我们针对手足口病外感时邪疫毒与肺、心、脾经内蕴湿热(毒)相搏的病机特点，自拟中药处方手足口病一号方，以清热解毒、解表透疹为法，方中大青叶、菊花、金银花清热解毒；薄荷气香而利窍，引表药入营卫以疏结滞之气，和牛蒡子共达疏风热、清利咽喉、透疹之效；蝉蜕宣散风热、透疹利咽，为温病初得之要药；紫草凉血活血、解毒透疹，可促进皮疹消退，改善微循环，有利于黏膜修复；竹叶味淡利窍，清心除烦，使心经热血分解；葛根升津透邪；佩兰芳香化湿；杏仁化痰止咳；甘草清热解毒、调和诸药。诸药共达清热解毒、解表透疹功效。中药药理学研究表明：金银花有抑制病毒作用，能抑制病毒的复制，延缓病毒所致细胞病变的发生；大青叶、菊花、紫草、薄荷、佩兰均有抗病原微生物作用；甘草具抗病毒、抗变态反应、抗炎等作用，且甘草酸抗柯萨奇病毒能力较强；大青叶、牛蒡子、蝉蜕能增强机体免疫功能；杏仁具抗炎、镇痛作用。

大医之法四：清热解毒，滋阴护肝方

搜索

(1)高修安验方

药物组成：生地、石膏、知母、元参、丹皮、山栀子、淡竹叶、紫草、连翘、水牛角、僵蚕。

功效：清热解毒，凉营护阴。

主治：气营两燔，热陷心营。

[高修安．小儿手足口病的辨证思路与临证治疗．中国中西医结合儿科学，2009，1(1)：19～21]

(2)蒋勇验方

药物组成：生石膏 20g，知母 6g，甘草 3g，玄参 10g，犀牛角 3g(可用大量水牛角先煎代)，粳米 10g，生地 6g，银花 10g，大青叶 10g，丹皮 6g，栀子 6g，黄芩 6g，连翘 10g，赤芍 6g。

功效：清热解毒，凉血救阴。

主治：气营两燔。

[蒋勇，兰映天．辨证分型治疗手足口病探要．中国社区医师，2008，10(21)：135～136]

大医有话说

由于温疫毒邪最易伤津烁阴，患儿平素阴虚，更易阴津耗损，阴津不足则疱疹灌浆者反少。营阴受灼，故入夜发热尤甚，烦躁不安，夜不能寐。舌红绛，苔少或剥脱，脉细数为热烁营阴所致。由于暑为阳邪，其性峻烈，极易化火，生风生痰，传变迅速，故本病起病即见气分证候，或可径入营血，出现气营两燔，热陷心营的证候，“夏暑发自阳明”就是基于此病机。暑为夏月，根据发病当时的气候环境不同，可有暑热、暑湿之差异，气候干燥时，多见暑温；气候潮湿时，多见暑湿，但在一定条件下，如素体阳虚阴虚、治疗用药不同和气候转变，暑温与暑湿又可互相转化。治以清热解毒为主。温疫之邪深入营分，灼烁营阴，宜于清热解毒，泄火涤焰，同时急则救护营阴，两者缺一不可，所谓保得一份津液，兼即存得一份生机，否则易生亡阴变证。上两方均以清热解毒，凉血救阴为主，但各有侧重。高修安选用清瘟败毒饮加减，常用石膏、知母、山栀子、淡竹叶、连翘、水牛角清热解毒；生地、元参、丹皮、紫草凉营护阴；僵蚕疏风止惊。本方在使用时应注意，方中生石膏、水牛角用量宜大。蒋勇采用《温病条辨》化斑汤加减治疗本病。方中石膏、知母、水牛角清肺胃之热，咸寒清热，转气透卫；银花、大青叶、栀子、黄芩、连翘清热解毒；紫草、丹皮、生地清热凉血，解毒止痒。诸药合用，使疹透毒解，疱疹消除。

(3)王玉光验方

药物组成：大黄3g，生石膏20g，寒水石15g，滑石15g，赤石脂10g，白石脂10g，紫石英10g，生牡蛎15g，生龙骨15g，干姜10g，桂枝6g，生甘草5g。

功效：清热泻火，平肝息风。

主治：邪陷心肝证。

[王玉光，刘清泉，倪量．128例手足口病合并中枢神经系统感染的中医证治研究．北京中医药，2009，28(4)：243～246]

大医有话说

手足口病合并中枢神经系统感染中医病证特点可以概括为“热”、“瘫”、“痫”。“热”多为高热，但多表现为身热不扬，多见嗜睡、倦怠，而无燥扰不安、谵妄、面色红赤等表现，热入心包或热陷厥阴等昏谵闭证少见；“瘫”指骤然发作的肌肉无力，肢体痿软、无力，本观察中患儿多恢复迅速；“痫”主要指“风痫”，表现为易惊，肌肉抖动，但痉厥、角弓反张少见。深入分析患儿“热”、“瘫”、“痫”的病证特点及神经源性肺水肿的发病过程发现，本病病邪性质为热毒挟湿，少入营血，而以热入厥阴肝经为主，逆证为厥脱喘脱，最易伤阳。在中医专家组的指导下，王玉光选择《金匮要略·中风历节病》的风引汤作为专病专方治疗。原文曰："风引汤，除热、瘫、痫"，并认为导致"风引"即风痫掣引的主要病理基础是热邪，故本方的主要功效首先应是泻热。方中以大黄、石膏、寒水石、滑石通腑泻火，清化伏热；赤石脂、白石脂、紫石英、生牡蛎平肝息风，潜阳下行；生龙骨镇静安神；大黄涤实热；甘草、干姜和中补土，制诸石之寒凉；桂枝通阳，干姜回阳，二者强心通脉，祛邪中予以扶正，防止正气衰败。全方配伍，攻不伤正，清不伤阳，降热、清热、镇静安神，通涩兼顾，寒温并用，辛散与收敛同施，既能辛散邪气，又能顾护正气，实为治"热"、"瘫"、"风痫"之良方。本临床观察结果显示，本方具有缩短发热时间，缩短中枢神经系统感染病程的趋势，并可减少激素的使用量。

大医之法五：祛暑清热，健脾养胃方

搜索

(1)高修安验方

药物组成：鲜荷叶边、鲜金银花、西瓜翠衣、鲜扁豆花、鲜竹叶心、丝瓜皮、沙参、麦冬、芦根、太子参、黄精。

功效：祛暑清热，生津养胃。

主治：余邪未尽，肺胃阴伤。

［高修安．小儿手足口病的辨证思路与临证治疗．中国中西医结合儿科学，2009，1(1)：19～21］

大医有话说

由于本病多发于暑热季节。湿热疫毒之邪已退，渐渐趋向康复。但尚余微热，故余邪未尽，治以祛暑清热、生津养胃为主。火热已退，余邪未尽，阴津亦伤，一方面宜清肃余邪，但不宜寒凉太过，否则伤其阳气；一方面宜生津养胃，培养生机，否则阴津枯竭。此时切莫急于求成，误投补剂，而成闭门留寇之害。选用清络饮合沙参麦冬汤加减，常用鲜荷叶边、鲜金银花、西瓜翠衣、鲜扁豆花、鲜竹叶心、丝瓜皮祛暑清热；沙参、麦冬、芦根、太子参、黄精生津养胃。

(2)秦焕梅验方

药物组成：黄芪12g，防风9g，苍术9g，升麻9g，藿香6g，板蓝根12g，甘草3g。

功效：清热解毒，化湿透疹。

主治：余邪未尽，气阴两伤。

［秦焕梅．中药预防手足口病临床疗效观察．中国误诊学杂志，2010，10(13)：3091～3092］

大医有话说

本方剂运用黄芪可健脾利中，益卫固表，托毒生肌；防风可驱风解表，胜湿止痛；苍术和藿香化湿，解暑，燥热健脾，驱风散寒；板蓝根具有清热解毒，镇静安神，健脾化湿，利咽喉，抗炎，抗病毒，增强机体免疫力的功效；甘草具有解毒之功，可以调和诸药。

第17章 宝宝菌痢，中药名方疗效好

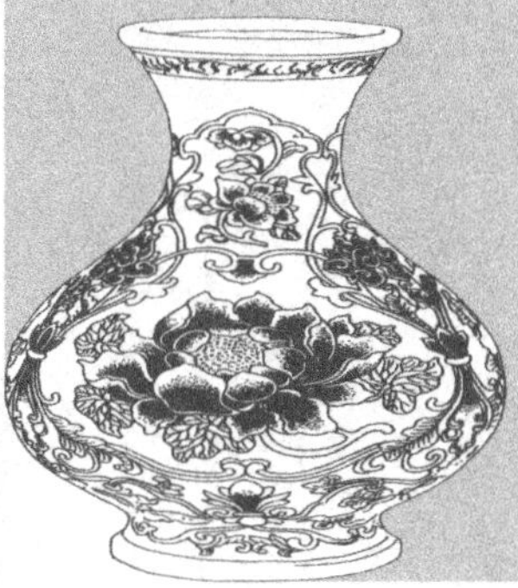

细菌性痢疾简称菌痢，是志贺菌属（痢疾杆菌）引起的肠道传染病。临床表现主要有发冷、发热、腹痛、腹泻、里急后重、排黏液脓血样大便。临床可分为急性菌痢、中毒性菌痢和慢性菌痢。中毒性菌痢起病急骤、突然高热、反复惊厥、嗜睡、昏迷，迅速发生循环衰竭和呼吸衰竭，而肠道症状轻或缺如，病情凶险。菌痢常年散发，夏秋多见，是我国的常见病、多发病。本病经有效的抗菌药治疗，治愈率高。疗效欠佳或慢性病变多是因为未经正规治疗、未及时治疗、使用药物不当或耐药菌株感染。

解说病因1、2、3

1. 时邪疫毒

主要指感受暑湿热之邪，痢疾多发于夏秋之交，气候正值热郁湿蒸之际，湿热之邪内侵人体，蕴于肠腑，乃是本病发生的重要因素。《景岳全书·痢疾》说："痢疾之病，多病于夏秋之交，古法相传，皆谓炎暑大行，相火司令，酷热之毒蓄积为痢。"疫毒，非风、非寒、非暑、非湿，"乃天地间别有一种异气"（《温疫论·序》），"此气之来，无论老少强弱，触之者即病"（《温疫论·原病》），即疫毒为一种具有强烈传染性的致病邪气，故称之疠气。疫毒的传播，与岁运、地区、季节有关。时邪疫毒，混杂伤人，造成痢疾流行。

2. 饮食不节和饮食不洁

一是指平素饮食过于肥甘厚味或夏月恣食生冷瓜果，损伤脾胃；二是指食用馊腐不洁的食物，疫邪病毒从口而入，积滞腐败于肠间，发为痢疾。痢疾为病，发于夏秋之交，这个季节暑、湿、热三气交蒸，互结而侵袭人体，加之饮食不节和不洁，邪从口入，滞于脾胃，积于肠腑。故痢疾的病理因素有湿、热（或寒）、毒、食等，湿热疫毒之邪为多，寒湿之邪较少。病位在肠腑，与脾胃有关，这是因邪从口而入，经胃脾而滞于肠之故。故《医碥·痢》说："不论何脏腑之湿热，皆得入肠胃，以胃为中土，主容受而传之肠也。"随着疾病的演化，疫毒太盛也可累及心、肝，病情迁延，也可穷及于肾，《景岳全书·痢疾》说："凡里急后重者，病在广肠最下之处，而其病本则不在广肠而在脾肾。"

痢疾的病机，主要是时邪疫毒积滞于肠间，壅滞气血，妨碍传导，肠道脂膜血络受伤，腐败化为脓血而成痢。肠司传导之职，传送糟粕，又主津液的进一步吸收，湿、热、疫毒等病邪积滞于大肠，以致肠腑气机阻滞，津液再吸收障碍，肠道不能正常传导糟粕，因而产生腹痛、大便失常之症。邪滞于肠间，湿蒸热郁，气血凝滞腐败，肠间脂膜血络受损，化为脓血下痢，所谓“盖伤其脏腑之脂膏，动其肠胃之脉络，故或寒或热，皆有脓血”。肠腑传导失司，由于气机阻滞而不利，肠中有滞而不通，不通则痛，腹痛而欲大便则里急，大便次数增加，便又不爽则后重，这些都是由于大肠通降不利，传导功能失调之故。

由于感邪有湿热、寒湿之异，体质有阴阳盛衰之不同，治疗有正确与否，故临床表现各有差异。病邪以湿热为主，或为阳盛之体受邪，邪从热化则为湿热痢。病邪因疫毒太盛，则为疫毒痢。病邪以寒湿为主，或阳虚之体受邪，邪从寒化则为寒湿痢。热伤阴，寒伤阳，下痢脓血必耗伤正气。寒湿痢日久伤阳，或过用寒凉药物，或阳虚之体再感寒湿之邪，则病虚寒痢。湿热痢日久伤阴，或素体阴虚再感湿热之邪，则病阴虚痢。或体质素虚，或治疗不彻底，或收涩过早，致正虚邪恋，虚实互见，寒热错杂，使病情迁延难愈，为时发时止的休息痢。若影响胃失和降而不能进食，则为噤口痢。

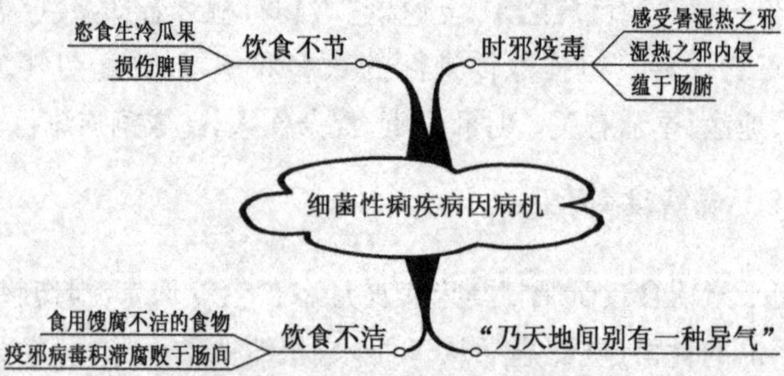

图 17-1　细菌性痢疾的病因病机

中医治病，先要辨证

1. 湿热痢

腹痛阵阵，痛而拒按，便后腹痛暂缓，痢下赤白脓血，黏稠如胶冻，腥臭，肛门灼热，小便短赤，舌苔黄腻，脉滑数。治法：清肠化湿，解毒，调气行血。方药：芍药汤。

2. 疫毒痢

发病急骤，腹痛剧烈，里急后重频繁，痢下鲜紫脓血，呕吐频繁，寒战壮热，头痛烦躁，精神极其委靡，甚至四肢厥冷，神志昏蒙，或神昏不清，惊厥抽搐，瞳仁大小不等，舌质红绛，苔黄腻或燥，脉滑数或微细欲绝。临床亦可下痢不重而全身症状重者，突然出现高热，神昏谵语，呕吐，喘逆，四肢厥冷，舌红苔干，脉弦数或微细欲绝。治法：清热凉血，解毒清肠。方药：白头翁汤合芍药汤。

3. 寒湿痢

腹痛拘急，痢下赤白黏冻，白多赤少，或纯为白冻，里急后重，脘胀腹满，头身困重，舌苔白腻，脉濡缓。治法：温中燥湿，调气和血。方药：不换金正气散。

4. 虚寒痢

久痢缠绵不已，痢下赤白清稀或白色黏冻，无腥臭，甚则滑脱不禁，腹部隐痛，喜按喜温，肛门坠胀，或虚坐努责，便后更甚，食少神疲，形寒畏冷，四肢不温，腰膝酸软，舌淡苔薄白，脉沉细而弱。治法：温补脾肾，收涩固脱。方药：桃花汤合真人养脏汤。

5. 休息痢

下痢时发时止，日久难愈，常因饮食不当、感受外邪或劳累而诱发。发作时，大便次数增多，便中带有赤白黏冻，腹痛，里急后重，症状一般不及初痢、暴痢程度重。休止时，常有腹胀食少，倦怠怯冷，舌质淡苔腻，脉濡软或虚数。治法：温中清肠，佐以调气化滞。方药：连理汤。

若久痢伤阴，或素体阴虚，阴液亏虚，余邪未净，阴虚作痢，痢下赤白，或下鲜血黏稠，虚坐努责，量少难出，午后低热，口干心烦，舌红绛或光红。治宜养阴清肠，方用驻车丸加减。

6. 噤口痢

下痢而不能进食，或下痢呕恶不能食者。朱丹溪说："噤口痢者，大虚大热。"基本病机是大实或大虚，致胃失和降，气机升降失常。属于实证者，多由湿热或疫毒，上犯于胃，胃失和降所致，症见下痢，胸闷，呕恶不食，口气秽臭，舌苔黄腻，脉滑数。治宜泄热和胃，苦辛通降，方用开噤散加减。

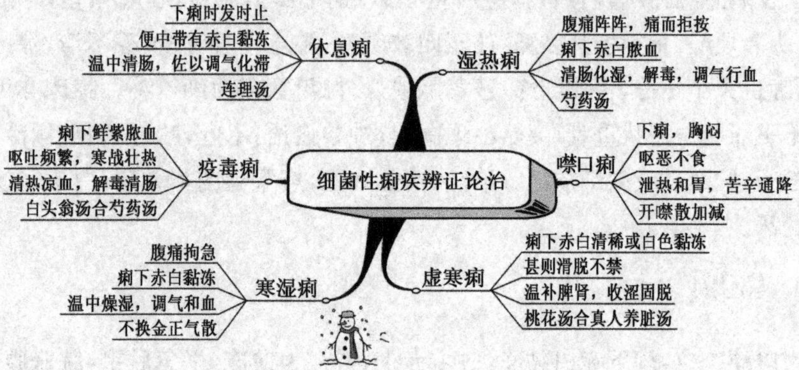

图 17-2 细菌性痢疾的辨证论治

菌痢的大医之法

大医之法一：清肠化湿解毒，调气行血方

搜索

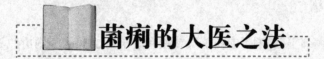

(1)迟丹验方

药物组成：芍药 30g，当归 15g，黄连 15g，黄芩 15g，槟榔 6g，木香 6g，葛根 12g，肉桂 5g，炙甘草 6g。

功效：清热解毒，调气养血。

主治：细菌性痢疾湿热痢。

［迟丹．芍药汤加减治疗细菌性痢疾．中国中医药现代远程教育，2009,7(05):23～24］

(2)周莉验方

药物组成：芍药 20g，黄芩 10g，黄连 3g，当归 10g，甘草 6g，木香 10g，槟榔 10g，大黄 10g，官桂 5g。

加减：痢下赤多白少、口渴喜冷饮属热重于湿者，加白头翁、秦皮、黄柏；瘀热较重、痢下鲜红者，加地榆、丹皮、苦参；痢下白多赤少、舌苔白腻属湿重于热者，去当归，加茯苓、苍术、厚朴、陈皮；兼饮食积滞、嗳腐吞酸、腹部胀满者，加莱菔子、神曲、山楂；食积化热、痢下不爽、腹痛拒按者，加枳实导滞丸。

功效：清肠除湿调气和血。

主治：细菌性痢疾湿热痢。

[周莉．芍药汤加减治疗细菌性痢疾 65 例．实用中医药杂志，2010，26(4)：233～234]

大医有话说

以上两方均是治疗湿热痢的验方，都用芍药汤加减，但各有特点。迟丹方中重用芍药养血和营，缓急止痛，配以当归养血活血，“行血则便脓自愈”，且可兼顾湿热邪毒熏灼肠络，伤耗阴血之虑；黄芩、黄连清热解毒，其中黄连祛中焦湿热并有解毒作用，黄芩清气分实热并有退热功效；木香、槟榔行气导滞，“调气则后重自除”；葛根祛湿升阳，行气导滞；肉桂辛热，可防苦寒伤中与冰伏湿热之邪，配伍活血药又助行血之力；炙甘草和中，调和诸药。诸药合用，湿去热清，气血调和，故下痢可愈。周莉认为细菌性痢疾属中医“痢疾”范畴。病机为湿热蕴结，熏灼肠道，气血壅滞，脂络伤损。湿热疫毒，下迫大肠，壅滞气机，故腹痛，里急后重；湿热疫毒熏灼肠络，伤及血分，化为脓血，故下痢赤白相兼；湿热下注，则肛门灼热，小便短赤。治宜因势利导，通因通用。芍药汤方中黄芩、黄连清热燥湿解毒，用以为君。大黄苦寒通里、凉血泻垢，既可助黄芩、黄连泻火燥湿，又可荡涤积滞，得“通因通用”之妙，是为臣药。方中重用芍药以行血排脓、缓急止痛，与当归相配，行血止血，“行血则便脓自愈”。用少量肉桂，温而行之，能入血分，可协归、芍行血和营，且制芩、连苦寒之偏，使无凉遏滞邪之弊。大黄得肉桂则行血之力更著；肉桂得大黄则无助火之忌。木香、槟榔行气导滞，且槟榔又可助大黄导滞，以上共为佐药。甘草调和诸药为使，与芍药相配，更能缓急止痛。诸药合用，清热解毒、调气和血、标本兼顾、因势利导，则诸症自除。

大医之法二：清热凉血解毒，清肠方

搜索

(1)赵峰验方

药物组成：白头翁 20～30g，黄连 10～15g，黄柏 9～12g，秦皮 9～12g，白芍 12～15g，甘草 15g，当归 18～25g，槟榔 6～9g

加减：如热毒较甚者，再加金银花 20～30g，蒲公英 15～20g，连翘 15～18g，以清热解毒；如体温较高者，再加生石膏 20～30g，知母 15～18g，以清里热；便血较多或纯为红色便者，再加地榆 15～20g，赤芍 9～12g，丹皮 10～15g，以清热凉血止血；里急后重较甚者，再加大黄 10～15g，枳实 9～12g，以泻实热导积滞；有恶寒、头痛等表症者，再加荆芥、薄荷各 6～9g，以解表祛邪。

功效：清热化湿，凉血解毒。

主治：细菌性痢疾疫毒痢。

[赵峰．白头翁汤联合芍药汤治疗急性菌痢 50 例．医药论坛杂志，2003，24(20)：55]

(2)周一平验方

药物组成：白头翁 15g，秦皮 15g，黄连 15g，黄芩 15g，金银花 15g，木香 12g，厚朴 12g，陈皮 15g，当归 12g，赤芍 15g，地榆 12g。

加减：伴畏寒、发热者加葛根 25g，荆芥 12g。

功效：清热解毒化湿，兼以调气行血导滞。

主治：细菌性痢疾疫毒痢。

[周一平．加味白头翁汤治疗细菌性痢疾 52 例．中国中医急症，2004，13(3)：172]

大医有话说

以上两方为治疗细菌性痢疾疫毒痢验方，以清热解毒行气活血为主，用白头翁汤加减。赵峰认为急性菌痢多发于夏秋之交，暑、湿、热三气交蒸，互结而侵及人体，加之饮食不洁，邪从口入，滞于脾胃，积于肠腑。暑、湿、热邪交炽其中，与气血搏结，致使传导失常，经络受伤，腐败化为脓血而成痢。方中白头翁、黄连、黄柏、秦皮能清热凉血，化湿解毒；芍药、甘草和营而缓急止痛；当归可活血行血；槟榔能行气导滞，有“调气则后重自除，行血则便脓血愈”之说。诸药共奏清热化湿、凉血解毒、调气和营、缓解止痛的作用，加之酌情给以随症加减，更助方义之圆满，故而收到满意的效果。周一平认为细菌性痢疾属中医学“痢疾”之湿热痢、疫毒痢，为外感湿热疫毒，内伤饮食，邪壅肠中，气血凝滞，化为脓血而痢下赤白。治宜清热解毒化湿，兼以调气行血导滞。秦伯未先生指出，“治痢不宜止涩太早，亦忌大下分利，除苦化湿热、消导积滞外，必须佐以调气活血。”本方即依此而拟，方中白头翁、秦皮、黄芩、黄连、金银花清热解毒燥湿；陈皮、木香、厚朴行气导滞；当归、赤芍活血散瘀；地榆凉血止血。诸药合用，清热解毒、调气行血而收功。

大医之法三：温补脾肾，收涩固脱方

搜索

(1)马祥生验方

药物组成：赤石脂30g，干姜2g，薏苡仁、焦山楂各18g，冬瓜仁10g，木香4g，白芍6g。

功效：排脓生肌止痢，温中涩肠固脱。

主治：细菌性痢疾虚寒痢。

[马祥生．桃花汤治疗急性菌痢．四川中医，1987，6：16]

(2)刘爱真验方

药物组成：赤石脂15g，干姜10g，粳米15g，诃子10g，罂粟壳9g，肉豆蔻10g(煨)，炒白术10g，人参10g，肉桂10g，当归10g，芍药10g，木香9g。

功效：温补脾肾，收涩固脱。

主治：细菌性痢疾虚寒痢。

[刘爱真．经方桃花汤治疗久痢36例．中国中医药现代远程教育，2010，8(1)：28]

大医有话说

以上两方为治疗细菌性痢疾虚寒痢验方,《伤寒论》307条曰:"下利不止,便脓血者,桃花汤主之。"故两方均用桃花汤加减。马祥生方由赤石脂、干姜、薏苡仁等组成。小儿"稚阴稚阳","脾常不足",重痢伤脓而致滑脱。重用赤石脂排脓生肌、涩肠固脱以止泻,干姜温中散寒,振奋脾气。薏苡仁平养脾胃,合冬瓜仁可排脓生肌,焦山楂消食止泻治痢,木香、白芍调气和血。重剂频服,以接续药力,而克重症。刘爱真认为桃花汤的药物功能是以赤石脂涩肠固脱为主药,干姜温中散寒为辅药,粳米养胃和中,助赤石脂、干姜以厚肠胃,用为佐使,本方原治"少阴病、下利便脓血者"。所言"少阴病下利便脓血",是指脾肾阳虚,下焦不能固摄所致。本方主要作用是以温中涩肠为主,临证宜随症加减。病后的症状是复杂的,病情的变化是多样的,人的个体也有差异,单独用桃花汤有时疗效欠佳,必须根据祖国医学"整体观念,辨证施治"的原则在桃花汤的基础上,随症灵活加减方可取得明显的疗效。

大医之法四:温中清肠,调气化滞方

搜索

(1)杨普生验方

药物组成:黄连10g,阿胶10g(烊化),黄芩10g,白芍10g,地榆炭10g,丹皮10g,石斛10g,玉竹10g,秦皮10g,鸡子黄2枚(冲服),甘草3g。

功效:清热解毒燥湿,养阴生津。

主治:细菌性痢疾阴虚痢。

[杨普生. 加味黄连阿胶汤治疗阴虚型痢疾24例. 中国中医急症,2009,18(8):1339~1340]

(2)王伯成等自拟方

药物组成:仙鹤草20g(全草连根为佳)或鲜品50g,黄连、椿白皮、生甘草各5g,沙参10g。

加减:湿热重者,加马齿苋20g或鲜品50g,银花15g;血多者,加白茅根30g,槐米10g;阴虚者,加麦冬15g,天花粉50g,石斛12g;肾虚者,加服四神丸。

功效:清热滋阴,解毒活血。

主治：细菌性痢疾虚寒痢及休息痢。

[王伯成，等．仙黄汤治疗慢性痢疾128例．浙江中医杂志，2005，2:62]

大医有话说

痢疾一病，湿热证居多，阴虚者较少。医家临证也多着眼湿热毒邪而易疏忽阴虚时而有之的一面，加之养阴和治湿本身矛盾，失治误治者均有之。临证时望闻问切当仔细，四诊合参后方明诊断，当明辨阴虚痢疾中湿热之轻重，阴亏津少之程度。杨普生认为黄连阿胶汤出自《伤寒论》，为治疗少阴瘟病真阴欲绝、壮火复炽所致心中烦、不得卧之心肾不交证的著名方剂。通过辨证，依据其证候要点，可灵活应用于其他病证治疗。吴鞠通在《温病条辨》卷二就有："春温内陷下痢"、"加减黄连阿胶汤主之"的记载。方中黄连清热解毒燥湿，阿胶滋养阴津共为君药；黄芩清热解毒燥湿，白芍养阴生津同为臣药；鸡子黄为血肉有情之品，善于补肾养阴生津以壮阴津之本；地榆炭、丹皮、石斛、玉竹、秦皮共为佐药，以增强疗效；甘草为使药，与白芍相伍酸甘化阴，缓急止痛，调和诸药。是方法呈清热解毒燥湿、养阴生津，以治阴虚痢疾，药证相符，邪去正安，痢疾自愈。此乃中医"异病同治"特色之体现。研究表明黄连、黄芩均含小檗碱，具有抗痢疾杆菌作用；阿胶具有"聚负离子基"结构，在免疫、炎症、感染中能增加细菌穿透细胞的阻力，在细胞周围形成一个屏蔽，并有促进血管生成，促进凝血的作用；白芍中的主要药理成分白芍总苷具有抗炎、调节免疫、止痛、镇静、抗惊厥以及解除结肠平滑肌痉挛的作用。王伯成等自拟仙黄汤治疗慢性痢疾，取得很好的效果。方中之君药仙鹤草，在农村又名金花蜙(因仙鹤草之根部像虾状，虾的土名称花蜙，故得名)，又名脱力草等，在江南到处可见，并以鲜品为佳。收敛止痢作用较强，同时也有止血作用，以为君药，全草连根入药为佳；黄连苦寒有清热燥湿、坚阴泻火解毒作用，为臣药，协助仙鹤草清除余留邪毒；由于久痢伤阴，故配沙参以养阴，椿白皮苦涩寒，有清热燥湿、涩肠止血作用，与沙参同为佐药；生甘草为使药，以调和药性。诸药配伍，共奏清热解毒、涩肠补阴止痢之效。慢性痢疾由于病延日久，变化较多，故临床施治又需随症加减。湿热仍重者，加马齿苋、银花以清热化湿，同时可防闭门留寇；血多者，加白茅根、槐米以凉血止血；阴虚明显者，加麦冬、天花粉、石斛以养阴生津。

第18章 告别湿疹，做无忧宝宝

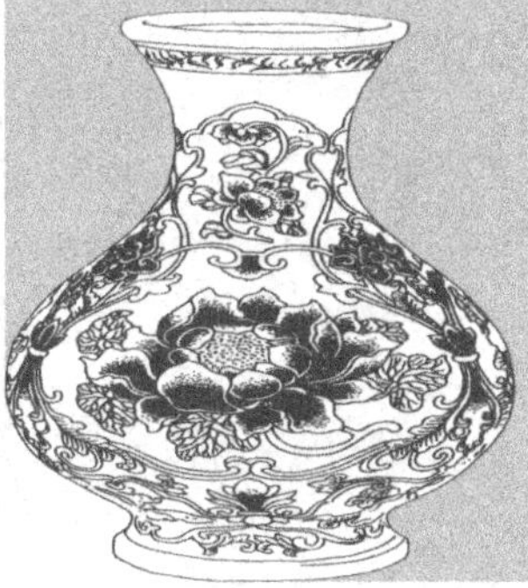

小儿湿疹是一种变态反应性皮肤病，就是平常说的过敏性皮肤病。主要原因是对食物、吸入物或接触物不耐受或过敏所致，有过敏体质家族史的小儿更易发生湿疹。患有湿疹的孩子起初皮肤发红、出现皮疹，继之皮肤发糙、脱屑，抚摸孩子的皮肤如同触摸在砂纸上一样。遇热、遇湿都可使湿疹表现显著。

湿疹是婴儿时期常见的一种皮肤病，2～3个月的婴儿就可发生湿疹，1岁以后逐渐减轻，到2岁以后大多数可以自愈，但少数可以延伸到幼儿或儿童期。有婴儿湿疹的孩子以后容易发生其他过敏性疾病，如哮喘、过敏性鼻炎、过敏性结膜炎等。湿疹常为对称性分布。

解说病因1、2、3

中医认为本病多属禀赋不足，脾失健运，湿热内蕴，或感受风热湿邪，内外两邪相搏，郁于肌腠而发病，根据症状和病变部位不同，将该病称为浸淫疮、旋耳疮、绣球风、四弯风、血风疮等。

小儿体属稚阴稚阳，脏腑娇嫩，形气未充，先天不足或后天失养，均可导致脾失健运，湿浊内生，而肌肤脆弱，藩篱不固，外风又易侵袭，与内湿搏结，蕴于肌表，发为湿疹，多为急性湿疹，风热湿俱盛，尤以热邪湿邪为甚，故治宜清热燥湿。病邪日久入里，脾虚湿盛，则病邪益发缠绵难解，多表现为亚急性湿疹，治宜解毒化湿。日久湿热化火，耗液伤津，血燥生风，故见皮肤干燥，瘙痒更甚，表现为慢性湿疹，治宜祛风止痒。总之，湿疹的治疗总以祛风清热利湿为重点。

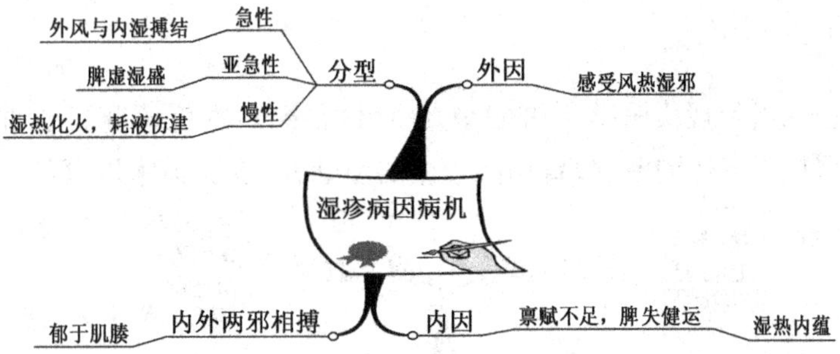

图 18-1 湿疹的病因病机

中医治病，先要辨证

1. 湿热型湿疹(急性湿疹)

症见密集的粟粒状大小丘疹，或小水疱，界限不清，瘙痒剧烈，多伴有浆液渗出。证属风热外袭，与湿搏结肌表，发为疱疹，治宜清热燥湿解毒。常用药物为黄柏、苦参、黄连、炉甘石、大黄、煅石膏等。

2. 脾虚型湿疹(亚急性湿疹)

该期为红肿、渗出等急性炎症减轻后，表现为瘙痒伴不同程度渗出，属病邪日久入里，脾虚湿盛，缠绵难愈，治宜解毒化湿。常用药物为五倍子、白鲜皮、冰片、苍术等。

3. 血燥型湿疹(慢性湿疹)

病变以慢性皮损为主，可见扁平丘疹伴苔藓样变，皮肤干燥、增厚，属湿热郁久化火，耗液伤津，血燥生风，治宜祛风止痒。常用药物为青黛、蛇床子、地肤子、威灵仙等。

4. 脾肾不足型

此型相当于现代医学所讲的小儿干性湿疹、慢性湿疹和特应性皮炎缓解期。多见于形体消瘦、脾胃功能较差的婴幼儿，皮肤损害以潮红、干燥、脱

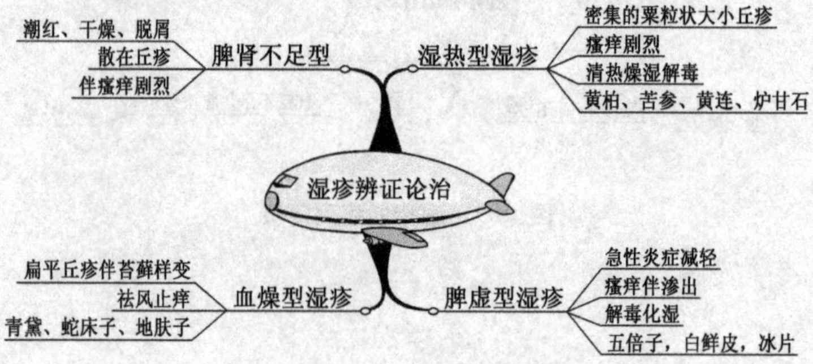

图 18-2　湿疹的辨证论治

屑为主，散在丘疹或片状浸润，少有糜烂，伴瘙痒剧烈，患儿头面部常在枕上或其衣领上摩擦，或用手搔抓，情绪烦躁，睡眠不安，病情时轻时重，常在发热、腹泻时症状突然消失，热退、腹泻停止时皮疹又复出现。部分患儿及其父母、兄妹有鼻炎、哮喘等病史。

湿疹的大医之法

大医之法一：外用方

搜索

(1)许培斌验方

药物组成：黄柏 3g，黄连 1.5g，炉甘石 2.4g，煅石膏 3g，白芷 2.4g，文蛤 1.5g，研末外敷。

治法：清热燥湿。

[许培斌，樊永凤．儿科疾病外治疗法．北京：中国中医药科技出版社，2000：55]

大医有话说

黄柏，苦寒，清热燥湿，泻火解毒，为中药外用制剂中的常用药；苦参，苦寒，清热燥湿，祛风杀虫，利尿；黄连，苦寒，清热燥湿，泻火解毒。《本草正义》云："黄连，大苦大寒，苦燥湿，寒胜热，能降泻一切有余之湿火。"炉甘石，甘平，明目去翳，收湿生肌。《本草纲目》记载："止血，消肿毒，明目，去翳退赤，收湿除烂"。大黄，苦寒，泻下攻积，清热泻火，解毒，活血祛瘀；石膏，辛甘，大寒，清泻火热，除烦止渴，煅用尤能收湿敛疮。《医学衷中参西录》："夫钙之性本敛且涩，煅之敛涩之力益甚，所以辛散者变为收敛也。"

(2)彭锦英验方

药物组成：五倍子、苦参、黄连、黄柏各 15g，白鲜皮、蛇床子、地肤子各

10g，明矾 6g，冰片 2g。

加减：痒甚加防风 10g；渗出多者加水杨梅 12g，滑石粉 15g。

治法：解毒化湿。

[彭锦英．祛风止痒汤治疗婴儿湿疹 139 例．广西中医药，1999，22(4)：27]

大医有话说

五倍子，酸涩性寒，敛肺降火，涩肠固精，敛汗止血，外用敛创收湿。《开宝本草》云："疗肺脏风毒流溢皮肤，作风湿疥癣痒脓水。"白鲜皮苦寒，清热解毒，除湿止痒，《药性论》："治一切热毒恶风，风疮疥癣赤烂。"冰片辛苦，微寒，开窍醒神，清热止痛。《本草经疏》记载："其芳香之气能辟一切邪恶，辛热之性能散一切风湿。"

(3)杜全成验方

药物组成：蛇床子、威灵仙、苦参、荆芥穗、白芷、连翘、苍术、土茯苓各 9～12g，大枫子、五倍子、白鲜皮、黄柏、大黄各 6～9g。

治法：祛风止痒。

[杜全成．中药外洗治疗婴幼儿湿疹 78 例．中医外治杂志，1996，5(2)：23]

大医有话说

苦参，性寒，清热燥湿，杀虫止痒。蛇床子，辛苦温，温肾壮阳，祛风散寒，燥湿杀虫。威灵仙，辛咸温，祛风湿，通经络，治骨鲠，消痰水。

(4)林绍琼验方

药物组成：白矾、硫黄、黄连、雄黄、蛇床子、马齿苋、蜀椒。

治法：清热解毒，除湿止痒，凉血消风。

[林绍琼，张世宇．白矾散加味药浴治疗小儿湿疹 100 例．四川中医，2002，20(5)：57～58]

大医有话说

湿疹皮损呈多种形态，发无定位，是一种易于湿烂流津的瘙痒性渗出性皮肤病。本病多因内热炽盛，蕴湿不化，或兼感毒热或风热之邪。风湿热毒搏结，熏蒸肌肤而发。血热毒盛则皮疹鲜红灼热，湿蕴不化则见肿胀，水疮滋水淋漓，故治疗用清热解毒，除湿止痒，凉血消风的治则。方中白矾、马齿苋具有清热解毒之功，蛇床子、蜀椒具有杀虫止痒之效。现代药理学研究，马齿苋有降低毛细血管通透性和拮抗组胺作用，故用于急性变应性炎症、渗出性过敏性皮肤病有显著疗效。

大医之法二：内服方

搜索

(1)张士卿验方

药物组成：苍术 6g，黄柏 6g，白鲜皮 10g，地肤子 10g，茯苓 15g，薏苡仁 30g，蒲公英 15g，车前子 10g(包)，滑石 15g(包)，炒防风 6g，川萆薢 10g，炒山药 15g，甘草 6g，白蒺藜 10g。

治法：清热利湿止痒。

[刘光丽．张士卿教授运用四妙丸加减治疗小儿湿疹经验．中医儿科杂志，2010，6(1)：9～10]

大医有话说

张教授认为治疗小儿湿疹应以清热利湿止痒为主要治法，故选用四妙丸加减治疗婴儿湿疹取其清利湿热、祛风止痒、燥湿健脾之意。四妙丸原方是在《丹溪心法》二妙散的基础上加了牛膝和薏苡仁。方中以黄柏为君，其性苦寒，取其寒以胜热，苦以燥湿，既能清热燥湿又能泻火解毒。臣以苍术，因其辛散苦燥长于祛湿，因湿自脾来故，取其燥湿健脾，使湿邪去而不再生。佐以牛膝，性善下行，能补肝肾，祛风湿，引药下行使湿自下去。薏苡仁取其甘补淡渗，健脾燥湿，对于脾虚湿滞者尤为适用。又因其性偏凉，能清利湿热。四药共用，标本兼顾，使湿热得除。

张教授运用此方治疗婴儿湿疹往往根据患儿具体情况随证加减。如瘙痒甚加荆芥、防风，由于痒自风来，故止痒必先疏风，疏风止痒以祛除在表之风邪。面部湿疹严重者加薄荷、板蓝根，薄荷散头面风热，板蓝根可上行清热解毒。疹色红甚、热毒重者加蒲公英、野菊花以加强清热解毒之力。湿热重加车前子渗湿泄热，导湿热下行从水道而去，使邪有出路。加赤芍或牡丹皮行气通络，活血散瘀，气行则营卫畅通，营卫畅通则邪无滞留。

(2)黄惠娟验方

药物组成：当归、白芍、生姜、山楂、鸡内金和白蒺藜各50g，柴胡、茯苓和白术各60g，焦栀子和青皮各40g，薄荷、胡连、甘草各20g。

治法：疏肝理脾，化湿止痒。

［黄惠娟，王争胜．消疳化湿散治疗小儿湿疹的疗效观察．中国医学文摘(皮肤科学)，2009年第5期］

大医有话说

消疳化湿散是根据小儿湿疹的发病机理及现代中药药理，以治本为出发点，以疏肝理脾、化湿止痒为目的，在已逝儿科名老中医徐光棣治疗小儿疳积的良方“疳积散”(丹栀逍遥散去丹皮，增加青皮、胡连、山楂、内金等)的基础上，精心组方而成，利用消疳化湿散针对湿疹皮损特点及湿疹伴发的纳差、烦躁、多动等症状，以疏肝理脾，兼以化湿止痒，达到改善皮损及缓解症状的目的，标本兼治，内可疏肝理脾，调节机体免疫功能，外可化湿止痒，消散皮损。改变了以往针对皮损特点治疗小儿湿疹以清热祛风、凉血润燥为主的传统治疗方法。消疳化湿散方中白芍滋阴敛肝；当归活血止痒；茯苓、白术健脾化湿；柴胡疏肝理气；胡连清心降火；焦栀子清热凉血；青皮疏肝健胃；内金健脾消食；山楂开胃消食；薄荷疏散风热；白蒺藜散风止痒；甘草调和诸药。

(3)梁幼平验方

药物组成：紫草10g，薏苡仁10g，金银花15g，蒲公英15g，茯苓10g，黄柏5g，苦参10g，蝉蜕10g。

治法：清热利湿。

[梁幼平，樊元，孙中伟．清热利湿汤合湿疹膏治疗小儿湿疹32例．吉林中医药，2007，27(9)：35]

大医有话说

利用本方法治疗湿疹，取紫草清热凉血、解毒透疹、止痒之功，是治疹良药；金银花、蒲公英有清热解毒作用；薏苡仁、黄柏、苦参清热燥湿；茯苓健脾利湿，兼能增强自身免疫力；蝉蜕可祛风止痒，现代研究表明，蝉蜕含有多种氨基酸，能促进皮肤恢复，且含24种微量元素，如铁、钙、镁、锰、磷、锌、铝等，也能促进皮肤愈合，且有抗过敏作用。诸药合用，有清热、解毒、燥湿、止痒作用。外用湿疹膏中白鲜皮、地肤子、苦参、白矾、冰片均可清热燥湿、解毒杀虫。现代研究证实其可抗炎、抗过敏。

(4)刘彦平验方

药物组成：茯苓6g，炒白术6g，陈皮6g，连翘3g，炒山药10g，生薏苡仁10g，炒莱菔子6g，苦参6g，白鲜皮10g，谷麦芽各10g，甘草6g。

治法：健脾利湿。

[刘彦平，李应东．从脾胃辨治小儿湿疹．中医儿科杂志，2008，4(6)：34～35]

大医有话说

湿邪是小儿湿疹的主要病因。湿邪的产生主要责之于小儿脏腑功能尚未发育健全，脾胃功能较弱，湿邪郁久则易化热；另有饮食不节，后天失养，湿热内生，复感风邪，内外合邪，风湿热邪浸淫肌肤，形成湿热困脾型湿疹。若患儿素禀不足，脾肾阳虚，湿邪外发肌肤而形成脾肾不足型湿疹。鉴于小儿的病理生理特点，很多古代医家都强调调理脾胃的重要性。万全在《幼科发挥》中指出："人以脾胃为本，所当调理，小儿脾常不足，尤不可不调理也。"所以，根据中医治病求本的原理，以参苓白术散调理脾胃治疗小儿湿疹取得了较好的疗效。现代药理研究表明健脾方药能明显增强非特异性屏障，增强巨噬细胞活力，提高免疫功能，调节和抑制免疫功能亢进，进一步为调理脾胃治疗小儿湿疹提供了理论依据。

大医之法三:内服、外用联合治疗

搜索

(1)褚群验方

外洗方:白矾 6g,马齿苋 60g,土茯苓、地肤子、苦参各 30g,蛇床子 15g。

内服方:土茯苓、黄芩、白鲜皮各 9g,茵陈、生薏苡仁各 12g,山栀、苦参各 6g,蝉衣 3g,紫草、生石膏各 10g。

治法:清热利湿。

[褚群.中药内服配合药浴治疗小儿湿疹 90 例.浙江中医杂志,2005,1:30]

大医有话说

小儿湿疹多发于春秋两季,是一种瘙痒性、渗出性的皮肤病。病变局部多见红斑、丘疹、水疱、糜烂等,可发生于体表的任何部位,尤以颜面部多见,易继发感染。多系内热炽盛,风湿热毒互结,血热毒盛等所致,故治疗以清热解毒、除湿止痒、凉血祛风为原则。外洗方中白矾、马齿苋清热解毒燥湿,蛇床子、苦参、地肤子、土茯苓清热解毒、杀虫止痒。

(2)纠广文验方

外用蒙药:诃子 6g,楝子 6g,栀子 6g,铁锈,雄黄少量配伍,研细,芝麻油调和外涂,1 日 3 次。

内服淡渗利湿草药:苍白术各 10g,陈皮 6g,茯苓 15g,泽泻 9g,炒麦芽 15g,六一散 6g,红花 6g。

治法:清热解毒,淡渗利湿。

[纠广文.小儿湿疹治疗经验.内蒙古中医药,2001,1(2):22]

大医有话说

蒙医学认为疹为脉络病,宜泻火祛瘀为主,故用诃子、楝子、栀子祛浊清血,清热解毒,去瘀生新,治温热疔毒。而中医学认为湿疹以脾虚湿盛为主因,方中苍白术、茯苓、陈皮、麦芽健脾助运,泽泻、六一散淡渗利湿,红花活血祛瘀通络,内外合治则脾健湿除,疹消痒除,湿疹得以治愈。

第19章 中医名方让宝宝轻松消除百日咳

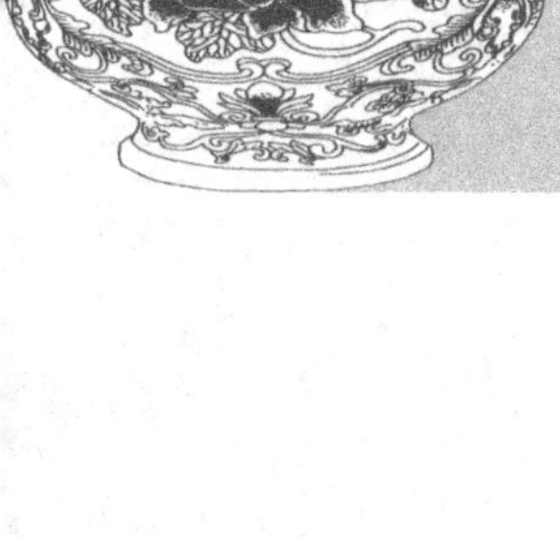

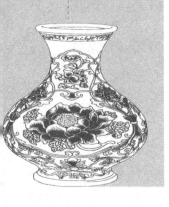

百日咳是小儿感受百日咳时邪（百日咳杆菌）引起的肺系传染病，以阵发性、痉挛性咳嗽，咳末有特殊的鸡鸣样吸气性吼声为特征。就其症状而言，又名“顿呛”、“顿咳”、“鸬鹚咳”。因其具有传染性，又称其为“天哮咳”、“疫咳”。本病一年四季均可发生，但以冬春季节多见。5岁以下婴幼儿最易发病，年龄愈小，病情大多愈重。本病病程较长，如果不及时治疗，可迁延2~3个月之久。由于近年来广泛开展百日咳菌苗的预防接种，百日咳发病率已大为下降。但是，临床上由副百日咳杆菌、腺病毒等病原引起的百日咳综合征仍然较常见，两者症状相似，辨证论治的方法基本相同，但后者相对较轻。

解说病因1、2、3

1. 感受风温时邪

外感时邪，内有伏痰，时邪夹痰交结气道，肺失肃降，肺气上逆而致咳。

2. 先天禀赋不足，体质虚弱

素质不强，易受邪侵而致肺虚，肺主气功能失常，以致肃降无权，肺气上逆作咳。

百日咳主要病机为肺失肃降，肺气上逆。百日咳病变脏腑以肺为主，初犯肺卫，继则由肺而影响肝、胃、大肠、膀胱，重者可内陷心肝。小儿肺常不足，易感时邪，年龄愈小，肺愈娇弱，感邪机会愈多。病之初起，时邪从口鼻而入，侵袭肺卫，肺卫失宣，肺气上逆，虽有寒热之不同，但以肺失清肃的卫表症状为主。继则疫邪化火，痰火胶结，气道阻塞，肺失宣肃，气逆上冲，咳嗽加剧，而见痉咳表现；连咳不已，待胶阻之痰涎吐出，气机稍得通畅，咳嗽暂时缓解。咳虽在肺，由于时邪与伏痰胶结日久，除伤及肺气外，常常累及他脏，如气逆犯胃则胃失和降而见呕吐；气逆犯肝则肝气横逆而两胁作痛；气逆化火伤络则衄血、目睛出血、痰中带血等。心主舌本，频咳引动舌下系带，出现溃疡。又肺为水上之源，与大肠相表里，肺气宣降失令，则大肠、膀胱失约，故痉咳时可见二便失禁，面目浮肿。病之后期，由于病程日久，邪气渐退，正气耗损，肺脾亏虚，多见气阴不足证候。

年幼或体弱小儿若罹患此病，由于体禀不足，正气亏虚，不耐时邪痰热之侵，可发生变证。若痰热壅盛，闭阻于肺，则壮热咳嗽，痰涌气急，并发肺炎喘嗽；若痰热内陷心肝，则可致昏迷、抽搐之变证。

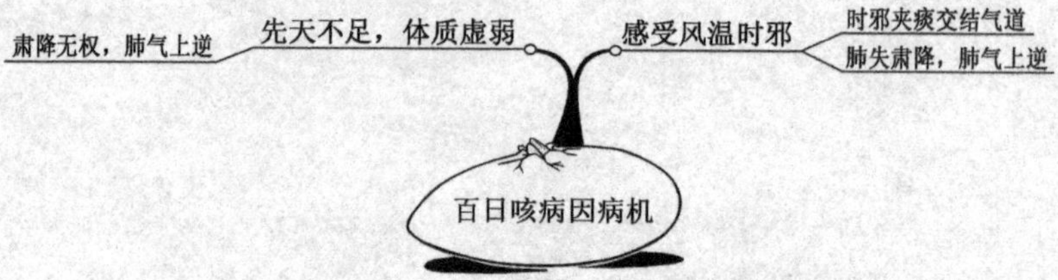

图 19-1　百日咳的病因病机

中医治病，先要辨证

1. 邪犯肺胃(初咳期)

本病初起，一般有咳嗽、鼻塞、流涕、喷嚏，或发热等伤风感冒症状，2～3天后咳嗽日渐加剧，痰稀白，量不多，或痰稠不易咯出，咳声不畅，但尚未出现典型痉咳，咳嗽以入夜为重，舌苔薄白或薄黄，脉浮。治以疏风祛邪，宣肺止咳。方以三拗汤加减。

2. 痰火阻肺(痉咳期)

阵发性、痉挛性咳嗽频作，日轻夜重，咳末伴有深吸气样鸡鸣声，在吐出痰涎及食物后，痉咳才能暂时缓解，但不久又复发作，轻则昼夜痉咳5～6次，重则多达40～50次，每次痉咳多出于自发，但进食、闻到刺激性气味、用力活动、情绪激动等外因都易引起发作，一般痉咳在第3周达到高峰，可伴有目睛红赤，两胁作痛，舌系带溃疡，二便失禁，舌质红、苔薄黄，脉数。婴幼儿此期可发生窒息、抽搐、神昏等变证。治以泻肺清热，涤痰镇咳。方以桑白皮汤合葶苈大枣泻肺汤。

3. 气阴耗伤(恢复期)

①肺阴亏虚：痉咳缓解，干咳无痰或痰少而稠，声音嘶哑伴低热，午后颧红，烦躁，夜寐不宁，盗汗，口干，舌红、苔少或无苔，脉细数。治以养阴润肺，清热化痰。方以沙参麦冬汤加减。②肺脾气虚：咳声低弱，痰白清稀，纳差食少，神倦乏力，气短懒言，自汗或盗汗，大便不实，舌淡、苔薄白，脉细弱。治以益气健脾，化痰止咳。方以人参五味子汤加减。

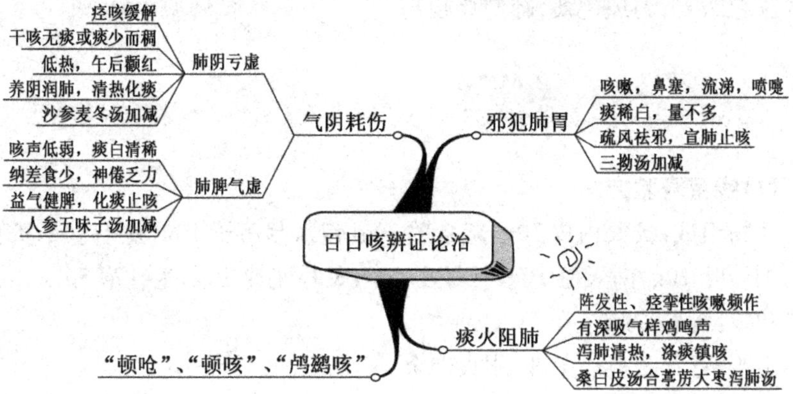

图 19-2 百日咳的辨证论治

百日咳的大医之法

大医之法一：解痉镇咳方

搜索

王玉玲验方

药物组成：紫菀 10g，百部 10g，杏仁 10g，蜈蚣 3 条，甘草 2g，橘红 6g，半夏 10g，茯苓 10g，赭石 15g(先煎)，钩藤 10g。

功效：解痉镇咳。

主治：百日咳痰火阻肺。

[钱松本．王玉玲儿科用药经验琐谈．江苏中医，1987，(8)：35]

大医之法二：清热化痰，降逆止咳方

搜索

(1)钱育寿验方

药物组成：炙桑白皮10g，黛蛤散10g(包)，葶苈子10g，射干10g，炙百部10g，侧柏叶10g，南天竺10g，牡丹皮10g，炙马兜铃10g，生甘草3g。

功效：泻肝清肺。

主治：百日咳痰热蕴肺，木火刑金。

［张铭正．钱育寿老中医临证经验撷菁．辽宁中医杂志，1995，22(3)：99］

大医有话说

以上二人均是用清肺泻肝法治疗百日咳，认为痉咳病机除痰热蕴肺外，主要责之于金不制木，木旺生火，木火刑金，木扣金鸣。主张肝肺同治，不仅要清肺化痰热，更需泻肝降气火。不同的是，王玉玲治疗百日咳常在止咳化痰中配以蜈蚣、甘草以解痉镇咳。蜈蚣有毒，入肝止痉，配入甘草，一则缓蜈蚣之毒；二则助润肺止咳。紫菀润肺化痰止咳，百部润肺止咳，杏仁止咳平喘，茯苓利水渗湿，健脾宁心，橘红理气健脾，燥湿化痰，半夏燥湿化痰，降逆止呕，赭石平肝潜阳，重镇降逆，钩藤清热平肝，息风止痉。钱育寿常用桑丹泻白汤合黛蛤散为代表方，而麻黄及虫类药则极少使用，认为多用易致金木气火相煽，不但痉咳变剧，且有伤络动血之弊。炙桑白皮、葶苈子泻肺平喘，利水消肿，黛蛤散清肝利肺，降逆除烦；射干清热解毒，消痰利咽；炙百部润肺止咳；侧柏叶凉血止血，化痰止咳；南天竺清热化痰；牡丹皮清热凉血，活血祛瘀；炙马兜铃清肺化痰，止咳平喘；生甘草清热解毒。

(2)张光煜验方

药物组成：苇茎12g，桃仁6g，橘红6g，炒苏子6g，冬瓜仁9g，薏苡仁9g，百部9g，苦葶苈子3g。

功效：清肺化痰，降气化饮。

主治：百日咳热毒壅肺，阻碍气机。

[贾六金,张才. 张光煜治疗小儿时行疾病验案3则. 山西中医,1996,12(4):1]

大医有话说

百日咳病程较长,发展至痉咳期后症状顽固,治疗颇为棘手。本证系痰饮与热毒互结于肺,阻碍气机所致,方选《备急千金要方》苇茎汤清肺化痰,合《医宗金鉴》苏葶丸降气化饮,百部为治百日咳要药,尤其对痉咳期效果特别显著。苇茎清透肺热;桃仁止咳平喘;橘红理气健脾,燥湿化痰;炒苏子降气化痰,止咳平喘;冬瓜仁清肺化痰;薏苡仁利水渗湿,清热,除痹;苦葶苈子泻肺平喘,利水消肿。

(3)张贵印验方

药物组成:炙麻黄6g,清半夏6g,黄芩6g,代赭石6g,旋复花8g(包煎),杏仁8g,百部8g,鹅不食草8g,前胡10g,炙枇杷叶10g,生石膏10g,瓜蒌12g,甘草4g。

功效:降胃化痰,健脾益肺。

主治:百日咳痰热内伏,肺胃气逆。

[赵进喜. 张贵印老中医治疗小儿百日咳经验. 新中医,1989,3:7]

大医有话说

张贵印治疗小儿百日咳有其独到的见解。其认为本病的病因虽有时邪贼风为外因,但同时又有素体脾胃不调,痰浊内蕴的内因。内外合邪而致咳嗽,至于久咳伤气,子病及母,肺病反过来累伤脾胃所致。所以对于本病的治疗张贵印特别强调治肺的同时,必须同样地重视脾胃。降胃即所以降肺,化痰即所以利肺,健脾即所以益肺,其验方麻杏代赭汤就充分体现了这一肺胃同治思想。炙麻黄发汗解表,宣肺平喘;清半夏燥湿化痰,降逆止呕;黄芩、代赭石平肝潜阳,重镇降逆;旋复花降气化痰,降逆止呕;杏仁止咳平喘;百部润肺止咳;鹅不食草发散风寒,止咳;前胡降气化痰,疏散风热;炙枇杷叶清肺止咳,降逆止呕;生石膏清热泻火,除烦止咳;瓜蒌清热化痰,宽胸散结;甘草益气健脾,祛痰止咳,调和诸药。

(4)杨济平验方

药物组成：石膏 20g（先煎），炙麻黄 2g，杏仁 10g，瓜蒌仁 8g，桔梗 8g，竹茹 8g，代赭石 12g，甘草 3g。

功效：清热化痰，降逆止咳。

主治：百日咳痰火阻肺，肺气上逆。

[郭长征．杨济平老中医经验举隅．新中医，1996，7：2]

大医有话说

杨济平认为百日咳为内伤肺气，与伏痰相互搏结而阻气道，使肺气上逆而致。治疗上重用石膏，辛凉解热，降逆镇咳，并随症加减。石膏清热泻火，除烦止咳，炙麻黄发汗解表，宣肺平喘；杏仁止咳平喘；瓜蒌仁清热化痰，宽胸散结；桔梗宣肺祛痰，利咽；竹茹清热化痰，除烦止呕；代赭石平肝潜阳，重镇降逆；甘草益气健脾，祛痰止咳，调和诸药。

大医之法三：宣肺解毒，化痰止咳方

搜索

(1)裴学义验方

药物组成：芦根 15g，杏仁 9g，前胡 9g，枇杷叶 9g，磁石 12g，百部 15g，钩藤 10g，蝉衣 6g，苏子 6g，葶苈子 9g，川贝母 9g，赭石 9g，黛蛤散 10g，猪胆汁 1g 兑入。

功效：清肃肺络，降气化痰。

主治：百日咳痰火阻肺，肺气上逆。

[裴学义．百日咳证治（专题）．中医杂志，1988，12：6]

大医有话说

裴学义认为百日咳系疫毒侵肺，失其宣降，又易化热灼液成痰，气逆于上而致。方中百部润肺止咳，对百日咳、久咳效果良好，故宜重用。猪胆汁清热解毒作用较显著，故为百日咳常用药。全方具有清肃肺络、降气化痰、镇咳之作用，且不滋腻，用于百日咳各期。由于小儿形气未充，脏腑娇嫩，故在选用中药时不宜过于苦寒，或过于滋补及收敛。芦根清热泻火，生津止渴，除烦，杏仁止咳平喘；前胡降气化痰，疏散风热；枇杷叶清肺止咳，降逆止呕；磁石纳气平喘；钩藤清热平肝，息风止痉；蝉衣疏散风热，利咽开音，息风止痉；苏子降气化痰，止咳平喘；葶苈子泻肺平喘，利水消肿；川贝母清热化痰，润肺止咳；赭石平肝潜阳，重镇降逆；黛蛤散清肝利肺，降逆除烦。

(2)徐小洲验方

药物组成：①百日咳轻型：蒲公英 30g，秦皮 10g，天竺子 10g，炙百部 10g，炙甘草 10g。②百日咳重型：蒲公英 30g，秦皮 20～30g，天竺子 15g，炙百部 10g，炙甘草 10g，鱼腥草 30g。

加减：眼睑浮肿加冬瓜皮 10g；寐后汗出加麻黄根 10g；咳嗽不畅加桔梗 3g；痰多便干硬加礞石滚痰丸 10g(包煎)；咳血加鲜白茅根 30g。

功效：清热解毒，降逆止咳。

主治：百日咳疫毒侵肺，痰热阻肺，肺气上逆。

[徐小洲．百日咳证治(专题)．中医杂志，1988，12:9]

大医有话说

徐小洲将百日咳分为两型。轻者：镇咳次数昼夜在 10 次以下，咳嗽时可见面红、呕吐、气粗、喉中有鸡鸣声、涕泪交流、弯腰屈体，舌系带可见溃疡，甚则咳血、眼睑浮肿等。治疗上常以清热解毒，降逆止咳为主，常用自拟“百日咳方”。方中蒲公英、秦皮清热解毒，且秦皮尚有较好的祛痰、镇咳、降逆作用。炙甘草取其润肺祛痰，故用量可偏大，炙百部润肺止咳，天竺子具有良好的止嗽镇咳的作用。诸药共奏清热解毒，降逆润肺止咳的作用。加减方中冬瓜皮利水消肿，麻黄根止汗，桔梗宣肺祛痰，礞石滚痰丸清热泻肺涤痰，鲜白茅根清肺止血，诸药随症运用。

(3)徐仲才验方

药物组成：白前 9g，桔梗 4.5g，紫菀 9g，百部 12g，陈皮 6g，天竺子 9g，甘草 3g。

加减：痰多咯不爽者，选加杏仁、苏子、白芥子等宣化痰浊；伴呕恶者，选加半夏、干姜、旋复花等下气降逆；如痰液稀薄，舌苔白滑，偏寒者，选加麻黄、细辛温肺散寒；痰液黏稠，舌红，脉数，偏热者，选加石膏、黄芩、桑白皮清热泻肺；肺络受伤，痰中带血者，选加白茅根、侧柏叶等宁络止血；久咳，可选加五味子、罂粟壳、诃子敛肺止咳。

功效：宣肺肃肺，化痰止咳。

主治：百日咳肺失宣肃，痰阻气逆。

[徐仲才．百日咳证治(专题)．中医杂志，1988，12：10]

大医有话说

徐仲才认为百日咳是由于外感时邪，肺失清肃，痰阻气逆所致。临床常以止嗽散为主，宣肺肃肺，化痰治咳。白前降气化痰，桔梗宣肺祛痰、利咽，紫菀润肺化痰止咳，百部润肺止咳，陈皮理气健脾，燥湿化痰，天竺子止嗽镇咳，甘草益气健脾，祛痰止咳，调和诸药。

(4)马莲湘验方

药物组成：炙百部6～9g，浙贝母6～9g，南、北沙参各6～9g，地龙6g，天麦冬各6g，化橘红6g，姜竹茹6g，鹅不食草6g，炙紫菀6g。

加减：若气逆较甚去炙紫菀，加炙桑白皮、炒葶苈子各6g泻肺涤痰；咳痰黏稠，舌苔厚腻，去南北沙参、天麦冬，加竹沥、半夏、天竺黄各6g清肺豁痰；咳久伤及肺络见衄血目睛出血者，去化橘红，加鲜生地9g，白茅根15g，生栀子6g养阴清肝凉血；呕吐较剧加代赭石9g降逆和胃；大便秘结加生大黄3g通腑泄痰。

功效：清肺润肺，化痰降逆。

主治：百日咳热灼肺津，痰阻气道，肺气不利。

[盛利先整理．百日咳证治(专题)．中医杂志，1988，12：10]

大医有话说

马莲湘临床中喜用自拟百龙汤为基本方治疗本病。并认为百日咳进入痉咳期已是表邪入里化热，热灼肺津伏痰与邪热互结，阻塞气道，肺气不利而痉咳阵阵，必待咳出痰浊而后已。此时不仅肺气升降受阻，而且肺阴日渐暗耗，肺为娇脏，不耐邪侵，喜清润而恶燥逆。本方清润肺金，化痰降逆，切中痉咳期之病机。其中南北沙参、天麦冬为清润肺金之要药，炙百部、地龙、鹅不食草解痉镇咳化痰卓著。浙贝母清热化痰，化橘红理气健脾，燥湿化痰，姜竹茹清热化痰，除烦止呕，炙紫菀润肺化痰止咳。

第20章 对抗川崎病，名医有绝招

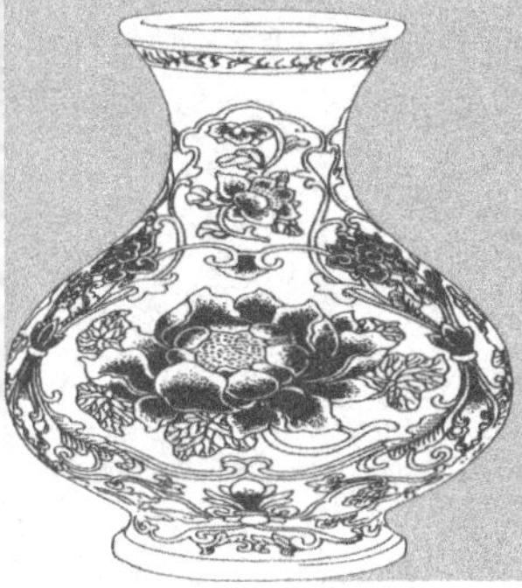

川崎病又称皮肤黏膜淋巴结综合征，主要是以皮肤黏膜出疹、淋巴结肿大和多发性动脉炎为特点的急性发热性疾病。1967年由川崎富作医生首先报道。此病可累及心血管系统，表现为冠状动脉损害，如冠状动脉瘤、冠状动脉扩张或狭窄；部分患者可发生冠状动脉局部出血、心肌梗死，甚至猝死。川崎病已取代风湿热成为我国小儿后天性心脏病的主要病因之一。

在治疗方面，其目的在于避免造成心脏血管的并发症，尤其是冠状动脉病变。目前主要的治疗方法是静脉注射免疫球蛋白与阿司匹林。如果是在发病10天内，诊断确定是川崎病，立即使用血清免疫球蛋白和高剂量的阿司匹林效果不错。但若超过10天以上，则效果通常很差，甚至没有效果。

解说病因1、2、3

根据其急性发热伴皮疹的主要特点，中医学将其归为温病范畴，似与疫疹、温毒、阳毒发斑极为接近。根据本病有发病急、热度高，有较明显的卫气营血传变过程，认为本病的外因是外感温热毒邪，蕴于肌腠，侵犯营血。小儿脏腑娇嫩，形体多有不足，尤其肺、脾、心三脏素虚，或由于调护失宜，乳食失节等，使积热内蕴，进而导致机体抵抗力下降则为本病发生的内因。

初期卫气同病：外感温热毒邪之初应见卫分表证，但在本病单纯卫分表证并不明显，发病初期即可由卫入气而见壮热、烦渴等卫气同病之证。

中期气营两燔：若壮热不退，邪毒化火，由气及营，熏蒸营血，充斥内外而见本病的典型临床表现。热毒随营血走窜流注可见指、趾红肿，颈部淋巴结肿大。壮火食气且耗血动血，加之正气不支，则热毒内陷于心，既见壮热不退，又有面色苍白、嘴唇青紫、胸闷、心痛等心气不足、心脉瘀滞等证。

后期气阴两伤：因壮火伤津耗气，故本病热退后正虚或正虚邪恋，均为气阴两伤之候。由于“肺朝百脉”、“宗气司呼吸贯心脉”，故气阴两伤之候以心之气阴亏损、心脉瘀滞之证最为显著。

因此，本病病位主要在肺胃，由于热毒炽盛，随营血走窜流注，可隐于心，或留滞于筋脉、关节、肌肉，或影响三焦气化而致心、肝、肾等五脏均可发生病变。

中医治病，先要辨证

1. 卫气同病

发病急骤，持续高热，微恶风，口渴喜饮，目赤咽红，手掌足底潮红，躯干

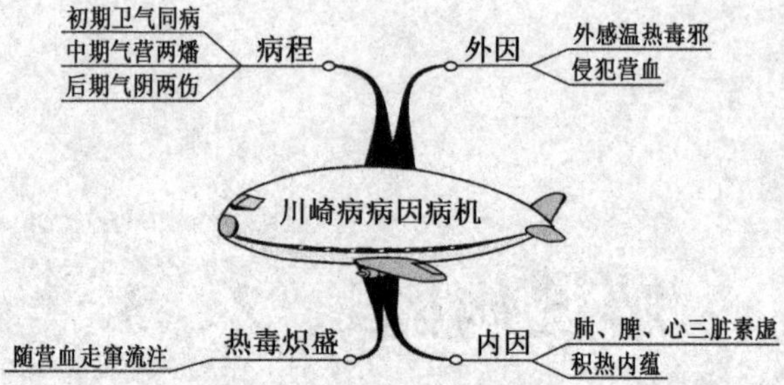

图 20-1　川崎病的病因病机

皮疹显现，颈部淋巴结肿大，或伴咳嗽，轻度泄泻，舌质红，苔薄，脉浮数。治以辛凉透表，清热解毒。方以银翘散加减。

2. 气营两燔

壮热不退，昼轻夜重，咽红目赤，唇齿干裂，烦躁不宁或有嗜睡，肌肤斑疹，或见关节痛，或颈部淋巴结肿痛，手足硬肿，随后指趾端脱皮，舌质红绛，状如草莓，舌苔薄黄，脉数有力。治以清气凉营，解毒化瘀。方以清瘟败毒饮加减。

3. 气阴两伤

身热减退，倦怠乏力，动辄汗出，咽干唇裂，口渴喜饮，指趾端脱皮或潮红脱屑，心悸，纳少，舌质红，舌苔少，脉细弱不整。治以益气养阴，清解余热。方以沙参麦冬汤加减。

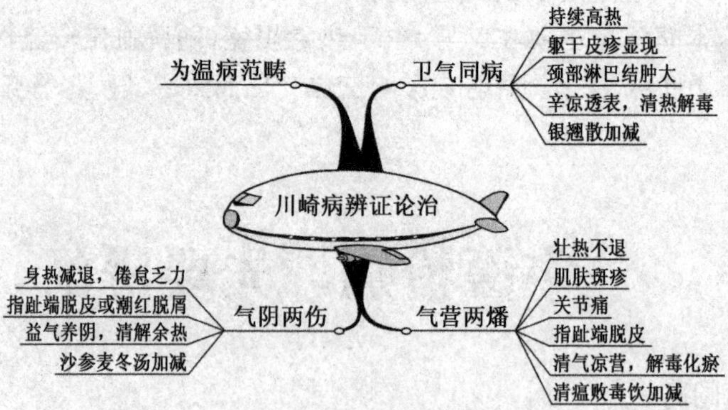

图 20-2　川崎病的辨证论治

川崎病的大医之法

大医之法一：清气凉营，解毒化瘀方

搜索

(1)胡惠智验方

药物组成：犀角 1～3g(以水牛角 15～30g 代替)(先煎)，生地 10～20g，麦冬、赤芍丹皮各 6～12g，银花、连翘各 10～15g，黄连 2～5g，竹叶心 3～8g，丹参 6～12g，生石膏 10～15g。

功效：清心凉血，解毒散瘀。

主治：川崎病气营两燔。

[胡惠智．从“心”论治川崎病．上海中医药杂志，1997，1：26～27]

(2)李虹验方

药物组成：急性期用水牛角 3～5g，生石膏、生地各 6～10g，丹参、银花、连翘各 8～10g，大青叶 10～15g，赤芍、丹皮各 6～8g，元参 8～10g，知母 3～6g。兼痰热者，加黄芩 3～6g，瓜蒌 6～8g。恢复期用太子参 10～15g，五味子、麦冬、当归、川芎、赤芍、生地、桃仁、红花各 6～9g。低热不退加青蒿、鳖甲，纳呆加陈皮、六曲、麦芽各 6～10g。

功效：清热凉血泄营，益气养阴化瘀。

主治：川崎病气营两燔兼气阴两伤。

[李虹．卫气营血辨证配合西药治疗川崎病 39 例．陕西中医，2005，26(10)：1034～1035]

大医有话说

以上两方均以清热凉营解毒化瘀为主。胡惠智认为，川崎病的发生与"心"密切相关，治疗当着眼于"心"，本病的病理表现为毛细血管周围炎性改变，毛细血管扩张和皮肤水肿，甚至可引起冠脉增殖性炎症和血栓形成，可见病变主要在血脉。中医学认为"心主血脉"，"诸痛痒疮皆属于心"，红斑、皮疹等即为疮痒的一种，"营行脉中，脉乃心舍"，因此本病当从"心"论治，无论在气营两播或气阴亏虚阶段，清心总则不变。"瘀热"是形成本病的症结，明代李挺《医学入门》云，"凡寒热、倦挛、痹痛、瘾疹……皆血病也"。本病病机是热壅经络，迫血妄行，血溢于肌腠之间，故出现弥漫性红斑，猩红热样或麻疹样皮疹，手足皮肤硬性水肿，目赤唇干裂，口腔咽部黏膜弥漫性充血；热毒化火内燔，以致炼液成痰，痰火结于颈项而为淋巴结肿大；血热成瘀，久则可以引起冠状动脉炎或伴有动脉瘤及血栓栓塞而引起猝死等危象。因此清心、凉血、散瘀不能偏废。方中犀角清营凉血，银花、连翘凉血解毒，赤芍、丹皮散瘀，生石膏、竹叶心、黄连兼清热，以上共奏清热凉血散瘀。李虹认为，本病属中医温病范畴，主要是由外感温热毒邪，蕴于肌腠，侵犯营血所致，病变以肺胃为主，累及五脏，温热毒邪主要从口鼻而入，蕴于肺胃，肺胃热炽，上循口咽，熏蒸营血，充斥于内外，而见高热伴皮疹的临床症状。由于热毒炽盛，随营血走窜流注，又内隐于心或留滞于筋脉、关节、肌肉，或影响三焦气化而致心、肝、肾等五脏，均可发生病变，而病势大多在气营之间徘徊，呈气营两燔之象，依病情深浅可兼气分或血分证候，按叶天士"乍入营分，犹可透热转气"之原则，治疗上当分清邪在气营之程度，注意气营两清法的应用，而且清气凉营，解毒救阴是阻断病势向纵深发展重要而关键的一环。方中水牛角，生石膏、生地、丹皮、连翘、知母清热凉血、解毒化斑；丹参、赤芍、桃仁、红花凉血止血；太子参、麦冬、五味子益气养阴。而恢复期的治疗，始终配合有活血化瘀的药物。因本病的心血管并发症常发生在恢复期，发生率可达72%～91%，且病后的2～3周内常有血小板增高及凝集性升高的特点，也是血栓形成的主要因素。因此，用生脉散可降低心脏损害的发生，而活血化瘀药的应用，可控制血小板异常增高，降低血液黏稠度，改善微循环，防止血栓形成。笔者在临床中遇到的患儿在应用西医对症治疗的同时，配以卫气营血辨证施治，可以减轻症状，缩短病程。

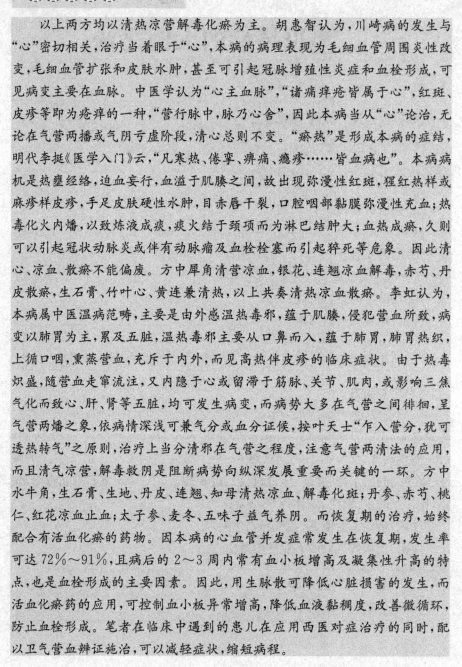

大医之法二：清热解毒，达邪透疹方

搜索

(1)刘弼臣验方一

药物组成：生石膏 25g，知母 5g，生地 10g，生甘草 3g，天竺黄 5g，元参 10g，蝉衣 3g，赤芍 10g，黄连 1g，山栀 2g。

功效：清热生津，解毒透疹。

主治：川崎病气营两燔。

[李素卿，等．刘弼臣治疗川崎病经验介绍．中医杂志，1991，6：18～20]

(2)刘弼臣验方二

药物组成：葛根 10g，前胡 5g，蝉衣 3g，荆芥 10g，银花 10g，连翘 10g，淡竹叶 10g，芦根 30g，赤芍 10g 等。

加减：热甚可加生石膏 25g(先下)，大青叶 10g；腹泻加黄连 1.5g。

功效：清热解毒，辛凉宣透。

主治：川崎病卫气同病。

[刘弼臣．川崎病的中医证治．北京中医杂志，1990，4：10～11]

大医有话说

以上两方均为刘弼臣教授的经验方，中医认为，本病属于“疫疹”范畴。其病因多由于感受温毒疫病之邪，从口鼻而入。邪束于外，毒郁于内，蕴于肌腠与气血相搏，升腾肺胃两经则高热神烦；发于肌肤黏膜则见疹疹潮红，毒入血分则疹可融合成片状紫斑；毒热灼液成痰，凝阻经络，则可结成颈部痰核；温毒之邪多从火化，最易伤阴，故舌生芒刺，状如杨梅，唇红干裂，指趾端呈膜状脱皮或潮红脱屑；如毒热伤及心气则可出现心悸变证；流注经络关节则可引起骨节肿痛，严重者毒热炽盛，可内陷心肝，出现昏痉。故以清热解毒为主，前方中刘老认为川崎病气营两燔应治以清热生津，解毒透疹以希由营转气，邪从外达。故用生石膏、知母大清气分之热，元参、生地、赤芍清解营分之毒，黄连、山栀清心泻火，蝉衣宣肺透邪，天竺黄清热豁痰，生甘草解毒和中，迅速收到“清解未犯寒凉，养阴而不滋腻，透疹未伤津液”之效。后方中刘老认为川崎病初期邪尚在表，治当辛凉宣透，最宜宣中寓清，以引邪外出，热去毒解。方取葛根解肌汤。本方可使邪从汗泄、毒随疹出，切忌辛温升散，以免化燥伤阴，内陷逆传，更不可猛进大剂寒凉，否则疫疹之毒冰伏于内，不能外达，正气亦遭克伐，而且苦寒容易化燥，阴液益伤，使内热更炽，必将变证烽起。

大医之法三：益气养阴，活血化瘀方

搜索

(1)吴群梅验方

药物组成：太子参 10g，麦冬 10g，生地 15g，五味子 10g，桃仁 10g，红花 8g，赤芍 10g，川芎 10g，当归 10g，枳壳 10g，柴胡 10g，丹参 12g，桔梗 10g，甘草 6g。

功效：益气活血，养阴生津。

主治：川崎病气阴两伤。

[吴群梅．川崎病分期辨治．浙江中医杂志，2002，12：514]

(2)周莹验方

药物组成：黄芪 30g，党参 25g，连翘 20g，白术、沙参、麦冬各 12g，云苓、陈皮、焦三仙各 10g，丹参、炙甘草各 9g，清半夏 8g，制南星 6g。

功效：益气滋阴活血化瘀。

主治：川崎病气阴两伤。

[周莹．中药治疗川崎病恢复期 11 例．陕西中医，2005，26(10)：1036～1037]

(3)王宗强验方

药物组成：鳖甲 25g，青蒿 10g，生地黄 10g，麦冬 10g，玄参 10g，白芍 10g，牡丹皮 10g，丹参 10g，竹叶 10g，生石膏 20g，甘草 6g。

功效：滋阴生津，清解余热。

主治：川崎病气阴两伤。

[王宗强，等．辨证治疗川崎病32例疗效观察．山东中医药大学学报，2005，29(4)：283～284]

大医有话说

以上三方以益气养阴为主，佐以活血化瘀治疗川崎病气阴两伤。吴群梅认为益气方能活血养阴才可清虚热，故方中太子参、麦冬、生地、五味子益气养阴生津，桃仁、红花、赤芍、当归、丹参化瘀活血，共同治疗川崎病恢复期津伤气虚。周莹认为川崎病属中医的温病范畴，它的发病特点与丹痧、疫疹、温毒、阳毒发斑较为接近。本病具有壮热不洁、疹出目赤、肢肿退核、唇红干裂、舌若杨梅、脉象滑数等诸证，皆属温病之征，有较明显的卫气营血过程。疾病的恢复期由于温热之邪损液伤津，耗亏血分，血热伤阴致筋脉失养，无以濡润，气血循行不畅而出现气阴两虚的症状。故在恢复期中医中药有一定的优势。黄芪、党参补益中气。现代药理研究提示，黄芪有提高免疫功能的作用，可抗疲劳、抗缺氧，预防动脉硬化，降低血小板黏附率，明显减少血栓形成，尤其在疾病的恢复期可促使机体康复，预防反复感染。陈皮、半夏、南星三药合用，止咳化痰，可消除慢性炎症。丹参活血化瘀，改善微循环，使血流显著加快，毛细血管网开放数目增多，有利于增加局部组织微循环的灌注及侧支循环的建立，使聚集的血细胞发生解聚，抑制凝血，激活纤溶，抑制血栓形成，提高细胞耐缺氧能力。沙参、麦冬两药甘、淡微寒，具有润肺化痰，养胃生津，滋阴等作用，药理研究表明具有解热、祛痰、镇痛、强心、消炎作用。麦冬具有强心、利尿、抗缺氧作用，动物实验证明，麦冬、沙参可阻止血管内瘢痕的形成。连翘清热解毒、消痈散结，具有消炎、抗菌、抗病毒的作用，且含有维生素P，能增强毛细血管的致密性，它所含的齐墩果(醇)酸有强心利尿作用。王宗强认为川崎病属中医温毒范畴，多由于感受温热时毒，从口鼻而入，内侵肺胃，肺气不宣，卫受邪郁，则见发热恶寒；热毒偏盛，外窜肌肤，则痧疹隐见；邪束于外，毒郁于内，蕴于肌腠与气血相搏，熏蒸肺胃，则高热神烦；发于肌肤黏膜，则见痧疹潮红；热毒窜扰血络，则肌肤斑疹密布，高热不解，痰火瘀结，凝阻经络，则成颈部痰核；邪毒化火，热灼营阴，则舌绛干燥、遍起芒刺、状如杨梅，唇红皲裂，肢端潮红或膜状脱皮；热毒伤及心气，则见心系变证，留驻关节，则关节肿痛。恢复期，阴津亏损，邪伏阴分，余热不退，治宜滋阴清热。方中鳖甲滋阴透热，青蒿芳香透络，引邪外出，麦冬、生地黄、玄参滋阴生津；白芍、甘草酸甘化阴；竹叶、生石膏清热除烦；牡丹皮配青蒿内清血分伏热，外透伏阴之邪；丹参活血以消瘀热。诸药合用，则阴津复，余热清，病趋痊愈。